薬用植物・生薬の開発
Development of Medicinal Plant

監修:佐竹元吉

シーエムシー出版

刊行のねらい

　いまや新薬の開発はDNA・ゲノムサイエンスの時代であるといわれているが，20世紀の薬品開発が化学合成中心の時代であったのとよく似ている．ゲノムサイエンスの基盤を担うものに素材・標的分子の選択がある．世界各国で躍起となっている新薬開発も皆が同じ標的分子から出発したのでは類似した結果しか生まれない．

　ゲノム創薬の時代にあってなお注目されているのが，多様性にとんだ素材であり，人類の歴史とともにある生薬・薬用植物である．

　薬用植物資源の開発は現在，各国の研究者によって積極的に行われており，抗癌剤の研究では注目される化合物が単離され，それらとその誘導体が医薬品として利用され，さらに臨床治験が報告されている．また抗エイズ剤としても薬用植物が注目されている．

　薬用植物はこのような人類共通の疾病薬の開発のためだけでなく，各国の風土病や伝統的な医療体系治療を目的として，現在でも世界の人口の50％以上の人達に利用されている．

　これらの薬用植物は新薬開発のシーズとしてみる時，その基盤となる民族植物学的研究が必ずしも十分ではないため，まだまだ開発利用されていないものが多い．

　個人個人の健康増進管理のために，食生活の改善と同時に薬用植物・ハーブの利用が活発に行われている．アメリカではダイエッタリーサプルメントと称する健康食品が広く使われるようになり，わが国でも2001年3月に食薬区分が30年ぶりに見直され，新しい行政制度が発足している．これらの中で薬用植物・ハーブは重要な役割があり，これらに関する正確な最新の情報が必要になってきた．

　このような時期に本書を，生薬・薬用植物に感心のある方々に一読していただき，それぞれの分野で活用して戴ければ幸いです．

2001年9月

佐竹元吉

普及版の刊行にあたって

本書は2001年9月に『薬用植物・生薬開発の最前線』として刊行されました。普及版の刊行にあたり，内容は当時のままであり加筆・訂正などの手は加えておりませんので，ご了承願います。

2006年10月

シーエムシー出版　編集部

執筆者一覧(執筆順)

佐竹 元吉	日本薬剤師研修センター；(元)国立医薬品食品衛生研究所生薬部長
	(現)お茶の水女子大学　生活環境研究センター　客員教授
岡田　稔	㈱ツムラ　常務取締役
	(現)高知県立牧野植物園　園長補佐
田中 俊弘	岐阜薬科大学　薬草園研究室　教授
酒井 英二	岐阜薬科大学　薬草園研究室　助手
	(現)岐阜薬科大学　薬草園研究室　講師
折原　裕	東京大学　大学院薬学系研究科　助教授
関田 節子	国立医薬品食品衛生研究所　筑波薬用植物栽培試験場
	(現)徳島文理大学　香川薬学部　教授
相楽 和彦	(元)大正製薬㈱　セルフメディケーション開発研究所
平山 総良	大正製薬㈱　セルフメディケーション開発研究所　分析研究室　主任研究員
山本 惠一	カネボウ㈱　漢方ヘルスケア研究所　分析研究グループ
水上　元	名古屋市立大学　大学院薬学研究科　分子資源学研究室　助教授
	(現)名古屋市立大学　大学院薬学研究科　生薬学分野　教授
指田　豊	東京薬科大学　薬学部　薬用植物学教室　教授
吉川 雅之	京都薬科大学　生薬学教室　教授
笠井 良次	広島大学　医学部　総合薬学科　助教授
	(現)広島国際大学　薬学部　教授
秋山 敏行	三共㈱　研究企画部　部長代理
	(現)ノースカロライナ大学　薬学部　客員教授

澁谷 博孝	福山大学　薬学部　教授
大橋 一慶	福山大学　薬学部　助教授
竹谷 孝一	東京薬科大学　薬学部　教授
正山 征洋	九州大学　大学院薬学研究院　教授
鹿野 美弘	北海道薬科大学　大学院薬学研究科　漢方薬物学研究室　教授
	（現）富山大学　和漢医薬学総合研究所　和漢薬製剤開発部門　教授
袁　　丹	瀋陽薬科大学　中成薬分析共同研究室　助教授
	（現）瀋陽薬科大学　中薬学院　教授
小松 かつ子	富山医科薬科大学　和漢薬研究所　附属薬効能解析センター　助教授
	（現）富山大学　和漢医薬学総合研究所　資源開発研究部門　教授
東田 千尋	富山医科薬科大学　和漢薬研究所　附属薬効能解析センター　助手
	（現）富山大学　和漢医薬学総合研究所　民族薬物研究センター　薬効解析部　助手
服部 征雄	富山医科薬科大学　和漢薬研究所　薬物代謝工学部門　教授
中村 憲夫	富山医科薬科大学　和漢薬研究所　薬物代謝工学部門　先任技術官
	（現）同志社女子大学　薬学部　生薬学研究室　助教授
奥山 恵美	千葉大学　大学院薬学研究院　活性構造化学研究室　助教授
	（現）城西国際大学　薬学部　生薬学講座　教授

執筆者の所属は，注記以外は2001年当時のものです

目　　次

【総論編】

第1章　総論－生薬からの医薬品開発の最前線－　　佐竹元吉

1　生薬・薬用植物資源の開発と利用……　3
2　ゲノム科学の時代から天然資源に
　　注目される医薬品開発………………　4
3　医薬品開発のための保存と保護………　5

【生薬素材編】

第2章　生薬市場の現状と将来　　岡田　稔

1　品質の重み………………………………　11
2　生薬品質評価の基本的考え……………　13
　2.1　初期の探索………………………　13
　2.2　初期の選定………………………　14
　2.3　入手したサンプルの吟味と評価…　14
3　生薬鑑定のコツ…………………………　14
4　必要性を増す基原種の鑑定……………　15
　4.1　黄連………………………………　15
　4.2　柴胡………………………………　17
　4.3　辛夷………………………………　19
　4.4　大黄………………………………　20
　4.5　牡丹皮……………………………　23
　4.6　釣藤鈎……………………………　24
　4.7　麻黄………………………………　25
　4.8　龍胆………………………………　28
　4.9　甘草………………………………　29
　4.10　升麻……………………………　30
　4.11　蒼朮……………………………　32
　4.12　葛根……………………………　33
　4.13　呉茱萸…………………………　34
　4.14　その他…………………………　36

第3章　生薬の栽培と供給　　田中俊弘，酒井英二

1　生薬の国内生産の状況…………………　37
2　栽培化の必要性…………………………　39
3　生薬生産のために栽培化された植物…　40
　3.1　ニンジン…………………………　40

3.2 サイコ	40	3.7 ゲンノショウコ	44
3.3 トウキ	41	3.8 センブリ	45
3.4 シャクヤク	42	4 今後の展開－薬用植物の栽培基準の
3.5 オウレン	43	考え方	45
3.6 セネガ	43		

第4章 薬用植物のバイオテクノロジーと物質生産　　折原 裕

1 はじめに 48
　1.1 植物バイオテクノロジーとは 48
　1.2 薬用植物のバイオテクノロジー
　　　の全体像 48
　1.3 何を生産するか？ 49
2 基本技術 50
　2.1 植物組織培養技術 50
　　2.1.1 植物組織培養の起源 50
　　2.1.2 植物成長調節物質（Plant
　　　　　Growth Regulators） 50
　　2.1.3 分化全能性とクローン増殖 ... 50
　　2.1.4 植物組織培養により目的化
　　　　　合物を増産するための各種
　　　　　方法 52
　2.2 遺伝子導入技術 56
　　2.2.1 プロトプラスト 56
　　2.2.2 細胞融合 56
　　2.2.3 遺伝子導入法（トランス
　　　　　ジェニック植物） 56
3 植物バイオテクノロジーの薬用植物
　　への応用例 58
　3.1 物質生産（生薬と有用二次代謝
　　　産物の生産） 58
　　3.1.1 ムラサキ培養細胞によるシ
　　　　　コニンの生産 58
　　3.1.2 オタネニンジン培養組織の
　　　　　生産 58
　　3.1.3 *Taxus* 属植物の培養による
　　　　　タキソールの生産 59
　　3.1.4 チューベローズ培養細胞に
　　　　　よる多糖の生産 59
　　3.1.5 植物変換によるアルブチン
　　　　　の生産 60
　3.2 トランスジェニック植物 60
　　3.2.1 H6H遺伝子導入によるト
　　　　　ロパンアルカロイド生合成
　　　　　経路の改変 60
4 おわりに 61

第5章 生薬のグローバリゼーションと世界の動向　　関田節子

1 はじめに 63
2 WHOの動き 63
3 副作用 65
　3.1 アリストロキア酸（aristolochic

	acid)	65		botanical drugの市場流通	77
3.2	エフェドリン	67	4.2.3	NDAによるbotanical drug	
3.3	サイリウム種皮（Psyllium			の市場流通	77
	Husk)	67	4.2.4	Botanical drugsに対する	
3.4	セイヨウオトギリソウ（St.John's			INDs	77
	wort)	67	4.2.5	Protocol	78
3.5	センナ	68	4.2.6	Chemistry, Manufacturing	
4	世界の動向	69		and Control（CMC)	79
4.1	ヨーロッパ	69	4.2.7	Pharmacological and	
4.2	アメリカ	73		Toxicological Information	79
	4.2.1 従来の法規制との関係		4.2.8	Previous Human Experience With the Product	79
	（FD&C Act Food, Drug, and Cosmetic Act)	74	4.3	資源保有国	82
	4.2.2 OTCモノグラフによる				

【生薬の品質評価編】

第6章 生薬品質評価のグローバリゼーション　　相楽和彦，平山総良

1	はじめに	87	2.1.1	USP-NF	88
2	世界の主要薬局方	88	2.1.2	EP	88
	2.1 最近の主要薬局方（米国薬局方		2.1.3	日局	88
	（USP-NF），欧州薬局方（EP),		2.1.4	中国薬典	88
	日本薬局方（日局）および中華		2.2	主要薬局方のモノグラフの比較	89
	人民共和国薬典（中国薬典))		3	WHOモノグラフ	93
	の動き	88			

第7章 液体クロマトグラフィーによる局方生薬の品質評価　　山本惠一

1	生薬の理化学的品質評価について	96	3	各論	101
2	日局「生薬」への液体クロマトグラフ法の適用	96	3.1	マオウ（麻黄)	101
			3.2	カンゾウ（甘草)	102

3.3	コウボク（厚朴）………………	103
3.4	オウレン（黄連），オウバク（黄柏）………………………………	104
3.5	カッコン（葛根）………………	106
3.6	キジツ（枳実），チンピ（陳皮），トウヒ（橙皮）………………	107
3.7	ソウハクヒ（桑白皮）…………	108
3.8	サイシン（細辛），ボウイ（防已），モクツウ（木通），モッコウ（木香）………………………………	108
3.9	タクシャ（沢瀉）………………	111
3.10	センブリ（当薬）………………	112
3.11	ニンジン（人参），コウジン（紅参）………………………………	112
3.12	ジオウ（乾地黄，熟地黄）……	113
3.13	キョウニン（杏仁），トウニン（桃仁）……………………………	114
3.14	サイコ（柴胡）…………………	114
3.15	サンシュユ（山茱萸）…………	116
3.16	クジン（苦参）…………………	116
3.17	センキュウ（川芎）……………	117

第8章 生薬の微生物限度試験法について　　関田節子

1　はじめに………………………………… 121
　1.1　生薬の微生物限度試験法の要点… 124
　1.2　生薬の微生物限度試験法………… 124
2　生菌数試験…………………………… 125
　2.1　試料の採取と調製………………… 125
　2.2　試料液の調製……………………… 125
　2.3　試験の手順………………………… 126
　　2.3.1　カンテン平板混釈法………… 126
　　2.3.2　カンテン平板表面塗抹法…… 126
　　2.3.3　液体培地段階希釈法（最確数法）……………………… 127
　　2.3.4　メンブランフィルター法…… 127
　2.4　培地の性能試験及び発育阻止物質の確認試験…………………… 128
3　特定微生物試験……………………… 129
　3.1　試料の採取と調製………………… 129
　3.2　試料液の調製……………………… 129
　3.3　試験の手順………………………… 129
　　3.3.1　腸内細菌とその他のグラム陰性菌………………………… 129
　　3.3.2　大腸菌………………………… 130
　　3.3.3　サルモネラ…………………… 131
　　3.3.4　黄色ブドウ球菌……………… 131
　3.4　培地の性能試験及び発育阻止物質の確認試験…………………… 132
　3.5　再試験……………………………… 133
4　緩衝液，培地と試薬………………… 133
5　参考情報……………………………… 133
　5.1　非無菌医薬品の微生物学的品質特性……………………………… 133

第9章　生薬の品質評価と遺伝子　　水上　元

1 生薬の品質評価と「品種」の確認 …… 136
  1.1 品種確認のための形態学的,化学的方法 ……………………… 136
  1.2 遺伝子情報を利用した生薬の品種確認 …………………………… 137
2 遺伝子鑑別の方法と対象となる遺伝子 ……………………………… 138
  2.1 遺伝子鑑別の方法 ……………… 138
    2.1.1 RFLP（Restriction Fragment Length Polymorphism；制限酵素断片長多型）の解析 ………… 139
    2.1.2 RAPD（Random Amplified Polymorphic DNA）分析法 ………………… 139
    2.1.3 直接シークエンス法 ………… 140
    2.1.4 MASA（Mutant Allele Specific Amplification）-PCR ……………………… 140
    2.1.5 PCR-RFLP ……………… 141
    2.1.6 PCR-SSCP（Single-Strand Conformation Polymorphism）法 …………… 141
    2.1.7 AFLP（Amplified Fragment Length Polymorphism）解析 ……………… 141
  2.2 どの遺伝子領域を分子マーカーとして用いるか …………… 142
    2.2.1 核ゲノム上の遺伝子 ………… 142
    2.2.2 ミトコンドリアゲノム上の遺伝子 …………………………… 143
    2.2.3 葉緑体ゲノム上の遺伝子 …… 143
3 研究例 ………………………………… 144
  3.1 朮類生薬 ……………………… 144
  3.2 人参類生薬 …………………… 145
  3.3 甘草 …………………………… 146
  3.4 当帰 …………………………… 146
  3.5 半夏 …………………………… 146
  3.6 その他 ………………………… 147
4 生薬の品質評価と遺伝子 ……………… 147
5 おわりに ……………………………… 148

第10章　生薬の品質と薬用植物の成分の変動　　指田　豊

1 はじめに ……………………………… 150
2 生薬の宿命, 品質のばらつき ………… 151
3 生薬の品質に影響を及ぼす要因 ……… 151
  3.1 同一名生薬に基原の異なる種を使う例 ………………………… 152
  3.2 種内の成分変異（個体差, 生育地） ……………………………… 153
  3.3 採取時期による違い …………… 156
  3.4 植物の部位による違い ………… 158
  3.5 植物の年齢による違い ………… 158
  3.6 修治（加工法）による違い …… 159
  3.7 保存中の変化 …………………… 160

- 4 生薬の品質評価の難しさ…… 161
  - 4.1 官能，形態による品質評価…… 161
- 4.2 成分による品質評価…… 161
- 5 実際の対応と将来の課題…… 161

【薬用植物，機能性食品，甘味編】

第11章　生薬・生薬製剤の品質と食薬区分　　佐竹元吉

- 1 生薬・生薬製剤の品質（日本薬局方の歴史と生薬の基原植物）…… 167
  - 1.1 日本薬局方の歴史とその漢方薬・生薬…… 167
    - 1.1.1 日本薬局方の歴史…… 167
  - 1.2 日本薬局方に収載されている生薬…… 169
  - 1.3 基原植物の学名…… 171
  - 1.4 良い生薬とは何を指すのか…… 175
  - 1.5 第十四改正日本薬局方…… 175
    - 1.5.1 生薬の基原の改正点…… 175
    - 1.5.2 確認試験…… 175
    - 1.5.3 純度試験（十三改正第一追補での改正点）…… 176
    - 1.5.4 定量法…… 176
    - 1.5.5 一般試験法の生薬の微生物限度試験法…… 178
    - 1.5.6 アリストロキア酸について… 178
- 2 薬と食のつながり…… 179
  - 2.1 はじめに…… 179
  - 2.2 植物の面から見た薬と食材…… 179
    - 2.2.1 自然の食材（山菜）…… 179
    - 2.2.2 身の回りの薬用植物…… 180
    - 2.2.3 外国からの食材…… 180
    - 2.2.4 アメリカの新しい動き（ダイエッタリーサップルメント）…… 180
    - 2.2.5 世界で薬用植物を使っている国…… 180
  - 2.3 日本で薬と薬品の区別がなぜ必要か…… 181
    - 2.3.1 食薬区分の46通知について… 181
    - 2.3.2 食薬区分改正…… 181
    - 2.3.3 食品分野の動き…… 182
- 3 おわりに…… 182

第12章　薬用食物の機能性成分　　吉川雅之

- 1 はじめに…… 184
- 2 サポニンの血糖値上昇抑制活性…… 185
- 3 血糖値上昇抑制活性の作用機序…… 187
- 4 アルコール吸収抑制活性…… 189
- 5 α-グルコシダーゼ阻害活性成分 SalacinolとKotalanol…… 190
- 6 アルドース還元酵素阻害活性フラボノイド…… 192

7 おわりに……………………………… 194

第13章　薬用植物の甘味成分　　笠井良次

1 はじめに……………………………… 196
2 トリテルペン系甘味配糖体………… 196
　2.1 ククルビタン系配糖体…………… 196
　2.2 甘味変革作用を示す配糖体……… 198
　2.3 ステロイド系配糖体……………… 199
　2.4 ジテルペン系甘味配糖体………… 200
　　2.4.1 カウラン系配糖体……………… 200
　　2.4.2 ラブダン系配糖体……………… 204
　2.5 フラボノール系配糖体…………… 205
3 おわりに……………………………… 206

【創薬シード分子の探索編】

第14章　タイ薬用植物とシード分子　　秋山敏行

1 タイの薬用植物……………………… 211
2 伝承的アヘン代用薬………………… 211
3 エストロゲン様作用を示す化合物…… 214
4 生薬から生まれた抗潰瘍薬………… 217

第15章　インドネシア薬用植物とシーズ分子　　澁谷博孝，大橋一慶

1 はじめに……………………………… 222
2 ドゥクンによる民間医療…………… 223
3 ジャワ民族の伝統薬ジャムゥ……… 224
4 ジャムゥ生薬クミスクチン………… 227
　4.1 クミスクチン葉水煎液の含有成分…… 227
　4.2 クミスクチン葉水煎液含有成分の平滑筋収縮抑制作用…… 228
　4.3 ベンゾクロメン誘導体Methylripariochromene Aの抗高血圧作用…… 229
5 おわりに……………………………… 230

第16章　南米薬用植物とシード分子　　竹谷孝一

1 はじめに……………………………… 232
2 南米産伝統生薬……………………… 233
　2.1 ガラナ Guarana…………………… 233
　2.2 キャッツクロー Cat's claw……… 233
　2.3 ムイラプアマ Muira Puama…… 234
　2.4 タヒボ Taheebo………………… 234
　2.5 グラビオラ Graviola…………… 234
3 日本での研究状況…………………… 236

- 3.1 *Cissampelos pareira*および *Abuta concolor*からの細胞毒性成分について ………… 236
- 3.2 *Maytenus*属植物からの細胞毒性成分について ………… 236
- 3.3 *Casearia sylvestris*からの細胞毒性成分について ………… 238
- 3.4 トウダイグサ科*Croton*属および *Euphorbia*属からの活性成分について ………… 238
- 3.5 *Hedychium coronarium*からの細胞毒性成分について ………… 240
- 3.6 *Mansoa alliacea*からの細胞毒性成分について ………… 241
- 3.7 他植物の成分検索について ……… 241

第17章 生薬シード分子の解析・発現－サフラン－　　正山征洋

1 サフランの中枢作動シード分子の解析 ………… 246
　1.1 サフランの記憶学習に関する作用 ………… 247
　1.2 海馬長期増強（LTP）作用に対するサフランエキスの効果 …… 248
　1.3 サフランエキスの中枢作動分子の解析 ………… 248
2 サフランの抗皮膚ガンシード分子の解析 ………… 250
　2.1 サフランエキスの抗マウス皮膚ガンプロモーション効果 ……… 250
3 クロシンのその他の作用 ………… 252
4 主要成分クロシンに対するモノクローナル抗体の作製 ………… 253
5 おわりに ………… 255

【生薬，民族伝統薬の薬効評価と創薬研究編】

第18章 漢方薬の科学的評価　　鹿野美弘，袁　丹

1 はじめに－天然医薬品資源の現状 …… 259
2 天然医薬品資源開発の新しい視点 …… 260
3 漢方医薬学の実験科学的EVIDENCE－科学的評価 ………… 260
4 漢方薬物の薬理学的研究限界説の誤謬 ………… 262
5 漢方医学の病態認識と研究の展開 …… 262
6 漢方薬の薬効評価の実際－麻黄剤と寒熱証，水滞－ ………… 266
　6.1 実験動物による検討 ………… 266
　　6.1.1 測定装置 ………… 266
　　6.1.2 測定のための準備 ……… 266
　　6.1.3 測定装置の検証 ………… 267
　　6.1.4 漢方処方の測定結果 …… 268
　6.2 漢方臨床と実験結果の整合性の検討 ………… 270

6.3 人間（正常）による検討………… 272
　6.3.1 測定装置………………… 272
　6.3.2 被験者…………………… 272
6.3.3 被験薬…………………………… 272
6.3.4 漢方処方の測定結果………… 272
7 まとめ……………………………………… 276

第19章　民族薬物の謎を追って　　小松かつ子，東田千尋

1 はじめに………………………… 278
2 世界の人参……………………… 279
3 雲南省におけるPanax属植物の調査と分子系統学的並びに成分化学的解析……………………………… 282
　3.1 調査から…………………… 282
　3.2 Panax属植物の分子系統学的解析および生薬同定への応用…… 282
　3.3 「野三七」および「扣子七」の成分化学的研究…………………… 285
4 人参類生薬並びにインド人参の痴呆改善作用…………………………… 286
　4.1 Panax属に由来する人参類生薬の神経突起伸展作用……………… 287
　4.2 インド人参「Ashwagandha」の神経突起伸展作用………………… 291
5 まとめ…………………………… 295

第20章　抗HIV活性を有する伝統薬物　　服部征雄，中村憲夫

1 はじめに………………………… 299
2 Croton tigliumに含まれるホルボールエステル類の抗HIV作用について… 300
3 コーヒー酸誘導体のHIV-1 RT阻害活性について……………………… 308
4 トリテルペン類のHIV-1 PR阻害活性について……………………… 310
5 おわりに………………………… 318

第21章　民族伝統薬の薬効評価　　奥山恵美

1 はじめに………………………… 321
2 ボルネオ生薬，LONTUPAKの活性評価並びに活性物質………………… 322
3 八角茴香の薬理活性評価並びに活性物質……………………………… 324
4 蔓荊子の薬理活性評価並びに活性物質……………………………… 331
5 おわりに………………………… 335

【総　論　編】

第1章 総論－生薬からの医薬品開発の最前線

佐竹元吉*

1 生薬・薬用植物資源の開発と利用

　生薬・薬用植物資源の開発は現在，各国の研究者によって積極的に行われており，抗癌剤の研究では注目される化合物が単離され，それらとその誘導体が医薬品として利用され，さらに臨床治験が報告されている。また抗エイズ剤としても薬用植物が注目されている。薬用植物はこのような人類共通の疾病薬開発のためだけでなく，各国の風土病や伝統的な医療体系治療を目的として，現在でも世界の人口の50％以上の人達に利用されている。これらの薬用植物は原地名と学名の検討や資源的な量の問題等で，未だ十分に研究がされていないものが多い。世界の伝統薬や薬用植物目録を整理する試みもWHOでなされたが，各国の薬局方収載品目の整理に終わってしまっている。

　最近，国別の薬用植物誌が出版されるようになり，少しずつ薬用植物の利用の実態が報告されているが未だ十分とはいえない。

　薬用植物資源開発で困難な点は，有用な資源の選択とその植物の鑑定および量の確保である。1986年にWHOのコンサルタントとして，太平洋諸島の薬用植物を調べたことがあった。西サモアで有用な薬資源植物を選択するために医療従事者に集まってもらったことがあった。このとき，医師，看護婦，伝統医師のほぼ全員がこの国の重要な薬用植物として揚げたものが，1. Nonu (*Morinda citrifolia*), 2. Lau auta (*Polypodium powellis*), 3. Lau ti (*Cordyline ternalis*), 4. Fuefue saina (*Vigna marina*) で，その他にPsychatria insularum, Centera asiatica, Vitex trifolia, Nasturtium sarmentosum, Capsicum annuum, Thespesia populanea, Syzygium corynocarpum, Persea americana, Physalis angulata, Hibisucus rosa sinensis, Wedelia biflora, Pandanus whitmea, Cocos nucifera, Sida rhombifolia, Psidium guajava, Artocarpus altilisでこれら総てが，乾燥していない生の新鮮なものを用いている。Nonu (*Morinda citrifolia*ヤエヤマアオキ) は眼病に用いるが，近年健康食品としてノニジュースと称して市販されている。Lau ti (*Cordyline ternalis*) はかつてはフィラリアでの疾病に用いていたとされているが，これからは興味ある化合物は見いだされていない。

　＊　Motoyoshi Satake　日本薬剤師研修センター；元 国立医薬品食品衛生研究所　生薬部長

伝統薬の調査や解明をしようと文献調べをすると，言語の問題にぶつかる。ペルーの薬用植物を調べてみると伝統薬名としてスペイン語（E）以外に，ケチャ語（ペルーアマゾン地方）（k），アユマラ語（ペルー全域），カヤワラ語（ボリビア地方）の知識が必要になってくる。ペルーの生薬ABROJOSの学名は1. *Cenchrus hillebrandias*と2. *Tribulus terrestris*がある。

　*Cenhrus hillebrandians*の土名はLlika Kinjua（k），Abrojo（E）で，部位は全草で新鮮または乾燥させて，神経系の治療や癇癪に用いる。この植物は肝臓の治療にEquisetum xylochaetum（Cola de caballoトクサ類）と一緒に用いる。類似植物にCenchrus pilosus, C.echinatus, C.myosuroidesがある。*Tribulus terrestris*は土名はabrojo（E），anocar cchapi（k），estrella-casha（k）で，全草を煮て，利尿，抗炎症，抗癌に用いている。

　抗エイズ薬の開発研究は盛んに行われていて，活性のスクリーニングでは興味あるものが見いだされているが，臨床試験では未だ十分な成果は得られていない。オーストラリアのアボリジニーのヤマモガシ科の民族薬から，抗エイズ活性のある化合物が単離されたとの法核がある。

2　ゲノム科学の時代から天然資源に注目される医薬品開発

　医薬品開発をテーマにして，2000年7－8月，東京ビックサイトで科学技術夢博覧会に厚生省のガンセンター等の3機関と共に参加した。これに参加した国立医薬品食品衛生研究所は"くすり（新しい薬への夢）"の展示を行った。副題として，「一人一人のための薬（体質に合った薬），わが家だけの薬・私だけの薬」とした。

　その内容は一人一人の顔が違うように，一人一人の体に合った薬は違う。

　でも，20世紀の薬はみんなの薬である。21世紀の薬は一人一人の薬である。

　一人一人の薬は一人一人の遺伝子の解析が進むと，なぜ病気になったのか，それを治すのにどのように身体に入って作用するかを考えたプログラムが一人一人の薬を作ってくれるようになる。

　21世紀のくすり（医薬品）は20世紀の薬の開発と対比してみる。

　20世紀始めは薬用植物から解熱薬やマラリヤ治療の薬が作られた。ケシからモルヒネが抽出され，アスピリンはヤナギの樹皮から取ったサリシンの構造に有機合成化学の技術で作り出され，アンデスのインカ民間薬のキナノキの樹皮からマラリヤの薬が作り出された。その後，化学合成でどんどん薬が開発されてきた。痛み止め（鎮痛薬）の開発から20世紀中頃は抗生物質がカビ類から見つけ出された（ペニシリンは青カビから）。その後，土壌中の放線菌（カビの一種）から続々みつけられ，これらの構造を参考に新しいものが合成されてきた。

第1章　総論－生薬からの医薬品開発の最前線

　20世紀の後半は遺伝子解析などのバイオ技術からの新約の開発がなされてきた。バイオ技術を用いた医薬品の開発である。生体内の微量なホルモン，たとえばインスリンのヒト型のものを大量に生産するために遺伝子組換え技術を用いたものである。

　解決されつつある癌やエイズの薬は21世紀の始めに見つけ出されると期待されている。その素材は天然物からか，合成化学からか，バイオ技術から，またはこれらの混合かもしれない。

　21世紀の薬への夢は一人一人の薬の開発である。そして不老不死は無理としても健康で長寿が期待できる薬が見つけ出される。

どのような材料から薬は見つけ出されるか？
1. 人類が経験的に使ってきた薬用植物3万種，特に植物の種類が多様な熱帯地域のアマゾン・アンデスや熱帯アジアのものが素材として，新薬開発ロボットで活性スクリーニングを体系的に行い，新薬の開発が行われる。ここからは既存の化合物と違う母格の化合物の発見が期待されている。
2. 合成化学技術を生体のレセプター（受容体）に当てはまる構造をコンピューターシュミレーションで，有効な構造を見つけ出す（例えば，篭型化合物）。
3. 遺伝子の更なる解析，バイオ技術の応用，遺伝子の組換え技術からの新薬の開発。
4. 新しい薬を使いやすくするために，薬はどのような形で，体内に入るのかが明らかになる。より明らかになってくる血中濃度による薬の動きや医薬品品質規格試験の充実がある。
5. 一人一人，自分に合った薬が開発される。一人一人は遺伝子が異なるので，その遺伝子を持った人の薬が開発される。テーラーメイドの医薬品は体内の酵素の違いによって薬の作用が異なることに注目した薬の開発（SNPs遺伝子配列の一塩基多型＝Single Nucleotide Polymorphism）が行われる。

　この展示会で思ったことは，バイオ技術は各国の製薬産業が同じように研究開発を行っているため，開発競争が激しく，なかなか抜きん出ることは困難場分野である。しかし，天然資源は開発に当たる研究者が扱う材料によっては，新薬が出る可能性が高い。メルク社がコスタリカで天然資源開発にすべての権利を買い取ったことがこの象徴である。各国の資源ナショナリズムと原産国の利益を考慮した開発が必要になってきている。

3　医薬品開発のための保存と保護

　1992年ブラジルでの環境会議のアジェンダ21で，薬用植物の資源としての重要性とそれらの保護および保存の必要性が述べられた。

伝統薬の中で用いられている薬用植物は世界各地の人達の健康維持のために利用されている。これらの植物のいくつかは近代医療の重要な医薬品としても広く使われているが，まだ多くのものは十分には研究されていない。植物の持つ多様性，なかでも薬用植物の持つ人類に対する作用の多様性は合成化学ではなかなか到達できない変異性を持っている。この変異性を解明し，人類の健康と福祉の向上に寄与するためには，薬学者，農学者，民族植物学者，分類学者および社会科学者が薬用植物の利用と保存に関して，それぞれの専門分野で研究活動の理解を深め，協力し合っていくことが大切である。

　今まで，多くの薬用植物は野生のものを採集して利用してきたが，これらの中には乱獲や自然環境の悪化によって，減少したり，絶滅の危機に瀕しているものも少なくない。

　現在，どのような薬用資源生物が減少，絶滅の危機に立たされているのかを明らかにして，それらの生物の自生地での保護や栽培化による保存，種子での低温保存，組織培養の技術を用いての保存等の方法を確立しなければならない。

　これまで伝統薬に用いられてきた植物は栽培規模の小ささに加え，秘密の採集地が守られているなど近代科学の入り込めない部分もあったが，これからは必要な資源は近代科学の技術を用いた大規模な栽培も考えるべき時期である。

　科学の進歩は薬用資源を扱う我々に常に新しい発見を与えてくれる。これらの資源植物を地球上から消滅させることなく，保護・保存していきたいものである。

　薬用植物資源は医薬資源として，今後も我々に多大の材料を与えてくれることが期待される。これらの薬用植物資源の最も効率的な保護と保存方法を関係者を交えて検討しなければならない時期に来ていると思われる。

　このために必要となってくることは，1）民族植物学または民族薬学の分野として，各国の伝統医療で用いられている薬用資源生物の分類学的同定および目録の作成，2）植物地理学（分布）と生態学の分野として薬用資源生物の地理的な分布と生育環境の生態的な特徴の把握，3）薬学の分野として薬用資源生物の薬効部位の形態，薬効および薬効成分の解明および標準的な材料の選択，4）生産の分野として栽培，組織培養，収穫，調製加工，抽出等の検討，5）以上をふまえた上での保護および保存としてa）自生地での薬用植物種の保護による多様な遺伝子の保存，b）自生地以外での植物の保存の検討（栄養体，種子，組織培養物等），c）これらの調査，実験成果を各方面で活用可能にするためにデータベース化することがあげられる。

　2001年度の経済産業省は医薬品開発に天然素材を対象として，種の多様性条約に基づく研究に大型予算を考えていると報道された。

　薬用植物の利用と保護に関して，最初の国際会議は1988年にもたれ，そこで採択されたチェンマイ宣言が現在でも重要な基本的な理念になっている。

第1章 総論-生薬からの医薬品開発の最前線

チェンマイ宣言 Chiang Mai Declaration
Saving Lives by Saving Plants

We, the health professionals and the plant conservation specialists who have come together for the first time at the WHO/IUCN/WWF International Consultation on Conservation of Medicinal Plants, held in Chiang Mai, 21-26 March 1988, do hereby reaffirm our commitment to the collective goal of "Health for All by year 2000" through the primary health care approach and to the principles of conservation and sustainable development outlined in the World Conservation Strategy.

We :
- recognize that medicinal plants are essential in primary health care, both in self-medication and in national health services ;
- are alarmed at the consequences of loss of plant diversity around the world;
- view with grave concern the fact that many of the plants that provide traditional and modern drugs are threatened ;
- draw the attention of the United Nations, its agencies and Member States, other international agencies and their members and non-government organizations to :
  1) the vital importance of medicinal plants in health care ;
  2) the increasing and unacceptable loss of these medicinal plants due to habitat destruction and unsustainable harvesting practices ;
  3) the fact that plant resources in one country are often of critical importance to other countries ;
  4) the significant economic value of the medicinal plants used today and the great potential of the plant kingdom to provide new drugs ;
  5) the continuing disruption and loss of indigenous cultures, which often hold the key to finding new medicinal plants that may benefit the global community ;
  6) the urgent need for international cooperation and coordination to establish programmers for conservation of medicinal plants to ensure that adequate quantities are available for future generation.

We, the members of the Chiang Mai International Consultation, hereby call on all people to commit themselves to Save the Plants that Save Lives.

【生薬素材編】

第2章　生薬市場の現状と将来

岡田　稔*

1　品質の重み

　生薬個々の品質あるいは品質評価は漢方方剤，エキス煎剤，香辛料，食品として多岐範囲に使用される中で，それぞれの立場においての見解があり，自由な扱いがある。古来の経験や伝承に基づき，連綿と継承される薬材の薬能，効果は大きく変わるものではない。

　漢方薬の開祖『傷寒論』『金匱要略』など，原典に則って方剤があり，配合する生薬も決められている。同時期に書せられた『神農本草経』『本草綱目』の各本草書に載る記述は生薬の起源を知る教典であり，教えがある。「漢方薬の効能・効果」論議の対象は，この方剤の効き目に集中する。当然，原料としての生薬の品質に左右される。真の効果が発揮されればこれほど有りがたいことはない。配合される生薬が二味でも十味でも"配合の妙"ここにありで肝心なことである。煎剤でも，エキス剤でも原料の重要性，必要性は変わるものではなく，供給を充足させねばならない。幸い，"供給を受ける"という観点からすれば，必要とする漢方薬での調剤および製剤での供給に，何支障なく充足し，入手困難に陥ったという話も聞いていない。これも，豊富な資源力を誇る，産出力の強い中国側のご理解とご好意によるものであり，感謝に堪えない。しかし，ここにきて，やや変化が起こりつつある。甘草，麻黄に対する規制である。甘草については，産地での大量収穫に伴う砂漠化防止策強化を目的とし，保護と育成計画の制定，採掘活動の管理強化，資源保護，栽培化の推奨を掲げ，採集制限，輸出制限を打ち出し，麻黄に関しては麻薬化への利用防止および乱獲防止を主旨に，輸出許可証，輸入許可証の必要性，原形麻黄の輸出禁止通達など，中国側の一方的な厳しい発令となっている。これに対する日本国としての正式な抗議，話し合いもなされてはいない。使用者としての不安，不満が募るが，一人，二人の人間が動いても通達が変わる様子も見られない。天産物に依存する事情は他の生薬への波及にいたる可能性も秘めている。関係者の速やかなる諸施策の立案が望まれる。

　1976年に漢方製剤の薬価収載が承認され，保険薬適用となると同時にエキス製剤の生産が増加，生薬の使用量は一気に増へ，数倍，数十倍に達し，20余年の変動は凄まじい勢いである。当時，"中国交易会"なる集会の中で，日本側の特定の友好業者が中国側と交渉を繰り返し，やむなく

---

*　Minoru Okada　㈱ツムラ　常務取締役

妥協をしたことも今は懐かしい。生薬を確認するまでは心配がつのり，生薬が着くまで不安だった当時を考えれば，近年は比較的潤沢に入ってきていると言ってよい。しかし，エキス剤で大量使用する現在では同質物の一定数量確保の必要性が要求される。提供する側とすれば少しでも高い価格を要求するし，供給を受ける側とすればできる限り安価にと考える。双方の駆け引きは「品質の差」に如実に表れる。時として予定していたものよりもランクがダウンし，ランク上位・下位の抱き合わせでの供給が講じられ，品質劣化のものを手にしてしまう可能性がある。必要量の確保は時として価格に影響するのである。潤沢な供給はとかく妥協に変貌してはいないだろうか。慣れというのは反面"マンネリ"という大きな障壁にぶつかる。"少量から大量"は"入念から安易"と評価法を変えていないだろうか。

　"過去の経験による選品"，"供給先の状況把握"，"生薬を扱う担当者の熟練"，どれも欠かせぬ重要課題である。せっかく，厳しい規格，規準を設定していても，すでに流通されているという状況では評価という判定を無にせざるを得ないケースもある。数量の確保は至難なのか。種々の生薬を目にすると，そんな不安に駆られてしまう。最近では国内生産品が減少し，本来，国産生薬が優先とされていたものでも，中国に供給を求めている事実は"量の確保"，"価格の相違"に起因する現実がある。過去，求めていた国産の伝統生薬となる地道生薬は遠く彼方へ消え失せつつある。大和物と尊ばれた，大和当帰，大和芍薬，大和牡丹，そして，白芷，地黄，貝母など，原産地から後退する一途，"金にならない百姓仕事の後継ぎはいないよ"奈良の栽培業者古老の弁が全てを物語る。至極残念であり，寂しさが募る。五官性判定で育ってきた者として，あの"におい""味""外面・折面の色調"など，それぞれに具えた特徴は脳裏を離れていない。韓国でも同じ状況になりつつある。葛根，茯苓，山茱萸，細辛，芍薬，山薬など特産品を産出し，良物としての扱いがあった。やはり，農家での後継不足で，すでに中国から供給を受ける様相にある。国家施策として，お金を出し，生薬栽培，生産を考えたいと，数名の専門家が来日，懇談を行ったが，立て直しは容易ではないと思われる。時として，輸入先が悪いのか，使用者側が悪いのか，錯覚の念を抱くことがある。中国各地での探索調査を試行する限り，必ずしも相手方だけを責められず，供給の要請を行う者の担当関係者にも責任の一端は多分にあるのではと考えられる節もある。昨今の取り引きは国家統制から省あるいは企業体に移り，各省・各地からの生薬が多く見られ，品数も増えている。地域によっては近縁種が多かったり，同一名称でありながら，その基原を異にしていたり，まるっきり異質のものの流通があったりする。それこそ，瞬時の見感が必要となる。近年の高性能な各種化学分析機器の発達は，生薬中に含まれる成分を事細かに確認する武器として好都合ではある。品質管理を確実に全うし，GMPを満足させる貢献度も高い。多くの種類と大量を扱う現状において，品質管理担当者としては機器に依存する状況も止むを得ないことかもしれない。しかし，生薬はもともと天然に産する動物・鉱物・植物を基原と

して用いられているものであり，当然のことながら先人は自然の形態に基づいて，見分けることを基本としたはずである。このことは生薬各個に基原種があることが原則となる。「正品」としての見極めは，収穫される出発点に端を発し，これを基準に外形での形状，色調，におい，味それぞれの特徴をもって判定があり，良品・次品・劣品と選品がなされる。

本来の望むべき薬材が減り，異質の動植物を基原としたものが代行されて潜入する可能性もある。経験に基づく五感や顕微鏡を駆使しての鑑別が，より確実と思われても，成分定量を行って数値による判定では近縁種の紛い物であっても，規定量を満足していれば，規格を通過する懸念がある。

黄耆，黄連，甘草，葛根，厚朴，山茱萸，升麻，蒼朮・白朮，大黄，釣藤鈎，麻黄，竜胆など，同属および近縁として考えられる種類が各地に分布している状況にあり，同じ生薬名でありながら，種を異にするものを流通させてしまう可能性がある。広い国土を持つ中国には広大な自然があり，多民族が生活する山間部では農業の営みと薬草の採集が盛んに行われている。風土・気象・土質とそれぞれの環境を変える状況下では当然，植物の分布も異なり，多種が生育する。広い土地柄，その省に則した決まりの中で扱われる生薬もある。至極当然のことと判断できる。豊富な資源は同属の種類を各地に分布させ，属の仲間は種，変種，亜種と広がることで，一物多名称の因となり，複雑化する。古来，その地で生まれた薬用としての植物・動物は土壌，環境にも適応した条件の中で生育し，薬としての高い評価を受け，連綿と継承され，伝統生薬，即ち土着生薬として名を残し，"地道生薬"の名で尊ばれている。同じ生薬名を名乗っていても南・北では明らかに異質であると判定できる品物を見かけることがある。このことをよく認識し，同国から供給されたとして単純に扱うだけでなく，十分なる吟味と適切なる確認を処すべきである。生薬の規格，基準は各国の公定書に則った範囲で遵守し，使用されているはずである。当然，その国独自の過去の経験から策定され，まとめられている。このことを速やかに理解し，生薬の供給を受ける考えで接しないと，とんでもないものを摑む結果となる。したがって，要求する品物については，その諸性質を十分熟知して相手との折衝に臨む心を植えつけてほしい。

2　生薬品質評価の基本的考え

生薬を品質評価する考え方は研究者，技術者それぞれの置かれた関係の立場において実施されるが，生薬各個の品質の重要性・必要性を念頭にして，評価・判定の基本理念は心したい。

2.1　初期の探索
① 古典書に由来する特徴点（使われていた経緯。起源，産地，特質など）を解読し，地道生薬

を認識，把握。
② 漢方を専攻する専門の先生方の使用経験談を拝聴，"生薬を見る勘"などを会得。
③ 流通生薬の実態を検察。自生地，栽培現地を訪れ，分布する植物，周囲の環境，採集時期および栽培時期，管理状況，調製法など，種々の条件を速やかに会得する。

2.2 初期の選定
① 初期の探索結果を重視―基本に忠実。
② 供給ルートを探索，産出国を調査―質と量の確保を図る。
③ できるだけ多くのサンプルを調達―特に近縁多種ものは各種，各産地の調達が必要。

2.3 入手したサンプルの吟味と評価
① 分類および形態など近縁種間の比較解析 ― 一物多名称，近縁多種の基原に留意。
② 化学分析と成分把握―指標成分，薬効成分などの確証。
③ 薬効，薬理からの解明 ― 薬能との関連性解析。

3 生薬鑑定のコツ

本来生薬の鑑定は外形からの色調，形状および味，においなどの各々の特徴を以って判定をし，良品，次品，劣品と即座に撰品を下していたが，生薬の調製技術が進み，外観からでは判別しにくいものについては，顕微鏡を応用しての内部構造での形態比較，最新の技術を駆使してのゲノム解析の応用などが実施されるに至っている。出発点は五官（五感）である原形の生薬を肉眼で見た感じ，手で触れた感触，鼻で嗅いだにおい，咀嚼してみた味など，視覚，触覚，臭覚を駆使し，酸，鹹，甘，苦，辛の五味をある程度の概略を摑む。

(1) 形　状
薬用部位としての形成が保持されているか，不必要な部位の付着がないか，などを確認する出発点で，概観の形状からのおおよその特徴を把握。

(2) 大　小
外観で見るものの大きさ，長短，厚薄を表し，測定した結果数値を設定。

(3) 外　面
流通する生薬のほとんどは乾燥し，調製されているが，その調製度合いを判定する目安となる。滑らかさ，光沢度あるいは粗造度，皮孔や皺紋の有無を検分し，さらに黴の発生，虫の付着を良く確認することも必要である。

(4) 色 調

色沢の表現は生薬そのものを良く表す重要な特性となる。調製法や保存条件で若干の差があるにせよ，品質につながる要素である。

(5) 質 地

各薬材の性質の硬軟・堅靭，粉性・粘性，重質・軟質など，生薬の外観で見る質の状態を確認するものである。デンプン質を有する栝樓根，山薬，芍薬，半夏，天南星，潤いを持ち柔軟性のある牛膝，柴胡，当帰，堅靭で折りにくい桑白皮，甘草，半透明性の香附子，天麻，天門冬などは特徴がでる良い例である。

(6) 断 面

横切または縦切するか，手でそのまま破砕して切り口の状態を見る。切面は平坦，粗造，顆粒性，繊維性等を呈していることが多い。横切面の切り口を滑らかにして確認すると，維管束の排列，放射組織との関係，何首烏，大黄に特徴的な放射紋，星点のように見える特殊維管束，黄耆で見られる菊花芯，防已に特徴を見る輻軸紋，蒼朮に見られる褐色，赤色を帯びた油点，油室を示す小点の点在を知ることができる。

(7) におい

においおよび味での鑑別は五官の特徴を表し，各薬材を瞬時に識別できる重要要素と考えて良い。特ににおいはその生薬に特別的な成分の含有を示すことが多く，日常から留意しておくことと認識が必要である。代表的な生薬は羌活，桂皮，香附子，柴胡，山椒，紫蘇，芍薬，生姜，川芎，蒼朮，白朮，大黄，陳皮，丁子，橙皮，当帰，薄荷，白芷，牡丹皮があり，各々が持つ特有の成分により生薬らしさを感じさせる。また，葱白，韮，大蒜，麝香などはさらに特異なにおいをもつ代表例である。

(8) 味

同じ薬用部位でも果実の果皮と果肉の部分，樹皮の外側と内側，根の皮部と木部，根，根茎の基部と先端部各々で相違することがあるし，瞬時と時間がかかった後では味の感じが異なることもある。なめて，咀嚼してそれぞれの具有する味を充分経験し，ツボを押さえておくことが必要である。ただし，口に入れただけで，危険性のある烏頭，附子，半夏，天南星，狼毒のような生薬もあるので，細心な注意は心しておくことである。

4 必要性を増す基原種の鑑定

4.1 黄 連

『播磨風土記』『延喜式』など，我が国古来の本草書に詳述され，佐渡，能登，加賀，越前，

丹波等の諸国から相当量の黄連が貢進された記述が見られる。国内生産を代表する黄連は流通の隆盛時，加賀，越前，丹波，因州，日光と各山地毎に呼称され取り引きがあり，中でも丹波を中心とした畑栽培から出荷された"畑黄連"，越前の山地から出荷された"山黄連"が良く知られている。"丹波黄連"は天保11年，城主和田日向神が現在の兵庫県山南町和田村付近で栽培させたことに始まるが，

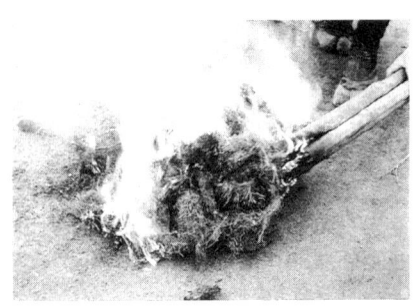

写真1

良質な黄連として郡を抜き，海外へ輸出した記録が残る。『大和本草』に「日本ノ黄連性ヨシ故ニ中夏朝鮮ニ多クワタル・・」と記され，和産物の評価の高さが伺える。中国に始まる生薬と考えるが，日本古来の使用経験は伝統ある地道生薬の一つと言及して良い。今でも山南町での栽培は残るが，一頃の栽培風景は減少，収穫時にはひげ根を焼く"毛焼き"作業があちこちで見られたが，懐かしい一こまである（写真1）。他に鳥取県八束郡では300年前から"因州黄連"として，福井県大野郡では1000年前から"越前黄連"として，また，石川県からは"加賀黄連"が生産されている。オウレン属植物は日本を主に北半球に広く分布，山地の樹林下に自生する常緑の多年生草本である。日本国内で薬用種としては栽培を主に見られるセリバオウレン（Coptis japonica var. dessecta Nakai），コセリバオウレン（C.japonica var. major Satake）およびキクバオウレン（C.japonica var. japonica）が知られる。早春2月，10cm位の花茎を出し，その上部に柄のある白色花を1から3個互生につけるが，周囲の枯れた情景の山中では可憐さがある。花後5月中旬には長さ1cm内外の袋果を輪状に10前後つける。主根茎の長さ，太さ，より強い黄色をした色調と苦い味が品質の決め手となるが，主に流通する国産の黄連はセリバオウレンを基原とする種類に限られる。近年，国産種に変わり中国産種の流通が多く見られる。中国四川省，湖北省を中心に産する黄連（C.chinensis Franchet・味連），四川省に多く産する三角葉黄連（C.deltoidea C.Y.Cheng et Hsiao・雅連），四川省峨嵋山に見られる峨嵋黄連（C.omeiensis（Chen）C.Y.Cheng・峨嵋連）および雲南省に

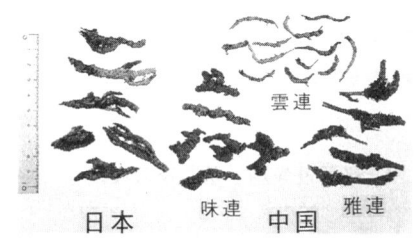

写真2　黄　連

第2章 生薬市場の現状と将来

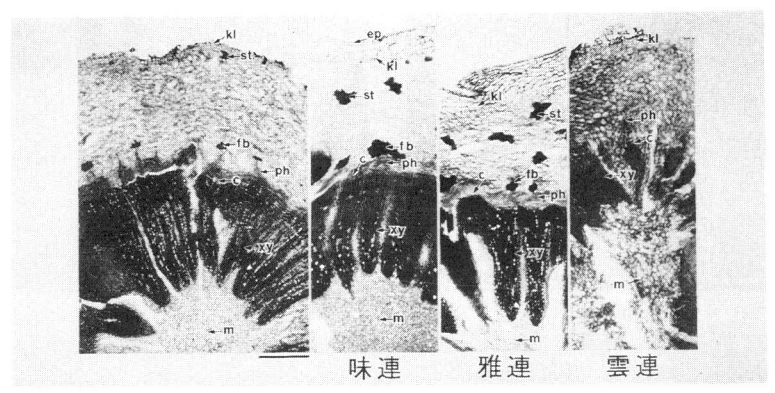

味連　雅連　雲連
日本　　　中国

c：形成層，ep：表皮，fb：繊維束，kl：コルク層，m：髄，ph：師部，
st：石細胞，xy：木部
スケールバー：500μm

写真3　黄　連

産する雲南黄連（*C.teeta* Wall.・雲連）である（写真2，3）。

4.2　柴　胡

　通常，三島柴胡（ミシマサイコ・*Bupleurum falcatum*）を基原とする国内での栽培品が多用されるが，中国，韓国にも分布し，生薬としての流通がある（写真4）。各々の国内あるいは地域内で優位性のある自国産を広く使用している代表的生薬である。中国雲南省昆明の奥地に大理という少数民族が多く住まう地域がある。黄芩，黄連，三七，升麻，猪苓，唐当帰，茯苓，木香，等雲南省を代表する生薬を生産し，1600種に及ぶ薬用植物が収穫できる自治州である。大理地区は海抜500mの低地から4000mの高山地帯を有し，柴胡属も竹葉柴胡（*Bupleurum marginatum*），空心柴胡（*B.longicaule* var. *flanchetii*），有柄柴胡（*B.petiolulatum*），麗江柴胡（*B.rockii*）が分布し，生薬として生産，使用を認め，奨励している（写真5〜7）。興味があり，現地での栽培を試行，

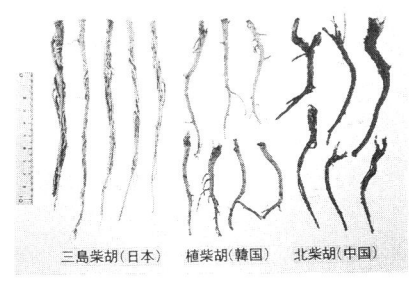

三島柴胡(日本)　植柴胡(韓国)　北柴胡(中国)

写真4

17

薬用植物・生薬開発の最前線

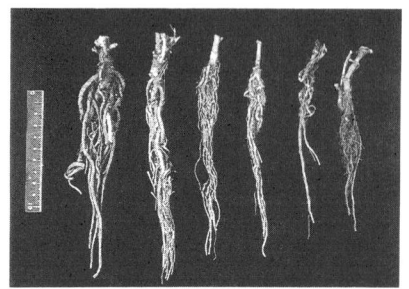

写真5

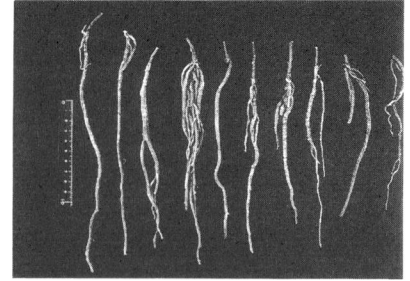

写真6

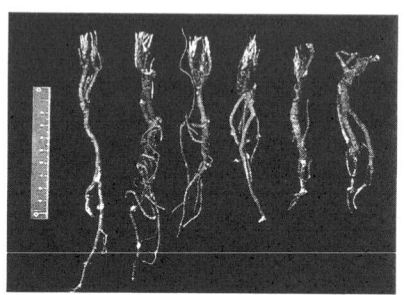

写真7

表1 中国産柴胡数種の成分含量（％）

生薬名	基原種	生育年数	染色体数	検体数	Total ss	EtOH	Hex.
南柴胡	B. scorzoneraefolium	1	$2n=12$	4	1.33	38.2	6.22
北柴胡	B. chinense	－	〃	4	1.83	30.1	6.37
竹葉柴胡	B. marginatum	1	$2n=12,16$	4	1.55	33.2	1.59
		2	〃	2	1.67	24.8	1.75
		3	〃	1	2.39	32.8	1.67
馬尾柴胡	B. microcephalum	2	$2n=12$	1	2.62	25.0	1.72
有柄柴胡	B. petiolulatum	1	－	1	2.95	32.6	2.22
麗江柴胡	B. rockii	1	－	2	3.75	28.1	3.20
抱茎柴胡	B. longicaule var. amplexicaule	1	$2n=16$	11	2.58	37.5	3.29
		2	〃	4	3.16	33.2	2.41

試験を行ってみたところ，外観上は異なるもののサイコサポニンの含量は2.0～4.0％，希エタノールエキスが25～35％を含んでいる結果を得た（表1）。先人の目，薬効を優先した所謂五感（五官）上の判断規準に民族薬に発した誇りを感じたものである。使用可否は別として，その気に

第2章 生薬市場の現状と将来

なれば流通は十分考えられる生薬の一つである。各々には，エキス，成分含量においての特色があり，使用者の自由な選択がある。中国各地にはミシマサイコ属として30数種の分布があり，変種を含めればさらに多くを数える。もともとサイコ属の分類は複雑であり，染色体数を見ても，中国国内での種類には $2n=12$ および16，日本国内産は $2n=20$, $2n=26$, $2n=32$ のタイプに分類されることも研究の結果から解明されている。柴胡属の分類は完成を見ていないが，柴胡の使用上では成分だけを重視することなく，分類学の見地，性状なども充分考慮しての評価の決定が必要とされる。

4.3 辛　夷

　コブシ，タムシバは国内の山地に自生し，庭木としても植栽される花木を代表する植物である。3〜4月葉が芽吹く前に枝先に白色の花を開花，一般には季節の花として，農村の生活の中で暦代わりとなり，コブシの花の咲くのを見て苗代を作り，種子を播く，といった農事の指標木とされている。この開花直前の木筆状で褐色の軟毛に覆われたつぼみを生薬・辛夷として，長く使用されている。薬用としてのコブシ（*Magnolia kobus* DC.）に始まり，後ににおいの良いタムシバ（*M.salicifolia* Maxim.）に代わり，多用され，さらに使用量の増加に伴い，市場での流通は中国からの望春花（*M.biondii* Pamp.），湖北

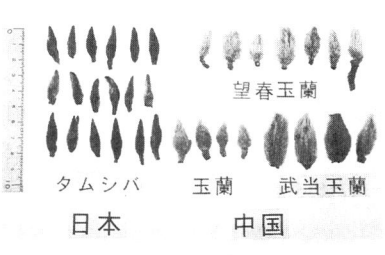

写真8　辛　夷

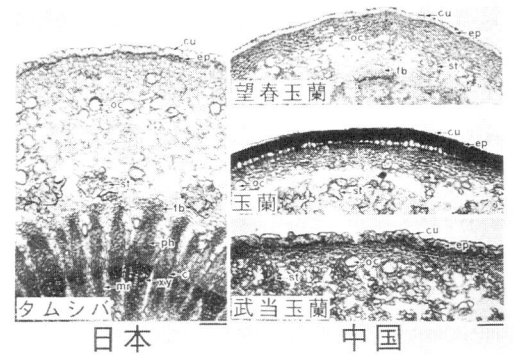

c：形成層，cu：クチクラ，ep：表皮，fb：繊維束，mr：放射組織，oc：油細胞，ph：師部，st：石細胞，xy：木部
スケールバー：100μm

写真9　辛　夷

木蘭（武当玉蘭・*M.sprengeri* Pamp.），玉蘭（*M.denudata* Desr.）などを基原種とする輸入品が隆盛であり，和産での供給はごく僅かとなってしまっている（写真8）。

辛夷の形態による鑑別は，花芽の大きさ，外面の色，花被片の枚数，雄蕊の数，そして，花柄直下の枝の横断面の内部構造を顕微鏡で確認して，クチクラの厚さ，表皮下のコルク層の分化度合いで比較される（写真9）。

4.4 大　黄

大黄は古来中国に発する。青海省東南部黄河源流地帯が中心とされている。すでに紀元前の書物にも記事を見るし，紀元初期の本草書でも「河西山谷及隴西」として青海省東部から陝西省南西部，甘粛省南部地域での産出を論じている。大黄属（*Rheum* spp.）の種類は60種類を数えるが，薬用種として考えられるのは約18種，一般に流通するものとしては数種である。16世紀にロシア人のシベリア移住後，支那と通商を行うと共にロシア政府は大黄の利益に目をつけ，1704年に専売としている。1750年頃，バイカル湖南方のキャフタ市で税関を設けているが，正式なルートで青海省産大黄の種子を入手した分類学者リンネが播種し，育種して得た植物を同定し，*Rheum palmatum* Linneと命名した。大黄が植物学上世に出た最初である。1870年Przewalski大佐を隊長とするロシア探検隊が奥地に入り，甘粛省の高山地方を散策中に収集した大黄類をMaximowiczが鑑定，従来あるものと異にすることを究明し*Rheum palmatum* var. *tanguticum* Maximowiczと命名している。1867年四川省西部原産の大黄類についてフランスの総領事がパリで栽培，生育したもので，Baillonが*Rheum officinale* Baillonと命名している。大黄の名の由来は色彩が大変黄色を呈していたことにより付けられ，別名の「将軍」は敵（病気）を攻むる最先陣役であり，甘草の「国老」が国（体力）を守ることに対する表現である。

植物分類の目安として，

①掌葉大黄：*Rheum palmatum* Linne
  ・北大黄，川軍，錦紋大黄
  ・葉：中裂～深裂，裂片は狭三角形
  ・花：紫紅色
  ・生産品：西寧大黄，天水大黄，涼州大黄
  ・海抜1,800～4,400m地域に生育，青海省，甘粛省での生産が主。

②鶏爪大黄：*R.palmatum* var. *tanguticum* Maxim. ex Rgl.
  ・唐古特大黄，香大黄，錦紋大黄
  ・葉：深裂，裂片は狭披針形～三角状披針形

第 2 章　生薬市場の現状と将来

- 生産品：西寧大黄，銓水大黄
③薬用大黄：*R. officinale* Baillon
  - 南大黄，川大黄，蜀大黄，雅黄
  - 葉：浅裂し，裂片は大歯形～広三角形
  - 花：黄白色
  - 海抜：700～1,800m，四川省，雲南省，チベットが主産

　大柴胡湯，大黄牡丹皮湯，調胃承気湯，大黄甘草湯などに欠かせぬ生薬である。この大黄の使用上，旧来から言われている，"錦紋系"か"雅黄系"かで議論が分かれる。しかし，本当に"錦紋系"の生薬を使用しているのだろうか，疑念を感じることがある。基原種が複数であり，混乱を招いているものの一つであるからである。

　通常，大黄は中国四川省の雅安地域で生産，集荷される"雅黄"(写真10)および甘粛省，青海省から生産される通称"錦紋大黄"(写真11)と言われる西寧大黄，銓水大黄があり，それぞれの流通名称で呼ばれ，植物学的には3種類のものが中国から供給されているものと解釈する。先年，甘粛省から"錦紋大黄"の名で大量に入荷したものにやや疑問を生じた例がある。古典書の大黄の条項に「錦紋あるものは頗る良し‥」との記載が散見される。この記載に基づいての輸入と思われるが，残念ながら本来見られる形態学上の紋は確認されず，当然必要とされる成分の含有が皆無であったのである。しばらくは流通が継続しただろうか。充分な解釈をせぬまま"錦紋大黄"との触れ込みに信じて使用していたのではないだろうか。他に必要とする大黄が無かった時代背景を流通させてしまった一例である。当時，良き"錦紋大黄"はヨーロッパ方面に輸出され，日本への供給は少なかったのではなかろうか。使用される先生方によっても好き嫌いがあり，"錦紋系"あるいは"雅黄系"のいずれの大黄を使用するかは判断しかねるところであり，指定はできないが，"錦紋"を強調するとするならば明瞭な紋理の検出を確認することが必要である。

　この紋理について，その構造を顕微鏡下で検証すると，異常維管束の存在がある。大黄に見ら

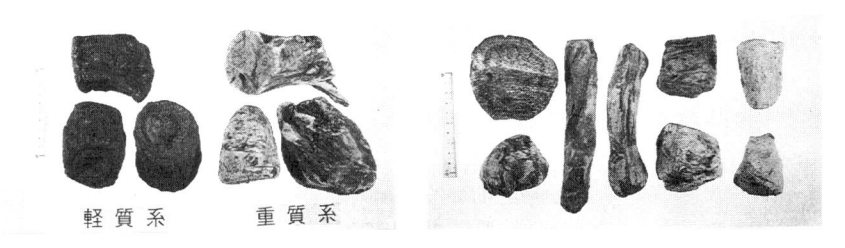

写真10　大黄（雅黄）　　　　　　　写真11　大黄（錦紋）

れる維管束は，①形成層の活動で増育，皮部に篩管，木部に導管を配列する一般に見られるもの，および，②小環状の形成層を有し，その内部に篩管，外部に導管を生じ，中心より放射状に髄線を出す通常のものと反対の状態に発生するもの，の2種類があり，この②のものが異常維管束と呼ばれ，その放射組織の横断面が縞模様の紋様を呈することにより，"錦紋"と称し，この紋様を明瞭に確認されてこそ"錦紋大黄"としての価値が評価される。生薬学の先駆者，藤田直市先生は表面的には大理石模様で見られ，"放線圏"と称し，すなわち，"錦紋"であることを示唆し，この確認を以って，"錦紋大黄"であることをも指摘している。この錦紋の明瞭なものの成分含量は高いことも立証されている（図1）。この結果，評価上で必要な五官，成分両面の要素を充分満足させるものの良い例である。また，雅黄には，旧来見られた褐色のものよりも，黄色味の強い重質系のものの流通品を見かける。すでに，四川省雅安地域の生産が陰を潜めてしまったものとも解釈できる。

　どの地域のどの基原種を用いるかは使用者の判断に委ねられるが，本来の持つ薬能・薬効を完備したものを入手することに心がける必要がある。

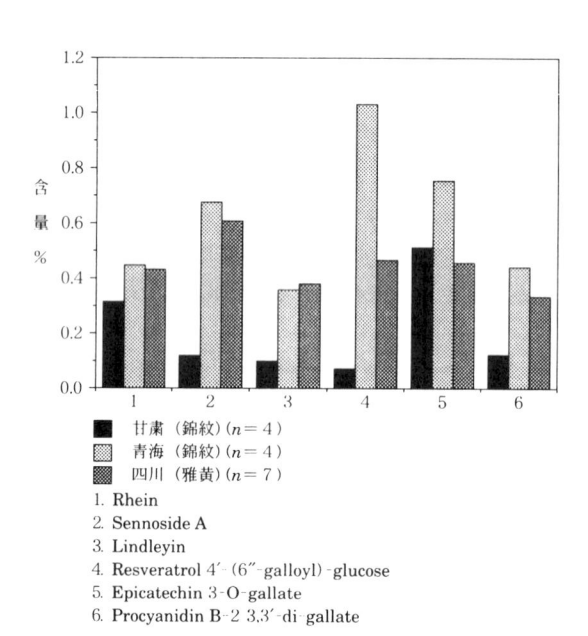

■ 甘粛（錦紋）($n=4$)
□ 青海（錦紋）($n=4$)
▨ 四川（雅黄）($n=7$)

1. Rhein
2. Sennoside A
3. Lindleyin
4. Resveratrol 4′-(6″-galloyl)-glucose
5. Epicatechin 3-O-gallate
6. Procyanidin B-2 3,3′-di-gallate

図1　大黄成分の含量

4.5 牡丹皮

　大和牡丹は大和当帰，大和芍薬，大和白芷，大和貝母，大和地黄等と共に奈良県各地で栽培された薬用植物で，綺麗に芯が抜かれ，においが良く，一時期を謳歌し，国内の地道生薬とも唱えられる位に生産高上位を占めていた。しかし，すでに大和地方での生産は極減，あるいは皆無に

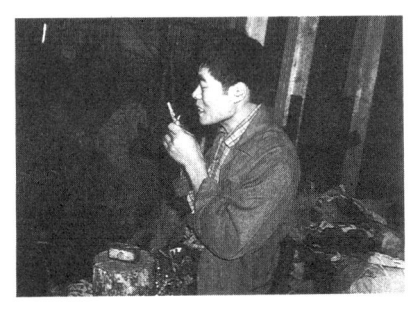

写真12

写真13　牡丹皮

安　徽　上　海　山　東　湖　北　和産　韓　国

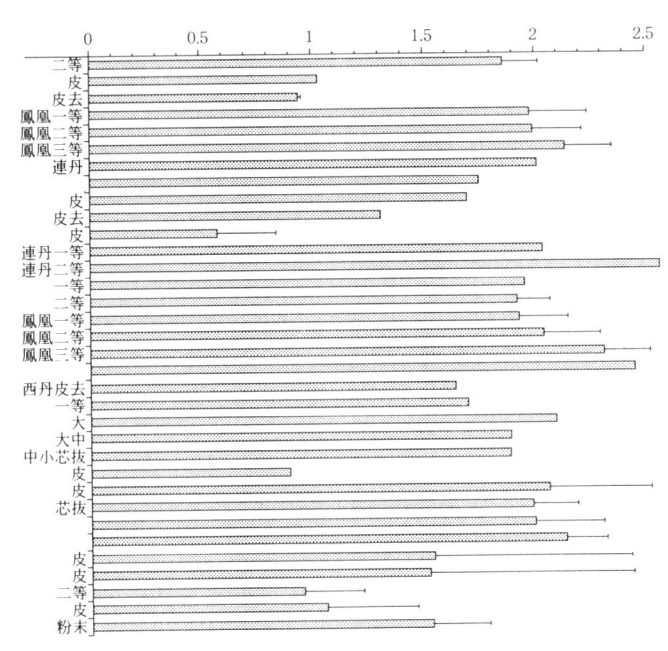

図2　ペオノール含量

等しく，中国産が主流と架してしまった。傾斜地の多い旧来の生産地域の農家では4～5年かけて，丹念に育成させ，加えて「芯抜き」（写真12）という調製作業を得てからの換金に閉口し，後を継ぐ人がなくなり，伝承物が消え失せている。五官上の判定に留まらず，ペオノールの含量を規定する現在ではなおさら，今や使用品の多くは残念ながら先人諸氏が「良物」と称した大和牡丹や韓国産牡丹から中国安徽省，四川省，湖北省，山東省などからの輸入品である（写真13）。諸国での調製法が異なり，ごく細いものもあるが，芯は綺麗に抜かれ，ペオノールの結晶も適度に析出しており（図2），使用上は何ら問題はないと思われる。外見上の種々の形状，におい，芯抜き状態，太さなどの五官およびペオノールの含量を具えた牡丹節（表2）は近縁の同属芍薬節（表3）とは明瞭な差異を有し，特長ある基原種を重視したい生薬の一つと考える。

表2 牡丹節

木本性で分枝．花盤は特別に発達し．苞状となって心皮をつつむ

・Paeonia suffruticosa Andreus	（牡丹）
・P. delavayi Franchet	（野牡丹）
・P. lutea Delavay et Franchet	（黄牡丹）
・P. potanini Komarov	（保氏牡丹）
・P. szechuanica Fang	（四川牡丹）
・P. yunnanensis Fang	（雲南牡丹）

表3 芍薬節

草本性で分枝せず．茎は直立し．花盤は発達しない

・Paeonia lactiflora Pallas	（芍薬）
・P. mairei Leveille	（美麗芍薬）
・P. obovata Maximowicz	（草芍薬）
・P. veitchii Lynch.	（川芍薬）
・P. willmottiae Stapf	（毛葉芍薬）
・P. yui Fang	（季川芍薬）

4.6 釣藤鈎

「慢性に続く頭痛で中年以降，または高血圧の傾向のあるもの」に効果があり，近年，「痴呆症に強い効果を示す」と報道されて知られる釣藤散に配剤されるが，この中での釣藤鈎の役割は大きい。基原植物の一つ，カギカズラ（Uncaria rynchophylla Jacks）は国内の伊豆から九州にかけて暖地に生育する植物である。残念ながら，伊豆地方などに群落していた生育地は分譲住宅，ゴルフ場に変貌して減少し，壊滅状態である。生薬となる鈎および短い茎をつけた鈎を集

第2章 生薬市場の現状と将来

めるのは容易ではなく，やはり中国からの供給に依存している。しかし，中国国内では西南部各省に分布があり，種類も多い（写真14）。現調査段階での薬用種は10種前後と思われ（表4），植物での分類，生薬の外形および内部形態（写真15および表5），成分分析，薬効など，主要の種類についての研究が進み，解明されつつあるが，残された課題は薬用部位とする，「とげと茎」の関係をどう考えるか，臨床試験に委ねたい。

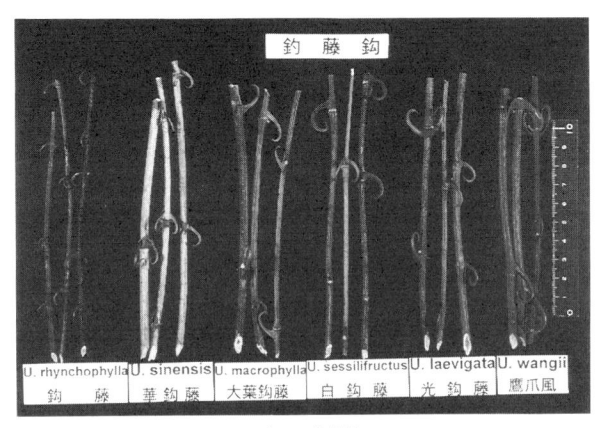

写真14 釣藤鉤

表4 釣藤鉤

原植物	学名	産地
鉤藤	Uncaria rhynchopylla	安徽，浙江，福建，江西，湖北，湖南，広東，広西，四川，雲南，貴州．
華鉤藤	U. sinensis	甘粛，湖北，湖南，広東，広西，四川，雲南，貴州．
大葉鉤藤	U. macrophylla	広西，雲南．
白鉤藤	U. sessilifructus	広西，雲南．
毛鉤藤	U. hirsuta	広西，雲南．
攀枝鉤藤	U. scandens	広西，雲南．
披針葉鉤藤	U. lancifolia	雲南．
光葉鉤藤	U. laevigata	雲南．

4.7 麻黄

　草麻黄（*Ephedra sinica* Stapf），中麻黄（*E.intermedia* Schrenk et C.A.Mey），木賊麻黄（*E.equisetina* Bunge）の3種が良く知られるが（写真16），中国国内だけでも*E.przewalskii*，*E.saxatilis*，*E.Likiangensis*，*E.minuta*，*E.monosperma*，*E.gerardiana*などの種類があ

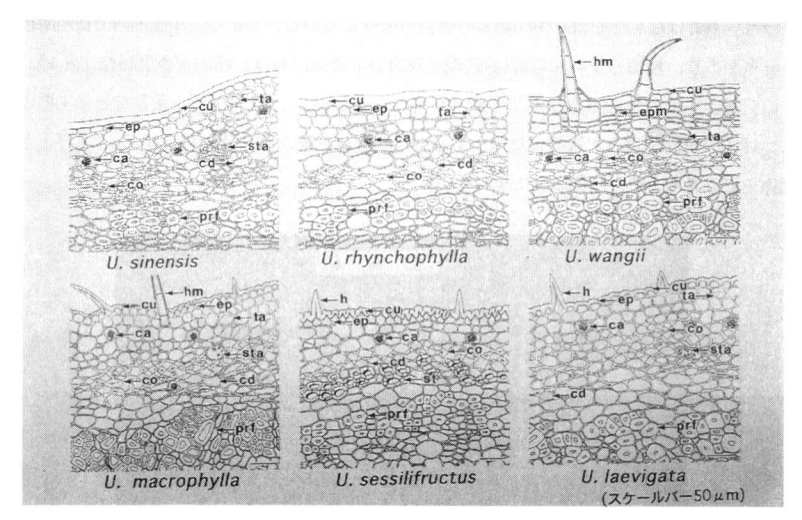

写真15　釣藤鈎茎の内部形態（皮部）

表5　検索表

外部形態
1. 鈎，茎に毛がない．
    2. 茎は方形，鈎の断面は扁平で，托葉は全縁で宿存 ……………………………… U. sinensis
    2. 茎は円柱形，鈎の断面は丸味を帯び，托葉は二深裂で脱落 …………………… U. rhynchophylla
1. 鈎，茎に毛がある．
    2. 茎の中心は中空である ……………………………………………………………… U. macrophylla
    2. 茎の中心は充実する ……………………………………… U. wangii. sessilifructus, U. laevigata
内部形態
1. クチクラ層は平坦である …………………………………………………………………… U. wangii
1. クチクラ層は波状を呈する．
    2. 厚角細胞層中に石細胞が存在する ………………………………………………… U. sessilifructus
    2. 厚角細胞中に石細胞が存在しない ………………………………………………… U. laevigata

り，それぞれ薬材として使用がある。属する植物は，ユーラシア大陸，アフリカ大陸，南北アメリカ等に40種前後の分布が知られ，通常，薬用種としては内蒙古，吉林省，遼寧省，河北省，甘粛省などから輸入され，流通がある。主要3種の内部形態比較を参考に記述する（表6）。過去，北海道や千葉県の清澄山麓で栽培を試み，また，各地の薬用植物園で植栽を行っており，少量の育成の可能性はあるが，大量生産を目的とした栽培は困難であり，まだまだ中国の野生からの収

第2章 生薬市場の現状と将来

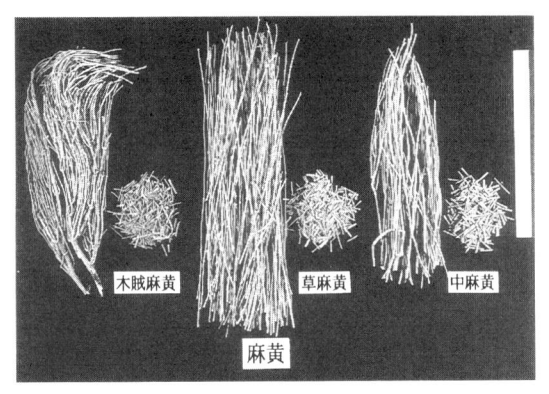

写真16

表6 麻黄3種 形態比較

	E. equisetina	E. intermedia	Ephedra sinica
節間長	1.5〜2.5cm	3〜6 cm	3〜4 (〜5) cm
葉 枚数	2	3（まれに2）	2（まれに3）
長さ	2.5mm以下	2.5〜4 mm	3〜5 mm
筒部	全長の1/2以下	全長の2/3以上	全長の1/2〜2/3
膜質部	くずれやすい	くずれにくい	くずれやすい
先端	鋭頭〜鈍頭	鋭頭	鋭先頭
クチクラ瘤形	波型	半球状	山型〜半球状
高	低〜無	高	中
配列	3〜4列	1〜2列	2〜3列
茎の横切面	円形〜楕円形	円形	楕円形
中心柱	円形〜楕円形	3陵形	楕円形（まれに3陵形）
維管束数	8〜10本	10〜14本	8〜10 (〜14) 本
形成層環	円状	波状（中〜弱）	波状（強）

種に依存せざるをえない。ただ，中国は1999年1月，対外貿易経済合作部，公安部，税関，国家医薬品監督管理局4部門連名で，麻黄の輸出規制に関する中国内部通知が出され，『エフェドリン製品目録』に記載された商品のみ，両国の許可書があった場合に，指定公司からの輸出が認められる，中国側の一方的な規制がかかり，麻黄はなかなか入りにくい状態の規制が継続している。また，原形の麻黄については全面輸出禁止の状態にある。供給制限，枯渇など難問を抱え，将来

が危惧される生薬である。

今後，国および企業，必要とする関係者からの強い要請を行っていくことが肝要である。

4.8 龍胆

リンドウ属としては世界には500種を数えるが，薬用種は中国東北地区から輸入される関龍胆 — ①龍胆 (*Gentiana scabra* Bunge)，②条葉龍胆 (*G.manshurica* Kitagawa)，③三花龍胆 (*G.triflora* Pallas) など数種と考えられる（写真17〜19）。この他に，一時輸入されたことがある堅龍胆 (*G.rigescens* Franchet) が，四川省，貴州省などから輸入され，流通されたことがあり（写真20），現在でも中国市場で目にするが，形状，内部構造，成分を異にし，認められるものではない（写真21）。なお，中国では，紅花龍胆 (*G.rhodantha*：四川省，雲南省，貴州省)，菅花龍胆 (*G.siphonata*：甘粛省，青海省，四川省)，頭花龍胆 (*G.cephalantha*：雲南省)，その他五龍龍胆，高山龍胆の流通が報告されるが，日本への輸入はない。

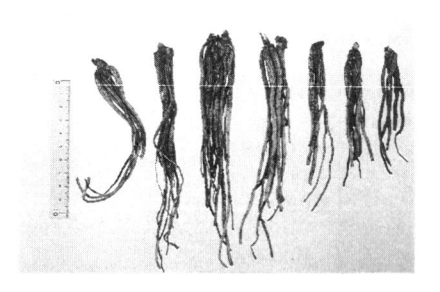

写真17 *Gentiana scabra*

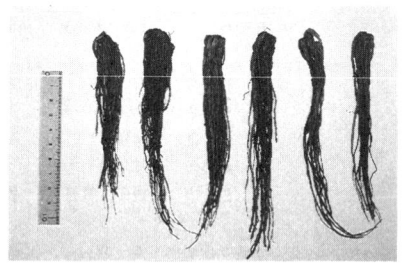

写真18 *Gentiana manshurica*

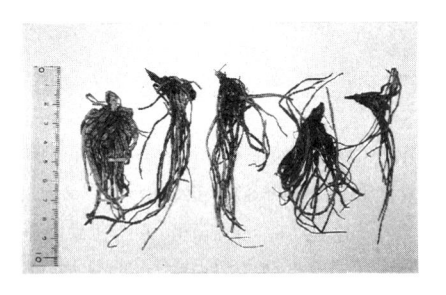

写真19 *Gentiana triflora*

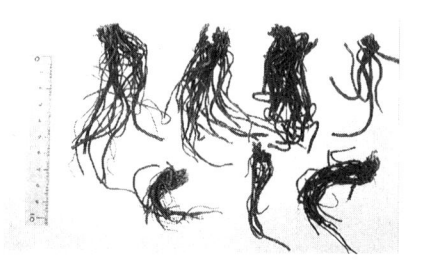

写真20 *Gentiana rigescens*

第2章　生薬市場の現状と将来

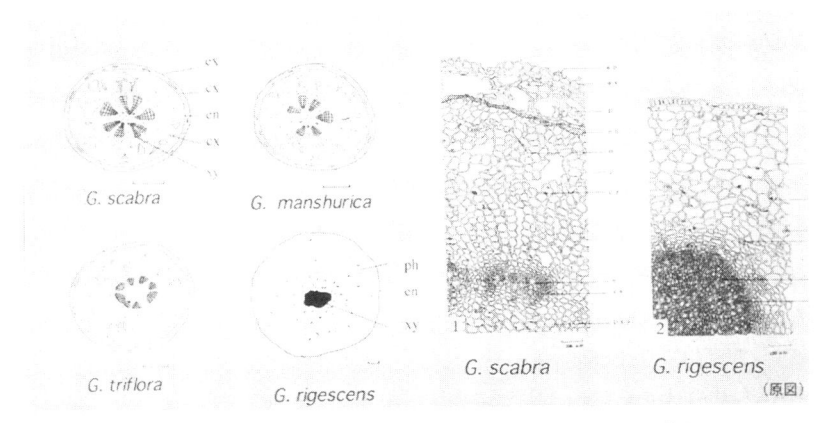

cr：シュウ酸カルシウム針状晶，cx：皮層，en：内皮，cp：表皮，ex：外皮，
o：油滴，p：柔細胞，ph：師部，pxy：木部柔組織，xy：木部

写真21　根の横切片鏡検図

4.9 甘　草

最も輸入量が多く，使用量も高い。野生からの生産であり（写真22），砂漠化防止を理由に収穫を禁止，あるいは制限する動きが懸念され，それだけに将来的な資源の枯渇が危惧される。すでに，西北地域一帯での環境破壊が進行し，中国政府からの規制がかかりつつある。2000年6月に中国国務院は「甘草，麻黄の乱採取防止に関する通知」を発し，(イ)保護と育成計画の制定，(ロ)採集証を発行し，採取活動の管理，(ハ)特許管理，(ニ)資源の保護育成，(ホ)栽培化の推奨，を通足している。甘草については輸出総量規制，輸出港の限定による無許可輸出の防止，輸出許可取得料の値上げ，生産地に対する管理規制といった諸施策をもって指示がなされ，乱獲防止を唱えている状況にある。Glycyrrhiza uralensis Fisher, G.glabra Linneの2種が広く認められているが，中国では内蒙草，西北草，東北草と生産地により分類され，日本では東北甘草，西北甘草，西正甘草と俗称し，1〜3号に選別され流通している（写真23）。多くは東北地区3省および河

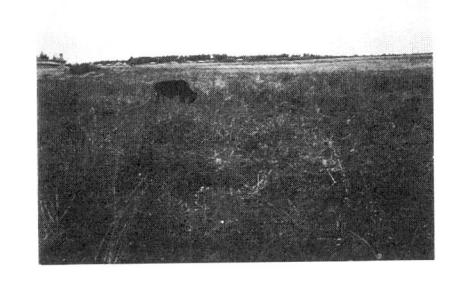

写真22

29

北省，甘粛省，新疆省からの生産が多い
が，市場では東北甘草が多い。しかし，
新疆省にはG.inflata Batt.の分布が多
く，特に南部からはこの種の産出がある。
その他，アフガニスタン，ロシア，スペ
インなどからも若干輸入される。いずれ
にしても，過去，明瞭に分かれていた甘
草は等級の段階が下がっているものと感
じられる。成分も種で差があり，鑑定を
明確にして使用することを薦めたい。将

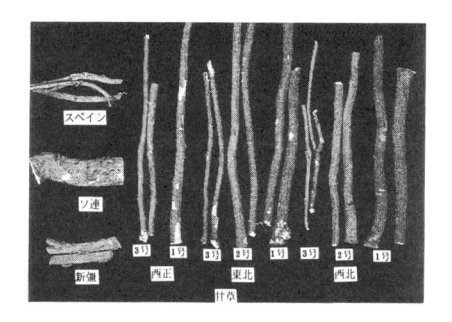

写真23

来を考えたとき，わがままを言える時代が失せる可能性もある。中国での，完全自由化は難しく，
供給停止はないにしても，国内需要を優先し，輸出規制強化，採集制限強化などの施策を以って，
立ちふさがることは認識しておきたい。国および企業としての速やかな対応，対策の立案が急務
と考える。

4.10 升 麻

　日本の山野にはサラシナショウマ（Cimicifuga simplex Wormskojord）が生育するが，
生薬としての生産はない。升麻としては全て中国からの輸入に依存している。この属も種類が多
く，各省で自省に産するものを優先し，使用している。原則的には薬用種となる4から5種の流
通と考えられる（写真24）。
①葉升麻（Cimicifuga heracleifolia Kom.－関升麻・遼寧省，吉林省，黒龍江省）

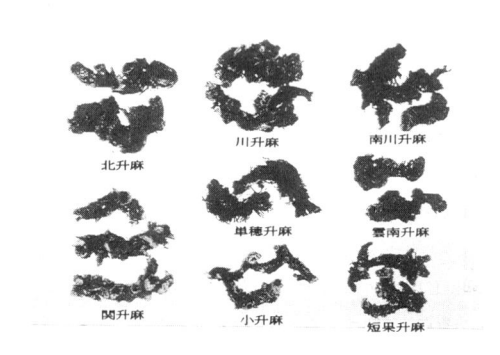

写真24

第2章 生薬市場の現状と将来

②興安升麻（*C.dahurica*（*Turcz*）Maxim. ‒ 北升麻・山西省，河北省，内蒙古，東北三省）
③升麻（*C.foetida* Linne ‒ 西升麻・雲南省，四川省，青海省，チベット，甘粛省）
④単穂升麻（*C.simplex* Worms ‒ 四川省，甘粛省，陝西省）を主体に生薬として流通され，供給がある。その他雲南升麻（*C.yunnanensis* Hsiano），南川升麻（*C.nanchuanensis* Hsiano），小升麻（*C.acerina*（Sieb. Et Zucc.）Tanaka）などが各省に生薬として確認されるが，日本での流通はほとんど見られない。植物学的分類の目安として

1. 根茎は径1.5cm以下
    2. 断面は黄緑色で，味は苦い………紫花升麻
    2. 断面は黒色で，味は僅かに苦い………単穂升麻
1. 根茎は径1.5cm以上
    2. 全体に充実し，粉性
        3. 茎の基部の径は0.3〜0.9cm………雲南升麻
        3. 茎の基部の径は0.7〜2.5cm
            4. 茎の基部円洞部は深く，内壁は滑らか………南川升麻
            4. 茎の基部円洞部は浅く，内壁は粗雑………升麻
    2. 全体に軽く，繊維性
        3. 茎の基部は円盤状あるいは槽状で，断面には導管が目立ち，密である………大三葉升麻
        3. 茎の基部は円洞状で断面には導管が少ない………興安升麻

過去，品不足の折，類似品として，科および属を異にする赤升麻（アカショウマ，トリアシショウマ‒ユキノシタ科）が日本国内で採集されたり，中国四川省からは麻花頭（緑升麻・

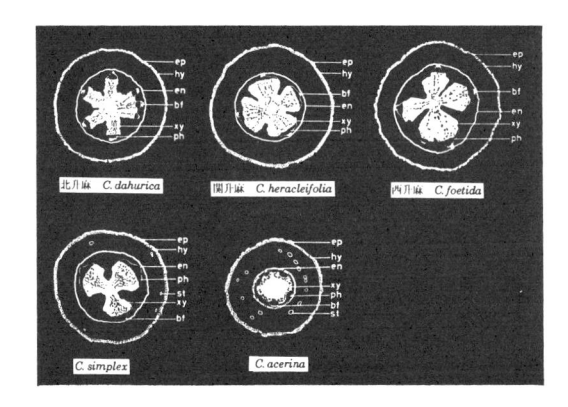

写真25

Serratula chinensis S.Moore－キク科）が輸入され流通した経緯がある。升麻という名称が付けられたため誤認したものと考えるが，関係者の無知識から生じたものであり（写真25），外形も内部構造も明らかに異なるものであり，当然，升麻の代用にはなりえない。出発点でのミスは配合された際の効果に大きく影響する，供給時の判定には充分心したい生薬である。

4.11 蒼 朮

オケラ属についての植物分類学的論及は1874年にThunberg氏が『Flora Japonica』に*Atractylis lancea*と*Atractylis ovata*について記述したものが最初と考えるが，すでに，De Candolle氏はAtractylodesを主張している。小泉源一博士に始まり，北村四郎，大井次三郎，原寛など，植物分類学の基礎を築いた先生方がまとめられている。薬用としての応用も中国および日本での研究が多く確認される。蒼朮という名称では順調に入手できる生薬である。蒼朮の特徴として，①切面に朱砂点と呼称する淡褐色～赤褐色の分泌物による油点が多く見られる，②白色の結晶性粉霜（白色綿状結晶）が析出する，などが挙げられ，南蒼朮（ホソバオケラ：*Atractylodes lancea* De Candolle）を基原とするものに多く確認される（表7）。『古方薬品考』などの本草書解説では「油室が多く，綿状結晶が析出されるものが良し」とし，江蘇省の茅山および河南省嵩山を指摘，良く産出した記事が多い。記事に従い，江蘇省南京植物研究所の先生方との共同で，江蘇省・安徽省・湖北省・河南省などの各地でAtractylodesの各種を収集し調査した結果では①江蘇省茅山を中心とする地域のものは，油室の径は小さく，精油成分であるhinesol，β-eudesmolの含量も少ない。また，綿状結晶の析出も少なく，旧来，白朮の主成分とされる

表7 朮（蒼朮・白朮）の基原と品質

朮類	商品名	基原	綿状結晶	主精油成分	産地
蒼朮	茅朮	ホソバオケラ (*A. lancea*)	－	アトラクチロジン，アトラクチロン	江蘇省茅山
	南蒼朮	ホソバオケラ (*A. lancea*)	＋	ヒネソール，β-オイデスモール	湖北，安徽 陝西，河南
	北蒼朮	シナオケラ (*A. chinensis*)	－	アトラクチロジン，アトラクチロン	河北，山東，江蘇省雲台山
	朝鮮蒼朮	ショソウジュツ (*A. koreana*)	－	アチラクチロジン，（アトラクチロン）	山東，遼寧
白朮	和白朮	オケラ (*A. japonica*)	－	アトラクチロン	韓国，北朝鮮，中国東北地方
	唐白朮	オオバナオケラ (*A. ovata*)	－	アトラクチロン	中国各地で栽培，（浙江省等）

ataractylonが高含量で認められる。
②湖北省,安徽省産のものは,油室が大きく,綿状結晶の析出頻度が高い。また,hinesol, β-eudesmolの含量も高く,atractylonはほとんど含まれない。
③河北省,山東省のものは,hinesol, β-eudesmolの含量は少なく,atracty-lodinを確認するが,atractylonを含有する。綿状結晶の析出はほとんど見られない。などの結果を得た。近年,朮類の生薬学的および成分研究が詳細に行われ,次第に整理されつつある。白朮との使い分けも,高い品質評価が要求される。連珠状で,質が充実,断面に細点が多く見られ,芳香があり,油性を有し,かつ白色綿状結晶が析出するものの使用を考えたい(写真26)。

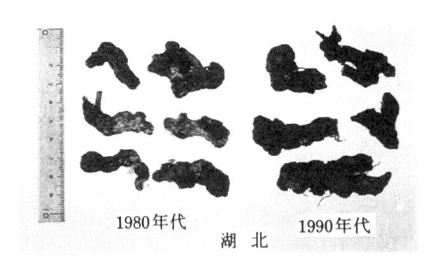

写真26 蒼 朮

4.12 葛 根

韓国からの専有生薬かと認識していたが(写真27),近年,中国四川省など西南部からクズ(Pueraria lobata (Willd) Ohwi)を基原種とするものが輸入し始めている。長さ20〜30cm,幅5〜10cm,厚さ約1cmで板状に縦割され,外面は淡灰黄色あるいは灰白色を呈し,横切面には形成層の特殊な発育による同心性の環層が見られるなど,通常の形状に合致している。よく,中国から入るものは粉葛根と称され,P.thomsonii Benthamを基原とし,外面は白色を帯び,断面は繊維性が弱く,粉性に富み,質が硬く,重い感じがある(表8)。顕微鏡での確認では導管の径が約80μm,各々単独で存在し,繊維が少なく,木化もしても僅か,多数のデンプン粒,特に10〜20個からなる複粒を含むなど,クズを基原とした葛根とは異なる形状であり,puerarinの含量も通常の葛根が3%以上含んでいるのに比して,粉葛根が0.6%以下と極端に少ないなど,明確に判別され,使用に堪えかねると断定していたものの流通であった。しかし,植物分類学上の精査および含有成分の確認結果ではP.lobata種に近似しているか,同一種と判定,大量の輸入となっているものである。

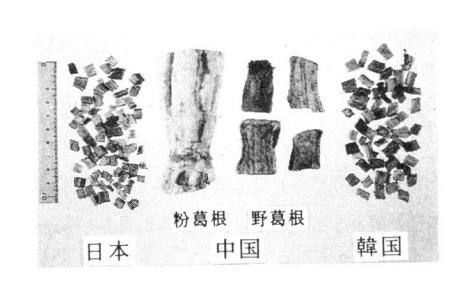

写真27 葛 根

33

表8 葛根2種の主な相違点

	野葛根（クズ Pueraria lobata）	粉葛根（P. thomsonii）
形状	直方体，立方体，板状	円柱状，板状，片状
外面の色	淡灰黄色～灰白色	類白色～淡黄白色
質	軽質	重質
粉性	++	+++
繊維性	+++	+
道管の量	++	+
道管の径（μm）	60-226-440	50-142-300
でんぷん粒 複粒の粒数	2～4（～8）	2～10（～40）

4.13 呉茱萸

日本ではかつて，三重，近畿中南部，九州など，概して温暖で湿潤の気候の肥沃な砂質壌土が生育適地とされ，植栽が見られ，生薬として生産された時代があるが，近年では熊本県など一部地域で栽培が残されている程度で，多くは中国から輸入される。"輸入呉茱萸は未熟果を採集，乾燥し，国産呉茱萸は完熟したものを乾燥して"と先人の言があるが，昨今での調製度は大差が見られない。むしろ，種類の変異が考えられる。呉茱萸（ゴシュユ：*Evodia rutaecarpa* Bentham）および*E.rutaecarpa* var. *officinalis* Huangを基原とすることが規定されている。流通するものでの外見からの種類の判定は難しいが，外形の大小および外面の色調に変異が見られることから，主産地である四川省・湖南省・貴州省の各地区から生薬，押し葉標本から調査した結果，従来見られる上述2種以外に*E.rutaecarpa* var. *bodinieri* Huangと思われる種類のものが混在していることが確認された。3種は従来，小葉，花序，花弁の形質によって区別されてきたが，さらに研究を加えた結果，柱頭の大きさ，花柱の長さと太さおよび毛の有無，果実の大きさでの判別できることが明らかとなった（図2）。収穫時期に検索を充分行うことで，識別は可能である。また，成分分析結果でも判定できる可能性が確認された（図3）。中国薬典にも収載されるところから中国ではすでに流通を認め，使用しているものと考える。

① 果実は1～数個が集合し，類円形あるいは5角状の扁球形で径3～6mm，外面が褐色，黒褐色で，多くの点状突起が見られ，凹んだ油室がある。頂端は凹み，五角星状で，多くは裂け目が見られ，中央には花柱の名残があり，基部には黄褐色の花萼および短い小果柄をつけている。横切面は子房の五室が見られ，各室には未成熟な淡黄色の種子1～2個を含む。

② 果実は円球形で小さく，外面はやや淡緑色を呈し，径3.5mm以下のものが多い。頂端は五角形を呈するが，裂け目は不明瞭である。

中国では①常呉茱萸（貴州省，湖北省を中心とした地域），②川呉茱萸（四川省を中心とした

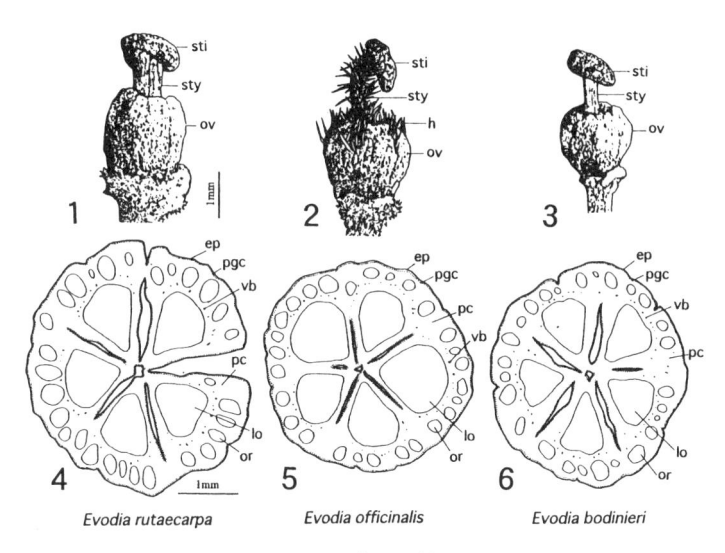

図2　呉茱萸の形態図

1, 2, 3：未熟果実の外観　4, 5, 6：果実の横切片模式図
ep：表皮　h：毛　lo：子房室　or：油室　ov：子房　pc：果皮
pgc：色素細胞　sti：柱頭　sty：花柱　vb：維管束

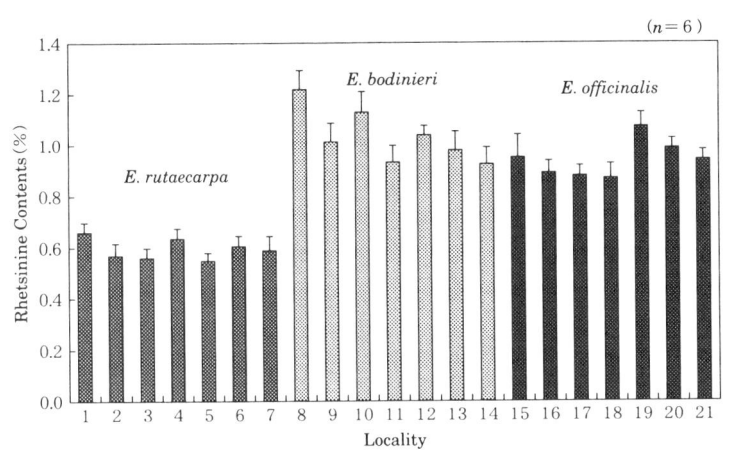

図3　産地別Rhetsinine含有率

地域），③杜呉茱萸（浙江省を中心とした地域），④廣呉茱萸（廣西省を中心とした地域），⑤漢呉茱萸（湖北省，広西省を中心とした地域，⑥陝呉茱萸（陝西省を中心とした地域）の6生産地が知られ，特に貴州省常徳から出荷される常呉茱萸は古来，品質の良さを誇示している．

4.14 その他

黄芩，防風，厚朴，黄柏，など，複数の基原種を擁する生薬はまだまだある．「ハテナ？」と思われる生薬の流通を見るが中途半端な言及と要らぬ詮索を避けることとする．

現状を着実に見据え，将来展望を描きながら，供給先との折衝に臨む姿勢をもててこそ，「質・量」の安定確保が適えられると信ずる．

第3章 生薬の栽培と供給

田中俊弘[*1], 酒井英二[*2]

1 生薬の国内生産の状況

　日本は南北に長いため気候条件などの地域性をうまく生かすことで，多くの植物種が栽培可能であり，実際に，アマチャ，アロエ，オタネニンジン，ガジュツ，キハダ，ゲンノショウコ，サフラン，シャクヤク，センキュウ，センブリ，ダイオウ，タマサキツヅラフジ，トウキ，ドクダミ，トチュウ，トリカブト，ハトムギ，ハマボウフウ，ヒロハセネガ，ミシマサイコなどが栽培されている。例えば，平成10年の資料によればミシマサイコは群馬県，高知県など15の県で栽培され，トウキは北海道，群馬県，奈良県など18の県で栽培されている。一方，バクモンドウ，ハッカ，ニンジンなどは自給率100％でしかも輸出品となっていた時期もあったが，最近ではその中心は輸入品に移っている。16品目について1981年～1995年までの国内使用量に対する国内生産量の割合を表1に示したが，ほとんどが減少傾向にある。国産生薬は，伝統的な栽培技術や調製加工に対する細やかな気配りにより品質面では優れているものの，人件費，土地価格の高騰，円高等の影響により価格面で諸外国にたちうちできず，例えばウイキョウは味，香りの点で国産が良品とされているものの10倍近い価格差のため実際には輸入品依存であり，結果低自給率となっている。さらに，国内栽培地においては農業離れも手伝い後継者が育たず，自然消滅的に栽培技術，栽培種が消えようとしている[1]。

　そのような中，地域産業振興策として薬用植物の活用を検討している市町村も多く，新産地形成への努力も一部で進められている。かつては，山間部を中心に生薬生産が行われてきたが，大規模機械化農業による試みが北海道で進められており，トウキ，センキュウを中心に生産が行われている。

　日本の場合，オウバク（キハダ）やコウボク（ホウノキ）などの樹木由来の生薬は，雑木林の伐採の時々で収穫生産されるにとどまっていた。しかし，杉などの針葉樹の植林が中心だった林業政策が，落葉樹など他の有用樹木の植林へ移行してきており，キハダ（写真1），ホウノキといった樹種の植林も今後増えていくものと思われる。

---

*1 Toshihiro Tanaka　岐阜薬科大学　薬草園研究室　教授
*2 Eiji Sakai　岐阜薬科大学　薬草園研究室　助手

薬用植物・生薬開発の最前線

表1 生薬国内生産率（％）

年	1981	1982	1983	1984	1985	1986	1987	1988
ウイキョウ	0.66	0.66	1.64	1.64	0.88	0.66	0.66	0.64
オウバク	42.86	42.86	37.50	37.50	32.50	27.50	23.08	22.22
オウレン	77.78	63.16	61.54	50.00	37.50	31.25	15.79	15.79
ゲンノショウコ	78.26	75.00	60.00	55.56	52.63	58.82	58.82	58.82
コウボク	98.36	98.36	96.49	96.49	96.49	96.15	95.24	95.24
サイコ	9.09	9.09	5.58	5.58	5.58	4.76	30.56	23.08
シャクヤク	36.36	36.36	33.96	33.96	33.96	29.63	25.00	17.65
シャゼンソウ	68.42	71.43	71.43	76.47	60.00	60.00	60.00	60.00
ジュウヤク	66.67	76.67	76.67	83.33	83.33	72.34	42.86	30.00
セネガ	100.00	50.00	60.00	69.23	50.00	83.33	100.00	100.00
センブリ	100.00	100.00	100.00	100.00	100.00	100.00	100.00	100.00
ダイオウ	4.76	19.05	22.99	17.14	15.29	17.86	9.57	12.35
トウキ	76.47	83.33	80.00	77.27	77.27	77.27	62.96	57.63
ニンジン	24.27	35.21	23.89	8.45	10.27	11.76	11.76	10.33
バイモ	100.00	100.00	100.00	60.00	66.67	66.67	66.67	50.00
ハッカ	50.00	40.00	25.00	25.00	25.00	25.00	25.00	25.00

年	1989	1990	1991	1992	1993	1994	1995
ウイキョウ	0.14	1.28	0.20	0.20	0.20	0.19	0.19
オウバク	22.22	16.67	18.18	68.97	18.18	100.00	14.89
オウレン	9.09	7.22	6.25	7.14	5.80	10.34	7.14
ゲンノショウコ	58.82	37.74	37.50	37.50	38.10	26.32	33.33
コウボク	95.24	95.24	94.44	95.24	95.24	95.24	94.74
サイコ	25.00	25.93	28.57	28.57	30.77	18.18	18.18
シャクヤク	18.78	17.05	17.05	17.05	18.18	14.29	14.29
シャゼンソウ	60.00	50.00	50.00	40.00	30.00	30.00	27.27
ジュウヤク	23.08	17.10	17.10	22.16	19.75	13.33	14.63
セネガ	84.21	84.21	50.00	50.00	50.00	50.00	66.67
センブリ	100.00	100.00	100.00	100.00	100.00	100.00	100.00
ダイオウ	6.29	9.42	11.61	10.77	9.33	8.27	10.14
トウキ	55.88	60.27	60.71	77.78	77.78	77.78	75.00
ニンジン	8.16	6.35	5.59	5.29	5.35	3.91	2.96
バイモ	50.00	37.50	37.50	37.50	28.57	28.57	28.57
ハッカ	9.09	9.09	4.76	33.33	4.76	4.76	4.76

薬用植物（生薬）需給の現状と将来展望より抜粋

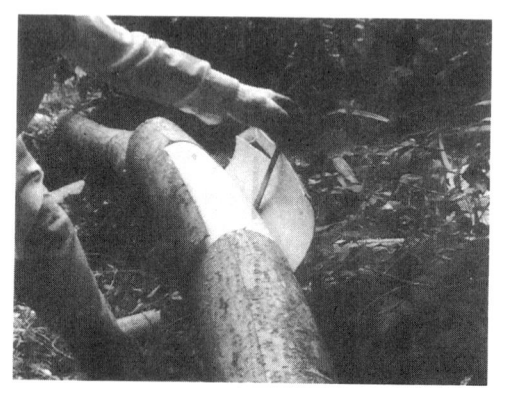

写真1 キハダの収穫
（木を切り倒し，樹皮を剥がす）

2 栽培化の必要性

　漢方薬の原料である生薬は天然素材であり，多くは植物に由来する。またそのほとんどは，野生植物の採集によるところが多い。漢方製剤が保険診療に認められ，病院診療の現場での消費が急激に伸びたために生薬の輸入量が急増し，結果的に生薬の国内自給率は低下した。現在では，約95％を外国に依存する状況になっている。近年，漢方エキス製剤による副作用などの問題が話題となり，病院診療の現場での消費の伸びはみられなくなり，漢方薬の需要は減少傾向にあるが，高齢化社会における健康維持や慢性病，習慣生活病に対する生薬や漢方製剤への期待感は未だ衰えることはない。世界的に見るとアメリカなどを中心に伝統薬物，すなわち薬用植物への関心は今まで以上に高まっているといえる。

　植物資源は無尽蔵であるかのごとく生薬生産のために野生植物の採集が行われてきたが，一方でムラサキなどのように絶滅の危機に晒されている植物もあり，植物利用は自然保護と相反する面を持ち合わせている。また，植物資源に関しては，資源ナショナリズムに代表される権利の問題もあり，他国への持ち出しが徐々に難しくなってきている。このような情勢の中，植物資源は地球の財産であり世界が共有すべきものであるとの考えから，地球上の多様な生物を保存し，生物資源の持続的な利用をはかり，それによって得られる利益を公平に分配することを目的として，1992年ブラジルのリオ・デ・ジャネイロで国連環境および開発会議（UNCDE）において，生物多様性に関する条約（Convention of Biological Diversity）が起草された[2]。ここに述べられている，持続的な利用のためには，従来の野生植物採取のみではなく，野生植物の栽培化が必要不可欠であり，急務といえる。

　1999年に中国政府が，マオウ，カンゾウなどを砂漠地帯の野生植物であり，草原資源の生態環境の保護と砂漠化防止の面で重要な作用を持つ国家重点保護種として管理する旨を表明した。中国政府が厳しくマオウ，カンゾウなどの乱獲防止措置を講じたことで，生薬原料の多くを中国に依存していた日本では大きな影響が出たことは記憶に新しい。これは，自然保護と生物資源の持続的な利用のためには必要不可欠な措置と考えられるが，突然の出来事であり，資源を利用している立場ではその対策に苦慮していることと思われる。

　生薬原料の大部分を外国に依存し，しかもそれが野生植物である以上，輸出国の気象条件，経済情勢，政治情勢などによっては安定的な輸入が保証されておらず，今後第二のマオウやカンゾウが出てくる可能性は高く，生薬原料の供給に関して，考え直す時期にきているのかもしれない。

　生薬の供給が途絶えてしまうような不測の事態を少しでも回避するためには，薬用植物の優良種苗を自国で確保し，さらに栽培化への技術を確立することは急務といえる。栽培技術の確立後，国内外を問わず栽培可能地域を開拓し，優良種苗の増殖を図ることで供給量の面で安定した生薬

原料を得ることが可能になると考えられる。また栽培し人的管理を行うことによって，天産品では得られなかった品質の安定化も可能となり，安定した薬効発現に寄与できる生薬を手に入れることに繋がるものと考える。ただし，天産品，栽培品の優劣が既知の特定成分だけでは推し量ることはできないため，栽培化できた後も問題点が山積みであることは忘れてはいけない。

3 生薬生産のために栽培化された植物[3]

国内での栽培が江戸時代から行われていたものには，シャクヤク，ニンジン，トウキ，センキュウ，ボタンなどがある。また，1940年以前に栽培されていたものには，カノコソウ，ジギタリス，ハッカ，ジョチュウギクなどがあり，1970年以降に漢方薬原料として栽培化されたものにはミシマサイコ，コガネバナ，ダイオウ，トリカブトなどがある。種苗法は農林水産省農産園芸局種苗課が担当している植物の特許に相当するものであり，薬用植物は工芸作物に分類されている。薬用植物では1985年に申請されたシンシュウダイオウ（ダイオウ）が初めてで，その後ジオウ，トリカブト，シャクヤク，シソに関して新品種が登録されているが，それ以外は栽培産地で長年かけて選抜されてきた系統が維持保存されている。

3.1 ニンジン

オタネニンジン（*Panax ginseng* C.A.Meyer）の栽培はあまりにも有名であり，以前は輸出生薬でもあった。ニンジンは中国東北部から朝鮮半島原産の植物で日本に自生しない植物であったが，江戸時代幕府直轄地おいて朝鮮半島から導入された系統について栽培化が試みられた経緯があり，幕府から種子が供給されたことから【御種ニンジン】の名称が生まれている。現在は長野県農業試験場北御牧薬用人参試験地において選抜育成された「みまき」系統が，主に福島県，長野県で栽培されている。乾燥冷涼な気候を好む植物であるが，環境順応性に優れており，温帯地方であれば栽培可能と考えられる。ただし，収穫までの期間が4年から6年と長いため，その間の維持管理作業が問題となる。また，栽培圃場はあらかじめ1年間は土作りのために休閑とし，殺菌の意味で天地返しを数回行っておくことと，赤く成熟した種子は，直ちに果肉を取り除きよく水洗いをした後，余分な水分を除き倍量近い川砂などと混ぜて11月頃まで地中で催芽処理を行うことが栽培上の重要なポイントとなる。さらに管理面では，本植物は陰地性であるため，栽培地では北側を高く南側を低くした片屋根式の日覆いが設置されている。

3.2 サイコ

ミシマサイコ（*Bupleurum falcatum* L.）は，日本各地で栽培される薬用植物の一つであ

る。50年前は野生品採取により年間約8トンの国内供給であったが，30年頃前より栽培化が進んだ植物である。一時は，国内栽培のみで需要を満たしていたが，消費の伸びと相まって中国からの輸入量が増加し，現在の年間消費量は1,000トン近くであり自給率2割を下回っている。国内では在来種が栽培されているが，系統にばらつきが見られる。セリ科植物によく見られる現象であるが，発芽は播種約1カ月後から始まり完了までに約2週間を費やすため，生育初期に雑草に負ける可能性が強く，この時期の除草は不可欠である。栽培年数1年あるいは2年で収穫され，地上部を切除し，ひげ根を落とした乾燥状態で出荷される。ひげ根は少し乾燥した状態で揉むと簡単に除くことができるが，乾燥しすぎると主根自体が折れてしまう。一般に収穫時期は，霜がおり地上部が枯れる11月～2月頃とされるが，低緯度地方であれば冬期の温度が高く地上部が枯れることなく生長し続けているので収穫量は多い傾向にある。抽苔することで根の組織が木化し，生薬としての品質が低下するといわれており，2年栽培の場合では摘心作業が行われている。

3.3 トウキ

基原植物の点でいろいろと話題になる生薬である。現行の第14改正日本薬局方[4]では，トウキ (*Angelica acutiloba* Kitagawa)，ホッカイトウキ (*A.acutiloba* var. *sugiyamae* Hikino) が基原植物として規定されている。よって，中国産の*A.sinensis* Dielsは学名が異なるために局方生薬としての使用はできず，結果的に国内産が供給の中心になっている。トウキの栽培の歴史は古く，1700年代に山城や大和の国で栽培されていた記録があり，大和当帰の商品名を見ることができる。大和当帰は，奈良県大深地方で栽培されていたトウキを基原としている。栽培は種子により行われ，1年目は育苗，2年目に定植し秋には収穫する。抽苔すると生薬として利用できなくなるので，栽培のポイントは抽苔しないための育苗と定植苗の選別にある。施肥量が多かったり，播種密度が低かったりすると大きな苗になるので注意が必要である。1年目の秋に一度掘りあげることで生育を中断させ，春まで地中に保存する。この時，根頭径の太さによって大中小に分類する。小苗は生産量が小さく，大苗は抽苔しやすいので，定植苗としては，根頭径0.8mm程度の中苗が望ましい。小苗の場合は2本植え，大苗の場合には芽の部分を削り取る芽くりを行うことで抽苔を軽減できるが，中苗生産を目標とした育苗を心がけることが望ましい。播種後，発芽までは1月近く要するので，乾燥防止と除草作業が肝心となる。定植の際には，苗を横向きに置き，苗の下半分までを踏むことで根頭部分を持ち上げて覆土を行う。この植え方により多数の根を出させることができ，大和当帰本来の形を作ることになる。11月頃から収穫し，土付きのまま8割程度乾燥させる。これを湯につけて柔らかくし，揉むようにして土砂を取り除き根の形を整える。この湯揉みの工程は，大和当帰独特の作業である。一方，北海道で主に生産されるホッカイトウキは，大正の頃にできた系統といわれており，その来歴については諸説があ

る。トウキに比べ香りなどは弱く品質面では劣ると考えられているが，耐寒性があり，主根が長く太いため北海道での栽培生産に適した系統といえる。

3.4 シャクヤク

シャクヤク（*Paeonia lactiflora* Pallas）は，平安時代の頃に中国から伝わったとされている。江戸時代には観賞用の花卉として盛んに品種改良がなされているが，薬用としては従来，白花種の系統のみが知られている。国立医薬品食品衛生研究所北海道薬用植物栽培試験場では，約5,000株の集団から十数年にわたりシャクヤクの系統選抜を行い，多収性でpaeoniflorinが安定して高い系統を新品種『北宰相』[5]として登録した。現在多品種が栽培されている観賞用芍薬の根も生薬としての利用は可能であるが，根を使う生薬の栽培では，花は蕾の段階で取り除くのが基本であることから，花卉栽培と生薬生産を同時に行うことは望ましいこととはいえない。繁殖は実生と株分けのどちらでも可能であるが，実生の場合は一工夫が必要である。20℃付近で発根するが，その後低温を経験しないと発芽がみられない。また，乾燥により発芽力の低下が見られる。よって，暖地では取り播きするか，遅くても11月までには播種する必要がある。シャクヤクの場合，一度掘りあげた根は，その太さに関係なく水分吸収などの根本来の役目は全く果たさなくなるので，株分けの際には根をすべて取り除き4〜5個の芽をつけて根茎を分割して植え付ける。9〜10月にかけて細根が発生するので，この時期以前に定植することが望ましい。定植後，3〜4年で収穫できるようになる（写真2）。収穫後の加工方法としては，そのまま乾燥させる方法と表皮を剝いで乾燥させる方法がある。かつては真芍と称し表皮を去り湯通し加工した

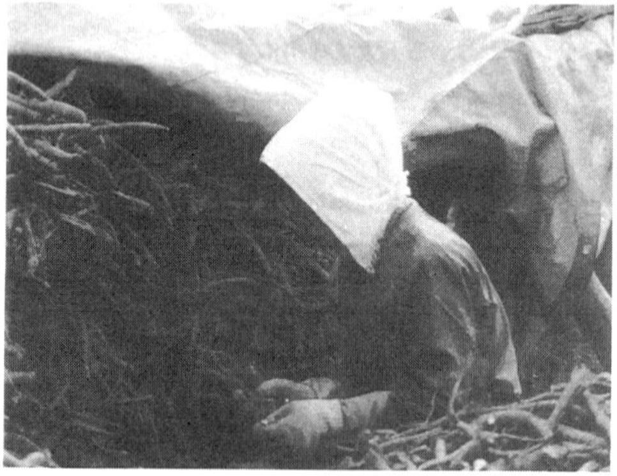

写真2　シャクヤクの調整
（分岐している根を整え，腐った部分や根頭部分の切除）

第 3 章 生薬の栽培と供給

ものを輸出用に生産していたが,現在は見られない。中国国内では現在も真艽に相当する加工品が流通しているが,日本向けの輸出生薬の中には認められない。

3.5 オウレン

オウレン (*Coptis japonica* Makino) は日本の山野に生える多年草植物であり,古くから利用されていたと考えられる。漢方薬に配合されるのみならず,苦味健胃薬としての利用が多く,今後も需要が伸びる生薬と考えられる。国内栽培地としては兵庫県,福井県があり,1980年頃までは輸入品はなく,逆に輸出品目であった。その後,中国産の生薬が低価格で輸入されるようになり,徐々に国内生産の割合が小さくなってきている。オウレンの生産は,畑地の場合で4〜5年,林床下での粗放栽培の場合で10〜15年かかるため,価格の変動は経営不安につながり,そのため徐々に国内産地が減少している傾向にある。栽培のポイントは,種子の貯蔵と,夏期の遮光にある。種子は生育の良い定植2,3年生株から成熟期に採取する。乾燥し過ぎると発芽力を失うため,風乾した後直ちに砂などと混ぜて雨水の浸入しない地中で保存する。11月〜12月にかけて苗床に播種し,乾燥防止のために敷藁をする。翌年3月頃に発芽が始まるので,寒冷紗などを用いて日覆いを施す。播種後3年目の秋に本圃に定植する。育苗時同様日覆いの寒冷紗を施すが,9月下旬から翌春にかけては日覆いを取り除く。定植3年目頃から収穫できるので,地上部を刈り取り,掘り起こした後,広げて数日乾燥させる。乾燥後絡み合った根茎を分け,根を取り除く。この時,細かい根を取り除くために火をつける,毛焼きを行う。林床下で栽培する場合は,日覆いとなる落葉樹の管理が必要になり,また畑地に比べ生育が遅いが,逆に収穫を先延ばしにできるため作業の分散が可能である。また,林業との両立を図ることも可能であり,中山間地の産業としては魅力的な生薬といえる。

3.6 セネガ

セネガは,カナダ,北アメリカ原産の植物で,去痰薬としてヨーロッパから伝わった西洋の生薬である。セネガシロップなど去痰薬として現在も広く利用されている。日本では近縁のヒロハセネガ (*Polygala senega* L. var. *latifolia* Torrey et Gray) が明治時代に導入され,昭和初期頃から栽培方法の研究が実施され始めた。現在は,兵庫県,北海道などで生産栽培が行われている。冷涼な気候に適しているが,極端な乾燥や高温がなければ広く日本各地で栽培できる。繁殖はもっぱら種子によって行われる。種子は7月下旬頃に,穂状花序の下側から順次成熟し自然落下する。落下したものは蟻によって運ばれる。よって如何に種子を採取するかがこの植物の栽培ポイントとなる。また,種子の乾燥は発芽率の低下を招くので,採取した種子は速やかに湿り気のある砂などと混合して地中に埋めておき,翌春播種するか,取り播きする。播種後乾燥防

止の目的で敷藁を施すが,発芽後は取り除く。強い日射しは好まないが,遮光の必要はない。夏期に乾燥するようであれば,改めて敷藁を施す(写真3)。多肥は避け,葉の緑が薄いようであれば少量の菜種油粕を追肥として与える。収穫は1年目でも可能であるが,2年目になると根は太くなる。単位面積当たりの収穫量をあげるためには,密植1年栽培が妥当と思われる。

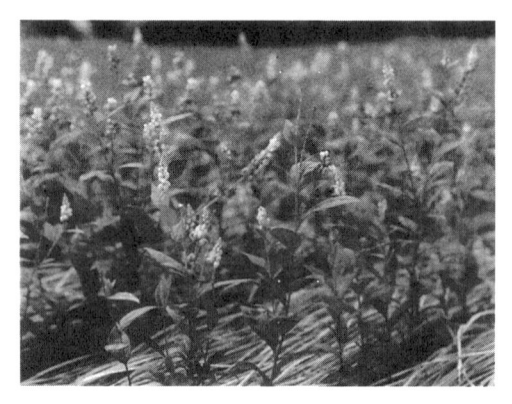

写真3 ヒロハセネガの栽培(花期)

3.7 ゲンノショウコ

ゲンノショウコ(*Geranium thunbergii* Sieb. et Zucc.)は,日本を代表する民間薬で,日本各地に広く分布している。外国産では基原植物が異なることが多く,国内生産が望まれている生薬である。十分,野生資源があると思われていたが,土地開発などによって資源が減少してきている。本植物は,白花と赤花に大きく区別でき,白花は全国的に,赤花は西日本を中心に分布しているが,成分的な違いは見られないようである。野生植物を栽培する上で常に問題になるのは,種苗をどのように確保するかということである。ゲンノショウコの果実には,成熟すると種子を遠くへ飛ばす仕組みがあり,野生の種子を多量に確保するのは困難である。幸い,株分け,挿し木のいずれの方法でも増殖可能な植物であり,増殖後に種子採取を行うことができる。結実した頃に地上部を刈り取り,ビニールシートの上に広げ乾燥させる。乾燥に従い,果実が開裂して種子を飛ばすので,さらに上から寒冷紗などで覆いをしておく。昔から土用の頃に収穫するといわれているが,この開花初期は主成分(ゲラニイン)の含量が高くなる時期でもある。また,花があれば形態の類似した他種との区別が容易であり,この点も花期に収穫する理由の一つと考えられる。

3.8 センブリ

センブリ（*Swertia japonica* Makino）は，日本では北海道から九州の日当たりの良い草原や疎林地に自生している。室町時代末期頃には苦味健胃薬として利用されていたようである。中国では，本植物の利用はあまりなく，日本固有の民間薬と考えられる。1978年以前は主に野生品の採取が行われていたが，1945年頃より栽培研究が進められ，1975～80年にかけては長野県野菜花き栽培試験場北御牧試験地において「みまき1号」，「みまき2号」が選抜育成された。現在これらの系統が長野県，高知県で栽培されている。光を好む2年生の植物で，1年目は根出葉のみである。土壌，気候への適応性は広いと考えられ，夏の直射日光を避け十分に土壌水分が保たれる場所であれば，栽培可能である。種子は小さいため，砂と混ぜるか水に浸してジョウロなどを用いて播種を行う。覆土は行わずもみ殻などを施して乾燥を防ぐ。1年目は寒冷紗により遮光を行う。肥料分が多いと雑草が繁茂しセンブリの生育が押さえられるので，化成肥料などは施さない。2年目は寒冷紗を取り除き日に当てるように心がける。秋，全体の約20％が開花した頃に根ごと抜き取り収穫する。

4　今後の展開－薬用植物の栽培基準の考え方

世界の医薬品関連分野では品質の保証が強く要望され，生産管理のための優良基準（GMP：Good Manufacturing Practice），臨床知見作成のための優良基準（GCP：Good Clinical Practice），輸入に関する優良基準（GIP：Good Import Practice）といったものが定められている。また，WHOの動きとしては，生薬および生薬製剤（Herbal Medicines）の品質，安全性，有効性および実際の使用に関する評価のためのガイドライン，生薬の品質確保に関するガイドライン，生薬の安全性と有効性評価のための研究用ガイドライン，薬用植物・生薬の使用を普及させるためのガイドラインといったものを提唱している[6]。これらの動きを受けた形で日本薬局方は，生薬の品質に関して微生物汚染や残留農薬を考慮した改正が進められてきた。その結果，現行の第14改正日本薬局方では，一般試験法の中で生薬の微生物限度試験法が収載され，第二部医薬品各条のニンジン，センナでは純度試験項目に残留農薬についての記載がされている。

さらに近年は，薬用植物の栽培に関しても品質維持のための基準作成が話題となっており，漢方製剤および生薬製剤に用いる原料生薬について，微生物汚染や残留農薬の汚染が極力ないように生産されることが望まれている。そのため，例えば栽培地の土壌に関しては，重金属，農薬やその他の産業廃棄物による汚染がないこと，潅漑用水に関しては，人や家畜による汚染がないことなどを盛り込んだ栽培基準書作成が行われており，ヨーロッパ生薬連合会（European Herbal Infusions Association）ではCode of Good Agricultural Practice（CGAP）の原案作成

に取りかかっている。また，中国の生薬行政担当者からもGAPに基づく生薬栽培の話題が提供されている。

日本においては，1977年に漢方処方薬が健康保険薬に指定され広く医療機関で使用されるようになったことをうけて，薬用植物の優良品種の確保およびこれらの薬用植物の栽培指導を目的として，1988年より厚生省主導で「薬用植物栽培・品質評価指針作成等の事業」が開始されている[7]。原案作成には，国内で栽培可能と考えられる約80品目があげられ，国立医薬品食品衛生研究所生薬部および同所北海道薬用植物栽培試験場（北海道名寄市），同筑波試験場（茨城県つくば市），同伊豆試験場（静岡県南伊豆町），同和歌山試験場（和歌山県川辺町），同種子島試験場（鹿児島県中種子町）を中心に大学薬学部，薬科大学，薬業界の各専門家，地方自治体の薬用植物担当者が委員となり進められてきた。その成果として，1992年にオウレン，ジオウ，ダイオウ，トウキ，ミシマサイコについて栽培指針が公表され，その後毎年5品目について報告書が公表さ

表2 薬用植物栽培と品質評価指針検討品目

年	品		目			備考
1992	オウレン	ジオウ	ダイオウ	トウキ	ミシマサイコ	Part 1
1993	ガジュツ	キキョウ	センキュウ	ハトムギ	ベニバナ	Part 2
1994	エビスグサ	カギカズラ	ケイガイ	シソ	シャクヤク	Part 3
1995	ウコン	カノコソウ	サフラン	ホソバオケラ	ムラサキ	Part 4
1996	インドジャボク	オオバナオケラ	オタネニンジン	ゲンノショウコ	ボタン	Part 5
1997	カミツレ	キバナオウギ	ゲンチアナ	コガネバナ	ドクダミ	Part 6
1998	オオカラスウリ	キハダ	クコ	クマコケモモ	ヒロハセネガ	Part 7
1999	クチナシ	センブリ	トウスケボウフウ	ハナトリカブト	ブクリョウ	Part 8
2000	カワラヨモギ	サンショウ	センナ	ヒキオコシ	モッコウ　マオウ	Part 9

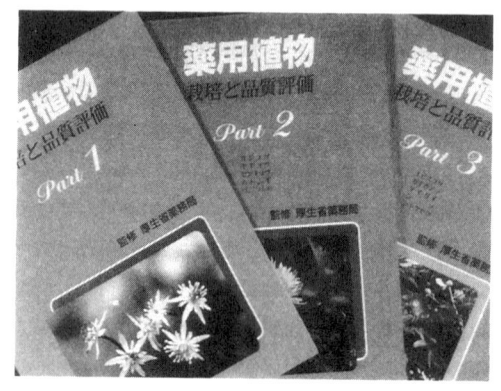

写真4 薬用植物栽培と品質評価

れている(表2,写真4)。内容の一部は,国立医薬品食品衛生研究所薬用植物栽培試験場のホームページ(http://wwwts9.nihs.go.jp/Web/tsukuba/saibai/saibai.htm)に掲載されている。

　これら栽培指針には,植物名,利用部位,性状,生薬の特徴,栽培種の特性,栽培法,品質評価,特性分類表,栽培歴,各栽培時期における写真などが掲載され,わかりやすい構成になっており日本の薬用植物栽培基準書(Good Agricultural Practice for Medicinal Plants in Japan : GAP-MP in Japan)の基礎になるものと考えられている。

文　　　献

1) 芳野省三編,薬用植物(生薬)需要の現状と将来展望,㈶日本特殊農産物協会(1999);㈶日本特殊農産物協会編,薬用植物(生薬)関係資料,㈶日本特殊農産物協会(2000);岡田稔ら,日本東洋医学雑誌,44, p.613 (1994)
2) 小山鐵夫,食の科学,205, p.10 (1995)
3) ㈶日本公定書協会編,新しい薬用植物栽培法,廣川書店(1970)
4) 第14改正日本薬局方,厚生労働省(2001)
5) 畠山好雄ら,Natural Medicines, 52, 103 (1998)
6) 佐竹元吉,国立医薬品食品衛生研究所報告,116, p.13 (1998)
7) 厚生省薬務局監修,薬用植物栽培と品質評価,Part 1〜9,薬事日報社(1992〜2000)

第4章 薬用植物のバイオテクノロジーと物質生産

折原 裕*

1 はじめに

1.1 植物バイオテクノロジーとは

バイオテクノロジーとは何か。バイオロジー（生物学）とテクノロジー（技術）の融合であることは容易に想像できるが，1982年のOECD刊行物『Biotechnology : International Trends and Perspectives』において「商品およびサービスを提供するために生物学的作用因子による原料の加工に科学的・工学的原理を応用すること」と定義されている。これは今日でも受け入れられている概念であるが，範囲は広く，動植物を食用として飼育，栽培すること，ヨーグルト，チーズ，ビール，味噌，醤油などの発酵食品の生産，従来より行われてきた交雑による品種改良等も含まれる。

ここで解説する薬用植物のバイオテクノロジーとは植物組織細胞培養の各種技術および組み換えDNA，遺伝子導入法などの最近開発された技術を薬用植物に適用し，有用二次代謝物を生産したり，代謝工学的に改変した植物を育種したりすることをいう。いずれも二次代謝産物の量と質に重点を置いているのが特徴である。

最近問題となっているGM食品（Genetic Modified Foods）と比べると，トランスジェニック薬用植物およびその培養抽出物は日常的に摂取する物ではなく，その改変の目的も栽培管理や流通コストの削減というよりは品質の改善に向けられるはずであるので，消費者には受け入れられやすいと考えられる。

1.2 薬用植物のバイオテクノロジーの全体像

ここで述べる薬用植物のバイオテクノロジーの流れを図1に示す。最終目標（優良薬用植物のクローン増殖，生薬と同等の培養物の生産，有用二次代謝産物の生産，トランスジェニック薬用植物の育種など）とそれに至るまでの各段階で必要な基本技術（植物組織培養および組み換えDNA導入技術）の関係が示されている。いずれの場合も，最も重要なのは植物細胞から植物体に至るまでの培養技術である。

---

* Yutaka Orihara 東京大学 大学院薬学系研究科 助教授

第4章 薬用植物のバイオテクノロジーと物質生産

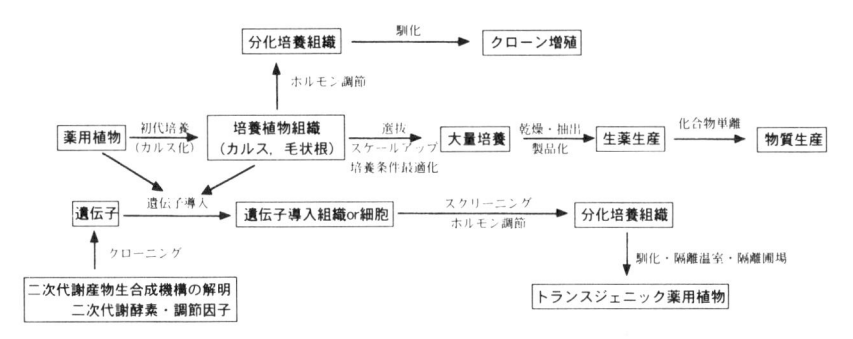

図1 薬用植物のバイオテクノロジーの全体像

1.3 何を生産するか？

タンク培養により植物の二次代謝産物を生産することを考えると，培地や植物材料のコストに比べて培養装置および関連装置にかかる設備費が圧倒的に多い．すなわち，対象とする植物種を考える場合にはその単位重量あたりの市場価格がひとつの目安となろう．参考までに，これまで研究対象となってきた薬用植物の生薬としての価格を表1に示す．化合物を生産することを考えた場合にはさらに精製のためのコストがかかる．

表1 生薬の価格（500gあたり）とその原植物

生薬名	価格（東京）	原植物学名
甘茶	3,000	*Hydrangea macrophylla* Seringe var. *thunbergii* Makino
オウギ	1,450	*Astragalus membranaceus* Bunge
オウゴン	1,400	*Scutellaria baicalensis* Georgi
黄連	11,000	*Coptis japonica* Makino
葛根	1,000	*Pueraria lobata* Ohwi
甘草	1,000	*Glycyrrhiza uralensis* Fisher, *G.glabra* L.
桔梗	1,400	*Platycodon grandiflorum* A.DC.
唐柴胡	2,000	*Bupleurum falcatum* L.
サフラン	280,000	*Crocus sativus* L.
紫根	1,600	*Lithospermum erythrorhizon* Sieb. et Zucc.
唐大黄	1,450	*Rheum palmatum* L.
竹節人参	8,000	*Panax japonicus* C.A.Meyer
センブリ	14,000	*Swertia japonica* Makino
吐根	40,000	*Cephaelis ipecacuanha* A.Richard
毛人参	12,000	*Panax ginseng* C.A.Meyer
半夏	3,500	*Pinellia ternata* Breit.
麻黄	600	*Ephedra sinica* Stapf.

（薬事日報，H13.5.28，生薬相場より抜粋）

2 基本技術

2.1 植物組織培養技術

植物組織培養の基本技術については多くの成書[1-3]が刊行されているので,詳しくはそちらを参照していただきたい。

2.1.1 植物組織培養の起源

植物組織培養の始まりはおよそ100年前の1902年のHaberlandtの植物単離細胞の培養の試みにさかのぼることができる。その後,1934年,P.R.Whiteによるトマト根の器官培養の成功を経て,1939年,WhiteとR.J.Gautheretによりそれぞれ独立に,タバコ腫瘍組織の培養とニンジン(食用)の組織培養の成功が報告された。腫瘍組織はその成長に植物ホルモンを必要としないのに対して,ニンジンの場合には数年前に発見・同定されていたインドール酢酸(IAA)が必須であった。その後,培地成分の最適化の研究が進められ,1962年,T.MurashigeとF.Skoogにより,いわゆるMS培地が発表された。この培地は,現在でも多くの植物の培養に用いられており,植物組織培養のスタンダードな培地というべきものである。

2.1.2 植物成長調節物質(Plant Growth Regulators)

植物ホルモン(Plant Hormone)という概念は動物のホルモンに対して作られた言葉と考えられるが,厳密な意味ではホルモンの定義とは異なる。植物によって生産される低分子の調節物質で低濃度で植物の生理過程を調節し,生産される部位から作用する部位へ植物体内を移動するが,動物ホルモンのように特定の臓器,器官で生産されるわけではない。植物組織培養で用いるものは天然の植物ホルモンの他に,合成の植物ホルモン様作用を示す化合物も用いられ,あわせて植物成長調節物質と呼んでいる[4]。

現在までに発見されている植物ホルモンはオーキシン(Auxin),サイトカイニン(Cytokinin),ジベレリン(Gibberellin),アブシジン酸(Abscisic acid),ブラシノステロイド(Brassino-steroid),エチレン(Ethylene)の6種類であり,そのほか後述するジャスモン酸(Jasmonic acid)およびサリチル酸(Salicylic acid)を入れる考え方もある。植物組織培養では主にオーキシンとサイトカイニンがその成長や分化に大きな影響を及ぼし,物質生産にはその他の調節物質も効果を持つ場合がある。それぞれの植物ホルモンの植物に対する作用を表2に,また,主な植物成長調節物質の構造を図2に示す。

2.1.3 分化全能性とクローン増殖

植物は生殖細胞以外でも,1個の体細胞から個体を再生する能力がある。長い間これは植物に特徴的な性質と考えられてきたが,数年前,体細胞クローン羊「ドリー」の誕生により,哺乳類にも適用可能であることが示された。外来遺伝子を導入した植物を育成するためには,効率よく

第4章　薬用植物のバイオテクノロジーと物質生産

表2　植物ホルモンの植物に対する作用

植物ホルモン	植物に対する作用
オーキシン	伸長成長促進，頂芽優先，発根，単為結果，カルス誘導，培養細胞の増殖
サイトカイニン	細胞分裂促進，老化の防止，クロロプラストの発達，側芽の成長，休眠芽の成長，カルス誘導，培養細胞の増殖，葉や芽の形成を促進
ジベレリン	成長促進，休眠打破，長日植物の開花促進，雄花形成促進，単為結果促進，種子成熟，発芽促進，種なしブドウ，着果促進，果実の落果防止と肥大促進
アブシジン酸	水ストレス気孔の開閉，種子の発芽抑制，冬芽の萌芽抑制，休眠促進，老化や落果の促進，ジベレリンと逆の働き
ブラシノステロイド	細胞分裂と細胞伸長の促進
エチレン	休眠打破，頂芽抑制の打破，側枝の伸長，側根の発根促進，果実の成熟促進，葉緑素の分解と老化の促進，トリプルレスポンス

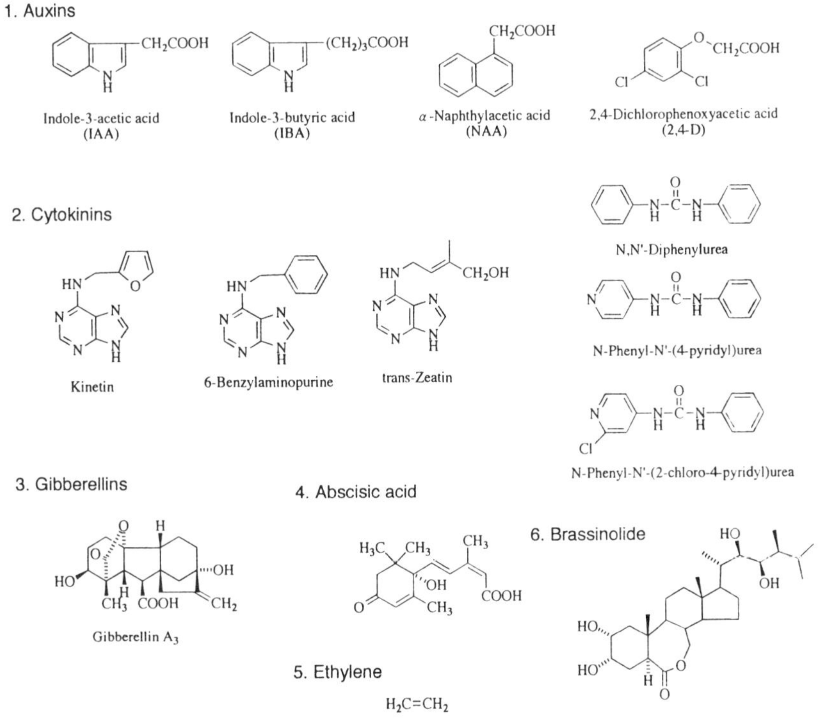

1. Auxins

Indole-3-acetic acid (IAA)　　Indole-3-butyric acid (IBA)　　α-Naphthylacetic acid (NAA)　　2,4-Dichlorophenoxyacetic acid (2,4-D)

2. Cytokinins

Kinetin　　6-Benzylaminopurine　　trans-Zeatin

N,N'-Diphenylurea

N-Phenyl-N'-(4-pyridyl)urea

N-Phenyl-N'-(2-chloro-4-pyridyl)urea

3. Gibberellins

Gibberellin A_3

4. Abscisic acid

5. Ethylene

$H_2C=CH_2$

6. Brassinolide

図2　主な植物成長調節物質の構造

個体を再生する技術が必須である。

種子植物のライフサイクルと植物の分化全能性の関係を図3に示す。種子植物は種子が発芽し，植物体となり，成長し，開花，結実する。同様のライフサイクルを培養系で考えると，植物体から細胞を取り出し，細胞を増殖させ，植物成長調節物質，光等の調節により再分化させ，植物体を得ることができる。つまり，挿し木や株分け（栄養繁殖）などと同じように試験管内で短時間に大量の植物を増殖させることが可能になり，この応用例として優良品種や稀少植物（絶滅危惧植物）などのクローン増殖（遺伝的に同一の植物の大量増殖）が可能になった。ここで，細胞の段階で遺伝的な修飾を加えれば，植物体にすぐに反映することができるので，これを育種に用いればその期間を驚異的に短縮することができる。

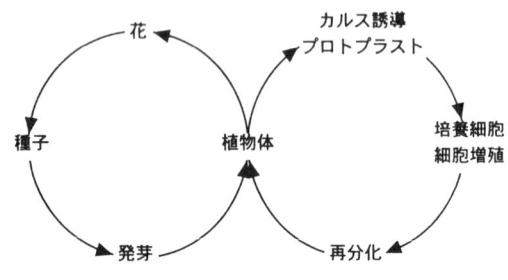

図3　植物のライフサイクルと分化全能性

2.1.4　植物組織培養により目的化合物を増産するための各種方法

(1) 化学的培養条件

初代培養，継代培養を含め，用いる培地の条件は重要である。その中でも無機塩の組成を決める基本培地，用いる炭素源，窒素源の種類と量，リン酸イオンの量など培地にしめる割合の多いものについての検討は必須である。また，植物成長調節物質，特にオーキシンとサイトカイニンの種類と量およびその組み合わせが詳細に検討されなければならない。

そのほか，培地添加物（ココナッツミルク，アミノ酸類など）も成長に大きな影響を与えることがある。また，エリシター（後述）の投与は二次代謝産物の生産に劇的な影響を与えることがあり，検討の価値がある。

(2) 物理的培養条件

物理的培養条件として変更可能なものには，培養温度，光照射の有無，強度などがあげられるが，その他に，液体培地での振とう条件，バイオリアクターの方式などがあげられる。筆者の経験では，たとえば冷涼な気候を好むワサビ（*Wasabia japonica*）の培養では，通常の培養温度

第4章 薬用植物のバイオテクノロジーと物質生産

25℃に比べて15℃で培養することにより，成長および植物ホルモンに対するレスポンスが向上した。また，熱帯産のパラゴムノキ（*Hevea brasiliensis*）の場合，25℃に比べ30℃と高温の方が成長がよかった。このことは，培養系に移しても元の至適生育環境が反映されることを示しており，興味深い。また，シコニンの生合成のように光によって抑制される例や，地上部の分化にはホルモン条件の他に光が必須の例もあり，光条件も重要である。

(3) 細胞選抜

目的化合物を生産している培養細胞系でも，漫然と培養していると，生産性が低下することはよく経験する。これは，培養細胞系がヘテロな系であり，高生産性細胞と成長速度は速いが生産性の低い細胞が混合しており，継代数が増加するにつれ，成長の速い細胞群の割合が増加するためと考えられる。一般に，生産性の高い細胞の成長速度は遅いので，多くの場合これは生産性が低くなる方向に働く。そこで，人為的に生産性の高い細胞を選抜する必要が生じる。

目的化合物が色素の場合には目視により選抜可能であるので比較的容易であるが，見た目ではわからない二次代謝産物の場合その簡便な定量法が必要になる。単細胞の場合には，それをプレーティングして単細胞由来のクローンを得れば，高生産細胞株を樹立するのはそれほど大変なことではない。しかし，植物細胞の場合単細胞で成長することは比較的少なく，細胞集塊として増殖しているものが多い。そのため，小集塊細胞選抜法が考え出された。寒天培地上で増殖している細胞塊を小さな塊に分け，それぞれを培養する。十分増殖したら，細胞塊の半分は継代し，残りを目的化合物の定量に用いる。比較的高生産を示した細胞塊について，同様の操作を繰り返すことにより，少しずつ生産性をあげていくことができる。

(4) ファイトアレキシンとエリシター

ファイトアレキシンは病原性微生物が植物に感染することにより，植物が生産する抗菌性低分子化合物と定義できる。培養細胞では病原菌感染以外にも，光（紫外線）や重金属イオンなどのストレスや，微生物あるいは植物細胞自身の細胞壁断片（オリゴサッカライド）によってもファイトアレキシンは生産される。これらファイトアレキシンの生産を誘導するものをエリシターと総称する。エリシターは光や重金属イオンのような非生物的エリシターと細胞壁断片のような生物的エリシターに分類可能である。また，光や重金属イオン，微生物細胞壁断片のような外在性エリシターと植物自身の細胞壁断片のような内在性エリシターに分けることもできる。

1980年代になって，植物培養細胞による二次代謝産物の生産にエリシターを適用しようとする研究例が増えてきた。さらに，微生物感染あるいは創傷によりファイトアレキシンが生産されるメカニズムの研究も進展し，エリシターが作用してから関連酵素が誘導されるまでの間に細胞内情報伝達物質として，ジャスモン酸あるいはメチルジャスモン酸（ジャスモン酸類）が関与している例が明らかにされた。実際，エリシターの代わりにジャスモン酸類を投与することにより，

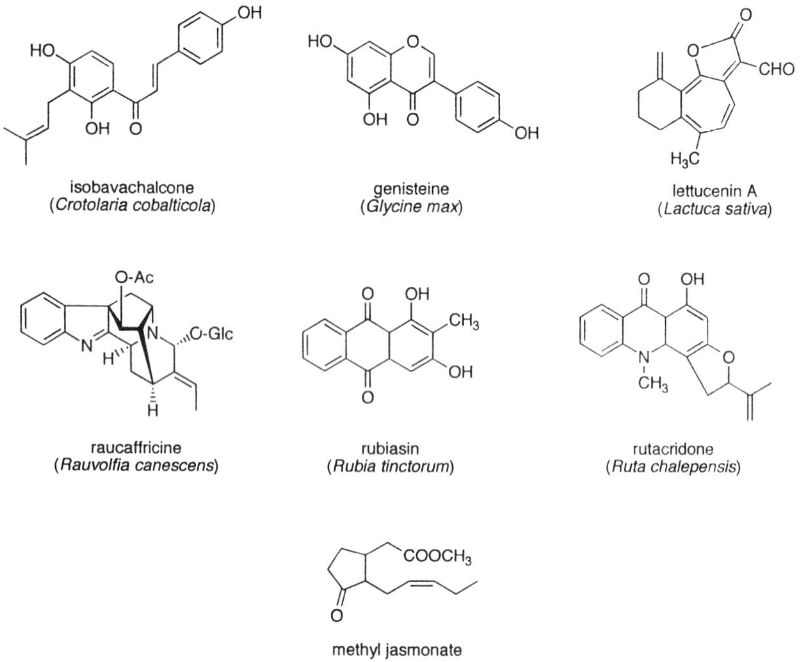

isobavachalcone
(*Crotalaria cobalticola*)

genisteine
(*Glycine max*)

lettucenin A
(*Lactuca sativa*)

raucaffricine
(*Rauvolfia canescens*)

rubiasin
(*Rubia tinctorum*)

rutacridone
(*Ruta chalepensis*)

methyl jasmonate

図4　メチルジャスモン酸により生産が誘導される二次代謝産物
（　）内は植物名

エリシター投与と同様の二次代謝産物の生産増加を観察している（図4）[5]。

植物培養細胞（カルス）は元々傷ついた植物組織を再生するための組織であり，いわばストレスを受けた組織と考えることもできる。この培養細胞が生産する二次代謝産物は上述したファイトアレキシン様化合物であることは容易に想像可能である。そして，それらの生産がエリシターあるいはジャスモン酸類により活性化されるということは，上記の傍証となりうるわけであるが，逆に言うと，全ての二次代謝産物にエリシターあるいはジャスモン酸類による増産効果が適用できるわけではない。

(5) 器官分化

植物体では生産される二次代謝産物が培養細胞では全く生産されない例は多い。培養細胞の良好な成長を維持しながら部分的に器官を分化させれば生産が復活するであろうことは容易に考えられる。先に述べた分化全能性は二次代謝についても適用されるはずである。光条件や，添加す

る植物成長調節物質を検討することにより，部分的に器官を分化した組織の培養物を得ることができる。この分化組織は，培養細胞に比べると成長は遅くなるが，二次代謝産物の生産量は増加しているはずである。

分化組織の成長は培養細胞に比べて遅いという短所を克服したのが毛状根培養である。毛状根とは，土壌細菌である*Agrobacterium rhizogenes*が植物に感染する（毛根病）ことにより生じる不定根を取り出し，*Agrobacterium*を除菌後に培養したもので，通常の化学調節（植物成長調節物質）により得られた不定根とは性質が異なる。

*A. rhizogenes*の植物への感染は*A. rhizogenes*中のRiプラスミドの一部であるT-DNA領域が植物ゲノムに組み込まれることにより成立する。組み込まれたT-DNA領域にはオーキシン生合成遺伝子や*rol*遺伝子が含まれているので，得られた毛状根は植物成長調節物質を培地に添加しなくとも根の形態を保って成長することができる。その成長は速く，培養細胞に匹敵する。また，分枝が多くなり，向地性も失われる。

毛状根による二次代謝産物の生産に関する研究は，1980年代後半から1990年代にかけて多くの例が集められた。この中で，ナス科植物（タバコ，ベラドンナ，ヒヨス等）によるニコチンやトロパンアルカロイドの生産例が多く報告されているが，その他の植物への適用例も多い。

(6) 前駆体投与と植物変換

培養組織により目的化合物が生産されない場合でも，その全ての生合成経路の酵素が発現しているとは限らない。生合成経路の前半部分のある酵素が発現していないために後続の経路に基質が供給されないことも考えられる。そこで，生合成経路が明らかになっている場合には考えられる生合成中間体（前駆体）を投与することにより生産が回復することが期待できる。たとえば，チャ（*Camellia sinensis*）培養細胞は通常の培養条件では茶の旨味成分であるテアニンというアミノ酸を生産せず，大量のグルタミンを蓄積しているが，培地中のアンモニアイオンを除き，エチルアミンを加えることにより，テアニンを12%/dry wt生産した。このことは，生合成に関わらない基質でも植物細胞が変換する可能性を期待させ，実際，他の一級アミンも対応するγ-glutamylamideに変換された（図5）[6]。

このように，生合成に関わらない基質を植物細胞により変換することを植物変換（Plant

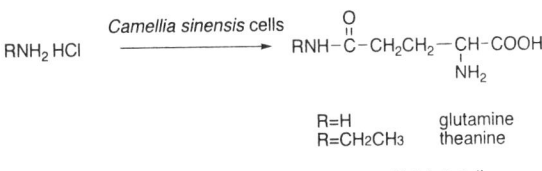

$$\text{RNH}_2 \text{ HCl} \xrightarrow{\text{\textit{Camellia sinensis} cells}} \text{RNH} - \overset{\overset{\text{O}}{\|}}{\text{C}} - \text{CH}_2\text{CH}_2 - \underset{\underset{\text{NH}_2}{|}}{\text{CH}} - \text{COOH}$$

R=H　　　　glutamine
R=CH₂CH₃　theanine

図5　チャ培養細胞による1級アミンのγ-グルタミル化

transformation）と呼び，化学変換や微生物変換に対応するものとなっている。植物変換では，酸化，還元，配糖化，エステル化，メチル化，加水分解など多くの反応が見いだされており，特に配糖化は植物に特徴的な反応として注目されている[7]。

2.2 遺伝子導入技術
2.2.1 プロトプラスト

植物細胞から細胞壁を取り除いたものをプロトプラストという。プロトプラストは植物組織をペクチナーゼおよびセルラーゼで処理することにより得られる。プロトプラストも分化全能性を示し，注意深く培養することにより植物体を再生することができる。このことから，後述する細胞融合やエレクトロポレーションによる遺伝子導入に用いられる。

2.2.2 細胞融合

交雑による雑種の育成は同属の種間が限度であった。この属の壁を越える雑種育成法として細胞融合は登場した。融合させる2種のプロトプラストをポリエチレングリコールの存在下培養するか，電気パルスを与えることにより融合細胞を得ることができる。ただし，同種のプロトプラスト同士の融合や，3個以上のプロトプラストの融合もおこるので，求める融合細胞の選抜が必要である。このようにして得られた最初の細胞融合による雑種（体細胞雑種）はドイツのMelchersらにより1978年ジャガイモとトマトの細胞融合により得られ，ポマトと命名された[8]。地上部には果実が結実し，地下部には塊茎が肥大する夢の植物が期待されたが，実際はどちらも農作物としては使えないものであった。

細胞融合は得られる雑種に関しても再現性が乏しく，予想を超えた優れた雑種が出現する可能性もあるが，後述する遺伝子導入により有用な形質を付与する方が現実的と考えられるようになってきている。

2.2.3 遺伝子導入法（トランスジェニック植物）

現在までに開発されている植物細胞へのDNA導入法は，プロトプラストにポリエチレングリコールの存在下あるいはエレクトロポレーションによりDNAを直接導入する方法，細胞あるいは組織に金，タングステンの粒子にまぶしたDNAを打ち込むパーティクルガンによる方法，*Agrobacterium tumefaciens*あるいは*A. rhizogenes*の感染の際に植物細胞に組み込まれるT-DNAを利用する方法などがある。いずれも一長一短があり，以下にその特徴を簡単に説明する。

(1) エレクトロポレーションによる方法

植物プロトプラストを適当な濃度のポリエチレングリコール（PEG）あるいはポリビニルアルコール（PVA）溶液中で目的DNAと処理することにより，プロトプラスト中にDNAを取り

第4章 薬用植物のバイオテクノロジーと物質生産

込むことができる。エレクトロポレーションでは適当な緩衝液中で、目的DNAを加え、短時間の電気パルスをかけることにより、同様の結果を得ることができる。PEGやPVAの場合にはプロトプラストの再生工程の前に洗浄操作が必要であるが、エレクトロポレーションでは不要であるので、こちらが用いられることが多い。いずれにしても、プロトプラストから細胞壁の再生ができなければ適用できない。

(2) パーティクルガンによる方法

培養細胞あるいは植物体から切り出した組織にDNAをまぶした金やタングステンの粒子を火薬や圧縮空気の力で高速で打ち込み、DNAを導入する方法で、プロトプラスト化と再生の工程を経ないので、すべての植物に適用可能である。ただし、単離細胞を使用しない場合には導入細胞と非導入細胞が一緒に成長し、一部の組織にのみ遺伝子が導入されたキメラ植物体が成長してしまうことがあるので注意が必要である。

同様の物理的導入法としては直接1個1個の細胞にDNAを注入するマイクロインジェクション、細胞を微小な針（シリコンカーバイドファイバー）とDNA溶液中で振動させ突き刺さる針と共にDNAを取り込む方法等があるが、現在ではもっぱらパーティクルガンが用いられている。

(3) アグロバクテリウムによる方法

土壌細菌 *Agrobacterium tumefaciens*（根頭癌腫病菌）や *A.rhizogenes*（毛根病菌）は植物に感染するとその名前のように腫瘍や毛状根を生成する。これは、それぞれの細胞内に存在するTi plasmid (Tumor inducible)、Ri plasmid (Root inducible) 中のT-DNA領域が植物細胞のゲノムに組み込まれることにより引き起こされる。組み込まれたT-DNA領域にはTi plasmidにはオパイン合成酵素、植物ホルモン合成酵素遺伝子がRi plasmidにはオパイン合成酵素、*rol*、オーキシン合成酵素遺伝子が存在する。*A.tumefaciens*にあっては植物ホルモン生合成酵素により生産されるオーキシン、サイトカイニンにより腫瘍化し、オパインを生産する。*A.rhizogenes*にあっては*rol*遺伝子とオーキシン合成酵素により生産されるオーキシンにより毛状根を生成し、オパインを生産する。オパインとはアグロバクテリウムが感染した植物組織に特異的に合成される非タンパク質性アミノ酸の総称であり、感染するアグロバクテリウムのタイプにより異なる。植物はオパインを利用することができないが、アグロバクテリウムは対応するオパインを利用する酵素系を持っており、窒素源、炭素源としてこれを利用することができる。感染した植物に、その植物が利用できず、アグロバクテリウムのみが利用できるアミノ酸を作らせることから、遺伝的植民地化と呼ぶこともある。

これらの現象は自然界に存在する遺伝子導入系と考えることができ、T-DNA領域部分に目的遺伝子を組み込んでおけば、感染が成立すると植物ゲノムに目的遺伝子を導入することができる。Ti plasmid、Ri plasmidは巨大プラスミドであるので、取り扱いが難しい。そこで、

T-DNA領域のみをミニプラスミドとして大腸菌でも取り扱えるようにし，本体のTi plasmid, Ri plasmidからT-DNA領域を除いて感染成立にのみ関与させるというような工夫もなされている。アグロバクテリウムを用いる遺伝子導入系では，適用する植物にアグロバクテリウムが感染することが条件になる。単子葉植物や抗菌物質を生産する植物では感染が成立しにくかったが，アセトシリンゴン等の*vir*領域を活性化するフェノール性物質の利用により適用範囲が拡大している。

3 植物バイオテクノロジーの薬用植物への応用例

3.1 物質生産（生薬と有用二次代謝産物の生産）

植物の培養が可能になった時点から，植物の有用二次代謝産物の生産を指向した研究が始まったと言っても過言ではない。その中でも，商業ベースに乗ったものとしてはムラサキの培養細胞によるシコニンの生産と培養オタネニンジンの生産があげられる。また，近年は，*Taxus*属植物培養細胞からのタキソールの生産，ハイドロキノンの植物変換によるアルブチンの生産，チューベローズ培養細胞による多糖の生産などが始まった。

3.1.1 ムラサキ培養細胞によるシコニンの生産

ムラサキ（*Lithospermum erythrorhizon*）は，その根を生薬シコンとして，腫瘍，火傷，湿疹などに用いられてきた。その主成分は紫色色素であるシコニンであり，根に蓄積される。ムラサキ培養細胞によるシコニンの生産および生合成については詳細に検討され，アンモニウムイオンや光により阻害され，寒天等の多糖により促進されることが明らかになった。その過程で，細胞の成長に適した成長培地と，二次代謝産物の生産に適した生産培地が開発された。シコニンの生産には成長培地でまず細胞を十分に成長させた後，生産培地に移してシコニンを生産するという二段階培養法が考案され，以後多くの二次代謝産物の生産に適用された[9]。

3.1.2 オタネニンジン培養組織の生産

オタネニンジン（*Panax ginseng* C.A.Mayer）は，その根を生薬ニンジンとして，古来より強壮薬として用いられてきた。現在では天然の採集品は稀少であり，栽培品が流通している。栽培には約5～6年を要し，適地が限られ，小屋掛けなどの手間がかかり，連作ができないので，栽培品でも高価な生薬である。

有効成分はジンセノサイドと呼ばれるサポニンと考えられ，その生産を指標に化学的，物理的培養条件ならびにバイオリアクターへの適用が検討された。さらに，スケールアップの条件検討がなされ，20トンタンクの培養に成功した。平行して，生薬ニンジンとの化学的，生物学的同等性の検討もなされ，栽培品と同等以上の品質の培養ニンジンが安定して生産できるように

なった[10, 11]。現在，健康食品としてドリンク剤や培養ニンジン茶等が市販されている。しかし，現在の薬局方の規定では，この培養オタネニンジンは生薬としてのニンジンの規定を満たしていないため，医薬品としては使用できない。

3.1.3 Taxus属植物の培養によるタキソールの生産

タキソールはTaxus brevifoliaの樹皮から単離されたジテルペン化合物であるが，乳ガンや卵巣ガンなどの固形ガンに有効なことから，化学療法剤として注目された。樹皮からの抽出は大量の樹木の伐採が必要であり，環境に対する負荷が問題となり，新たな供給法が期待されていた。化学的全合成も達成されてはいるが，大量のタキソールの供給には現実的ではない。一方，再生可能な資源である枝葉（T. baccataあるいはT. wallichiana）を用いて抽出した中間体のバッカチンIIIから半合成的にタキソールを生産する方法はすでに実用となっている（図6）。

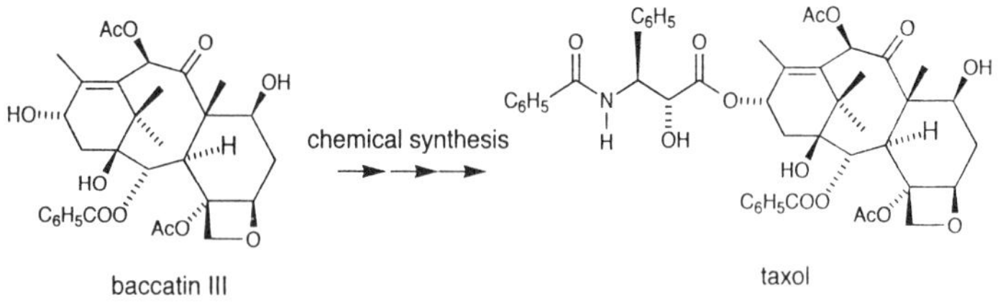

図6 タキソールはバッカチンIIIから合成できる

Taxus属植物の組織培養によりタキソールが生産できれば上記問題も解決されるので，ここ数年Taxus属植物の培養研究が増加している[12-15]。Yukimuneらは各種Taxus属植物培養細胞でのタキソールの生産とメチルジャスモン酸の影響を比較した。T. media（T. baccataとT. cuspidataの雑種）培養細胞はタキソールの生産能力が高く，メチルジャスモン酸を$100\mu M$添加することにより，4倍のタキソールを生産した。最終的には300mg/ℓのタキソールを2週間で生産することが示された[12, 15]。

現在，ドイツで75トンタンクでの商業生産が進行中である。

3.1.4 チューベローズ培養細胞による多糖の生産

チューベローズ（Polianthes tuberosa）の花弁から誘導した培養細胞は，細胞外に多糖を分泌する。この多糖の主成分は，マンノースとグルクロン酸が交互に結合した主鎖と，アラビノースとガラクトースからなる側鎖で構成される酸性多糖であり，皮膚保護作用があるため化粧品の基剤として有望であると考えられた。細胞選抜と植物成長調節物質の検討により，最終的に30ℓジャーファーメンターでの生産量が6.5g/ℓ/月となった。この多糖は細胞外に分泌されるため，

培地の交換により生産物が回収され,細胞の再利用が可能である[16]。さらに,10トンタンクでの大量培養にも成功し,この多糖を用いて保湿作用のある化粧品が製品化され,市販されている。

3.1.5 植物変換によるアルブチンの生産

Arbutinはハイドロキノンのモノグルコシドであり,生薬ウワウルシの主成分である。その薬理効果としては尿路感染防止作用の他,皮膚のメラニン生合成を阻害することが知られている。ニチニチソウ (*Catharanthus roseus*) 培養細胞はハイドロキノンを配糖化し,アルブチンを生成する(図7)。その際に,ハイドロキノンの添加時期,濃度,糖の添加の各条件を検討した。培養後期(対数増殖期後期)に,グルコースを添加した後に,ハイドロキノンの濃度が高くならないように連続的に投与することにより,9.2g/ℓ(dry wtあたり45％)のアルブチンが生産された[17,18]。

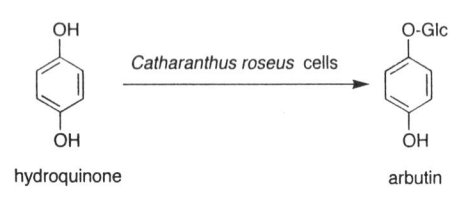

図7 ニチニチソウ培養細胞によるハイドロキノンの配糖化

3.2 トランスジェニック植物

除草剤耐性や昆虫摂食阻害(殺虫タンパク質)遺伝子を導入したトウモロコシ,ダイズ,ジャガイモなどはすでに実用化されている。二次代謝に関しては,フラボノイド-3',5'-ハイドロキシラーゼ遺伝子を導入した紫色のカーネーションが販売されている。薬用植物に関してはいまだ研究段階ではあるが,後述のようなトロパンアルカロイド生産植物に関してその生産量や化合物組成を変える研究が行われている。しかし,全体としてみれば素材となる各種代謝酵素の遺伝子を収集,機能同定をする段階にあるといってもよい。

3.2.1 H6H遺伝子導入によるトロパンアルカロイド生合成経路の改変

トロパンアルカロイドであるヒヨスチアミンとスコポラミンはどちらも副交感神経遮断薬であるが,中枢に対する作用がそれぞれ興奮および抑制的に働く違いがある。このような違いからスコポラミンの需要はヒヨスチアミン(アトロピン)の10倍と言われている。生合成的にはヒヨスチアミンから2段階の酸化反応でスコポラミンが生成するが,その酵素hyoscyamine 6β-hydroxylase(H6H, EC 1.14.11.11)がすでに明らかにされている(図8)。

ヒヨス(*Hyoscyamus niger*)から得たH6H cDNAを構成的発現プロモーターである

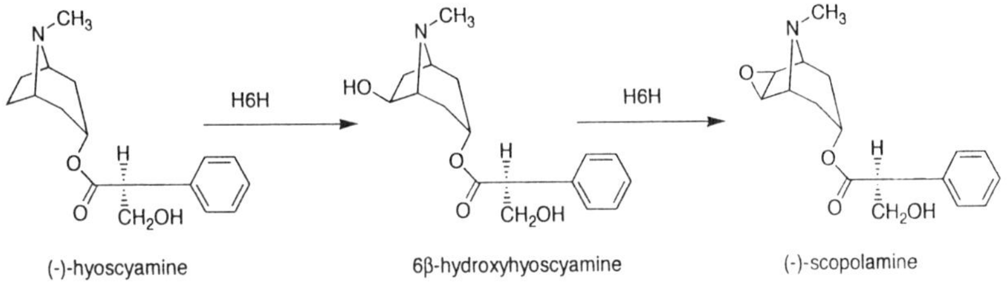

第4章 薬用植物のバイオテクノロジーと物質生産

(-)-hyoscyamine　　　　6β-hydroxyhyoscyamine　　　　(-)-scopolamine

図8　H6Hによりヒヨスチアミンからスコポラミンへ変換される

カリフラワーモザイクウイルスの35Sプロモーターの下流につなぎバイナリーベクター法で *Agrobacterium tumefaciens* と *A.rhizogenes* によりベラドンナ（*Atropa belladonna*）に導入し，腫瘍組織および毛状根を得た。

毛状根ではH6Hの量と活性が増加し，実際にスコポラミンの量もコントロールの毛状根に比べて増加し，ヒヨスチアミンの量は減少していた[19]。

腫瘍組織からは植物成長調節物質の調節により植物体を再生した。母植物および選択マーカーのみを導入したコントロールの再生植物体はヒヨスチアミンを主アルカロイドとして生産したが，H6Hを導入したトランスジェニック植物はスコポラミンを主アルカロイドとして生産した。また，その性質は自花交配した後代の植物にも受け継がれた[20]。この例は代謝工学を薬用植物に応用した初めての例と考えられるが，今後微生物の遺伝子を植物に導入したり，その逆の例などの研究が増加していくと考えられる。

4　おわりに

以上，薬用植物への植物バイオテクノロジーの基礎と応用例を概観したが，二次代謝という複雑な化学反応系に対して我々の持っている知識はいまだにごく僅かである。すでに確立された代謝経路と考えられていたメバロン酸経路に対して，非メバロン酸経路の存在が提唱されたのは1990年代になってからである。今後も新たな生合成経路が解明されていく可能性は大いにあると考えられる。先端的研究といわれる代謝工学，トランスジェニック植物の作製などの研究は脚光を浴びがちではあるが，素材となる遺伝子の単離同定，ひいてはそれらの生合成反応などの基礎研究の重要性は変わるものではない。

薬用ニンジンとムラサキの培養細胞の工業生産の成功以来，しばらく植物培養による物質生産の応用例はみられなかったが，最近タキソールの生産をはじめとして新たな応用例が増えてきている。1980年代にはそれほど重要と考えられてはいなかった地球環境の問題も無視できない状況

になってきている。また、生薬に関する規定も将来変更され、よりクリーンなものが求められるようになるかもしれない。とかくコストがかかると考えられている植物細胞の培養ではあるが、周囲の状況の変化および周辺技術の進歩によりコストが下がり、またコストを上回るメリットが出てくるはずである。

文　　　献

1) 竹内正幸ほか編, 新植物組織培養, 朝倉書店 (1978)
2) 原田　宏ほか編, 植物細胞組織培養：実際・応用・展望, 理工学社 (1979)
3) 竹内正幸ほか編, 植物組織培養の技術, 朝倉書店 (1983)
4) 福田裕穂ほか監修, 植物ホルモンのシグナル伝達　細胞工学別冊　植物細胞工学シリーズ 10, 秀潤社 (1998)
5) H.Gundlach et al., Proc.Natl.Acad.Sci., 89, 2389 (1992)
6) Y.Orihara et al., Plant Cell Rep., 9, 65 (1990)
7) T. Furuya, "Frontiers of Plant Tissue Culture", p.191, ed. by T.A.Thrope, The International Association for Plant Tissue Culture, Calgary (1978)
8) G.Melchers, "Production of natural compounds by cell culture methods", p.306, ed. by A.W.Alfermann et al., GSF, München (1978)
9) Y.Fujita et al., "Plant Tissue and Cell Culture", p.169, ed. by C.E.Green et al., Alan R.Liss, Inc., New York (1987)
10) 古谷　力, 薬学雑誌, 106, 856 (1986)
11) 古谷　力, 薬学雑誌, 108, 675 (1988)
12) Y.Yukimune et al., Nature Biotech., 14, 1129 (1996)
13) T.J.Hirasuna et al., Plant Cell Tiss.Org.Cult., 44, 95 (1996)
14) R.E.B.Ketchum et al., Plant Cell Tiss.Org.Cult., 46, 9 (1996)
15) Y.Yukimune et al., Phytochemistry, 54, 13 (2000)
16) K.Otsuji et al., Biotech.Lett., 16, 943 (1994)
17) M.Yokoyama et al., Plant Cell Physiol., 31, 551 (1990)
18) S.Inomata et al., Appl.Microbiol.Biotechnol., 36, 315 (1991)
19) T.Hashimoto et al., Phytochemistry, 32, 713 (1993)
20) D.-J.Yun et al., Proc.Natl.Acad.Sci., 89, 11799 (1992)

第5章 生薬のグローバリゼーションと世界の動向

関田節子*

1 はじめに

　医療体系を「伝統医療」と「新しい医療」に2分した時，それぞれの意味するものはその国の状況によって大きく変わる。日本を始め多くの国は，「伝統医療」は天然薬物や鍼灸による東洋医学を指し，「新しい医療」は西洋医学に立脚した最新の医療であると認識しているであろう。ところがアメリカにあっては全く逆で，「伝統医療」とは近代医学であり，ここで用いる治療薬は，合成医薬品・バイオ医薬品であって，「新しい医療」というと鍼灸・天然薬物を想起するという。表現はどうであっても，薬用植物・生薬を主たる治療薬としている国は，地球上の80％を占めるといわれている。また，近代医学の道を歩んできた国々も全く薬用植物を捨て去ったわけではなく，医薬品の規格書である薬局方の中に植物を基原とする生薬の利用の様子を伺うことができる。

　医療の充実，医療費の抑制，副作用の軽減など様々な理由で薬用植物への関心が高まったことを察知したのはWHO（世界保健機構）で，1977年に薬用植物の医療への利用に関するWHOセミナーが東京で開催されている。この時，WHO本部事務局次長補Ch'en Wen-chieh（陳　文傑）博士は「伝統医学と薬用植物の利用に関して差別的で否定的態度をとる人々がおり，一方無批判に伝統的に引継がれてきたすべての事物を受け入れる人々もいるが，これらの双方の傾向は一方的で間違っている。薬用植物は更に探求し，近代科学に照らして実験的に臨床的に研究すべき宝である。従って薬用植物と共に伝統医学を保健制度の中に統合する必要がある。薬用植物の利用は，一般に伝統薬の利用が医学的に経済的に正当化される初期段階の健康保持の手段として，もっとも多く必要とされる」とし，「WHOは今日，各国が伝統医学と薬用植物をより良く利用し，各国の文化的遺産と天然資源に応じた適切な保健技術の開発によって，その利用を自立の手段と見なすことを奨励している」と述べている[1]。

2 WHOの動き

　WHOは，国際連盟の中の保健機関（Health Organization）であった時代の1931年に中国や

---

*　Setsuko Sekita　国立医薬品食品衛生研究所　筑波薬用植物栽培試験場

日本が中心となって「Chinese drugs」研究に関する決議を出したが，第二次世界大戦に阻止され活動するに至らなかった。1948年に新たに国際連合の保健に関する専門機関として発足してからは近代医学を駆使して，天然痘の撲滅，マラリア対策，AIDS治療等に大きな役割を示している。その一方，先に記述したように合成薬による重篤な副作用等々の理由により，1970年代には世界各国で近代医学依存の姿勢からプライマリー・ヘルス・ケアへと健康・医療への考え方が進化してきた。後にWHO事務総長となった中嶋　宏氏は1973年に薬用植物の活用を提唱し，世界保健大会では伝統医学における天然医薬品の利用について多くの決議がなされた。これらの決議に応えて，1976年の伝統医学の促進と開発を目的としたプログラムの形成へと継承された。1977年の東京でのセミナーに続いて，1978年にはアルマ・アタ宣言で，各国の医薬品行政に有用性が証明された伝統薬（traditional remedy）を取り入れようと提唱した[2]。1988年には，WWF（世界野生生物基金）並びにIUCN（世界自然保護連合）との共催で，薬用植物の保存・保護に関するチェンマイ宣言を行っている。さらに1987年及び1989年の国際医薬品行政官会議（ICDRA）で国際的に取引される伝統薬の規制に関する検討会議が持たれ，これに基づいて，プログラム遂行のためのガイドライン作成を目的とした会議を開催している。

1991年　Guidelines for the Assessment of Herbal Medicines, Assessment of Quality, Safety, and Efficacy and Intended Use（生薬及び生薬製剤の品質，安全性，有効性及び実際の使用に関する評価のためのガイドライン）

1992年　Quality Control Methods for Medicinal Plant Materials（生薬の品質確保に関するガイドライン）

1992年　Research Guideline for the Safety and Efficacy Evaluation of Herbal Medicines（生薬の安全性と有効性評価のための研究用ガイドライン）

1997年　Guideline for Appropriate Use of Herbal Medicines（薬用植物・生薬の使用を普及させるためのガイドライン）

1998年　Regulatory Situation of Herbal Medicines（薬用植物の規制の現状）

1999年　Traditional and Modern Medicine : Harmonizing the two approaches（伝統医療を西洋医学と調和させるために）

2000年　General Guidelines for Methodologies on Research and Evaluation of Traditional Medicine　（伝統医療の評価及び研究の方法に関するガイドライン）

　2000年4月に香港で開催されたこの会議は，世界31カ国が参加したもので，このガイドライン作成の意図は薬用植物・生薬に関してWHOが行ってきた活動の成果の集大成である。この会議で，生薬の医薬品としての位置付けを明確なものとし，伝統医療を如何に科学的根拠に基づく治療に持っていくかが検討された。アメリカのDietary Supplement

は，各国で取り扱いに苦慮しており，ヨーロッパでは医薬品の範疇にする方向で動いていると報告された[3]。

現在は，最終製剤の品質管理にむけてのガイドライン作成が進められていて，2001年7月に Informal Meeting on Methodologies for Quality Control of Finished Herbal Products の会議が行われた。会期中にWHO Monographs on Selected Medicinal Plants, Volume 3 の編集についても討論された。

1977年の会議でWHO臨時顧問のG.Penso教授が指摘した数々の問題点の一つである生薬名の統一（または共通名の設定）という基本的な部分が，25年近くを経た現在も解決していない。基原植物のラテン名でさえも，しばしば変更されることがある（例えばマメ科はLeguminosaeとFabaceaeの2つの科名が使われている。ニンジンは*Panax ginseng*と命名されているが*Aralia quinquefolia*とする国もある）し，各国の文化を背景にした固有の名称を一つの名で代表させることは困難なことではあるが，名称の複雑さが生薬を取り違える大きな原因になっている。また，イリノイ大学のN.R.Farnsworth教授は，WHOの活動の一つとしてインターネットを利用した生薬の情報の収集・発信を行っているが[4]，英語で記述された論文しか採用されず，必ずしも全てが収録されているわけではない。

3 副作用

生薬，特に生薬製剤の使用が国際的に拡大するに連れて，その副作用や使用方法の誤りが広範囲に波及している。最近の事例として，アリストロキア酸，エフェドリン，サイリウム，セイヨウオトギリソウ，センナが特記される。

3.1 アリストロキア酸（aristolochic acid）

1993年にベルギーで痩身療法に用いられた生薬製剤で配合生薬の取り違いから100名以上に重篤な腎臓障害が発生し，Chinese herbs nephropathyとして注目をあびた[5]。原因究明により，この治療院はそれまで用いていた治療薬の一部変更を行い，防已：Fangji（*Stephania tetrandra*；Menispermaceaeツヅラフジ科）を配合することにしたが，広防已：Guangfanji（*Aristolochia fangji*；Aristolochiaceaeウマノスズクサ科）が誤って輸入され，この成分aristolochic Aが腎障害起因物質と推定された。7年後の2000年に追跡調査が行われ，手術が必要となった約70名以上の患者のうち39名のDNAがaristolochic acidと付加体を形成していて，18名が尿路ガン，1名が前ガン症状であることが報告された[6]。イギリスでも2名の患者が報告され[7]，この年にアメリカとイギリスは，*Aristolochia*属29種，*Asarum*属3種，*Bragantia*属1種と名称

の類似性からその中に混入するおそれのあるものとしてAkebia属2種，Asarum属3種，Clematis属6種，Cocculs属14種，Diploclisia属2種，Menispernum属1種，Saussurea属1種，Sinomenium属1種，Stephania属1種，Vladimiria属1種を輸入する時には，aristolochic acidを含有していない旨の証明書を提出させることにした[8]。日本産の防已，木通，木香は科が異なるが名称の類似性から規制の対象となっている。また，細辛は薬用部位にはaristolochic acid Aを含有していないがウマノススクサ科であるためやはり規制されている。2000年にカナダは製剤に対して同様の措置をとることにした。2001年4月からオーストラリアは市場品の調査を行った結果，数種の製品からaristolochic acidを検出し排除するとともに，同年7月に開業医への警報を通達した。広防已の中国に於ける使用は最近の100年程度と経験が浅いとのことで，2000年版の中華人民共和国薬典からは削除されている。このような措置がとられているにも拘らず，2001年にはアメリカでもdietary supplementを摂取した2名が発病し，FDAの調査した38製品中18製品からaristolochic acidが検出されている。一方，我が国では1996年から1997年にかけて，関西地方で類似した間質性腎炎の報告が相次ぎ，それらのうちの3例は関木通（Aristolochia manshuriensis ; Aristolochiaceaeウマノスズクサ科）を配合した中国製生薬製剤に起因するものとみなされaristolochic acids 15.1 μg/g powderが検出され，自主回収された。その直後，個人輸入した関木通を配合した健康食品による同様の間質性腎炎が発生し77μg/gと高濃度のaristolochic acidsが検出されている。日本薬局方では「ボウイ：防已」の基原植物はSinomenium acutum ; Menispermaceaeツヅラフジ科，「モクツウ：木通」はAkebia quinataまたはAkebia trifoliate ; 共にLardizabalaceaeアケビ科と規定しており，ウマノスズクサ科の植物は用いていない。しかし，国内で被害があったことにより厚生省は医薬品・医療用具等安全性情報No.161（2000）において「アリストロキア酸を含有する生薬・漢方薬に対する注意について」を掲載した。また2001年公布の第14改正日本薬局方・参考情報に「アリストロキア酸について」を収載し，注意を要する生薬としてサイシン，モクツウ，ボウイ，モッコウのHPLCによる定量試験法を示した。

Aristolochic acid A

Aristolichic acidは天然化合物としては珍しくニトロ基を有するフェナンスレンカルボン酸を骨格とする化合物で，1956年にM.PailerらがAristolochia clematitisから始めて分離し，

3,4-methylendioxy-8-methoxy-10-nitorophenanthren-1-carboxylic acidと構造決定して以来14種の化合物とニトロ基とカルボン酸がラクタムを形成した12種のaristoloractamが報告されている。1961年にJ.R.Moseが1：100,000の濃度で白血球の活性を高める作用を明らかにすると同時に数グループにより抗腫瘍活性が報告され，Madaus社（ドイツ）を先頭に多くのメーカーが製剤にした。しかし，1980年に同社のU.Mengsにより発ガン性が発表され連邦政府衛生局により発売禁止とされている。

3.2 エフェドリン

麻黄の成分で，交感神経興奮作用があり，劇薬，覚せい剤原料に指定されている。アメリカで，後述のdietary supplementとして麻黄製品が販売された直後に若者の間で流行し，1996年に36人の死者をだし，500人以上の副作用報告があった。FDAはdietary supplementとして初めて使用量制限を設定し，1回量8mg，1日量24mgとした。なお，日本では含有量10％以上のものは覚せい剤原料となる。

3.3 サイリウム種皮 (Psyllium Husk)

French psyllium：*Plantago indica*（syn. *P.renaria*），Spanish：psyllium，*Plantago psyllium*（syn. *P.afra*），Blond psylliumまたはIspaghula：*Plantago ovata*の種皮で粘液質の含量が高く膨潤性の緩下作用がある。ダイエットの目的で加工食品が作られているがアレルギーを誘発するたんぱく質を含むため，1997年に厚生省食品化学課長通知で「サイリウム種皮，サイリウムシードガム等サイリウムを含む食品または添加物によるアレルギーの報告について」で注意が喚起された。なお，日本薬局方収載の生薬シャゼンシ（車前子）の基原植物はオオバコ *Plantago asiatica*で，前項のオオバコ類と比較すると粘液質の含量は低い。また，アレルギーも報告されていない。

3.4 セイヨウオトギリソウ (St.John's wort)

ヨーロッパからアジア西部を原産地とする*Hypericum perforatum*で，古くから薬用とされていたが，ヨーロッパで臨床報告が出されたことから抗うつ薬として注目され，アメリカのdietary supplementの代表とされている。多環性炭化水素のキノンであるhypericinが光感受性を示し，摂取した家畜が日光に当たると強い皮膚炎を起すことが知られていたが1996年にヒトでも同様の報告が出された。抗うつ成分は，humuloneタイプのmeoterpeneであるhyperforinと考えられている。2000年にSt.John's wortを含有する製品を併用すると，薬物代謝酵素であるチトクロームP450，特にサブタイプであるCYP3A4及びCYP1A2が誘導され，抗HIV薬イ

ンジナビル,強心薬ジゴキシン,免疫抑制薬シクロスポリン,血液凝固防止薬ワルファリン,経口避妊薬,気管支拡張薬テオフィリン,抗てんかん薬フェニトイン,抗不整脈薬リドカインの血中濃度の低下や作用の減弱を引きおこすことが報告されている。

hypericin   hyperforin

3.5 センナ

日本薬局方では,センナは,*Cassia angustifolia*または*Cassia acutifolia*の小葉である,と規定されている。国内で,便秘の解消,改善を兼ねて肥満を解消することをうたった「ダイエット健康茶,食品」の流通が盛んになり,これらの中には,使用規準や含有成分への認識不足により医薬品である生薬や薬用成分を含んだものがあり,有害な事例が報告された。そのうち,センナについては,医薬品として扱われているセンナ葉と医薬品ではないセンナ茎の区別を混乱して用いている製品が多く見うけられ,1998年に使用基準を明確にするために,成分組成と成分含量ならびに形態について検討された。センナの各部位のセンノシド含量は表の様な結果を示していた。

部位名	重量(g/本)	総センノシド量(mg/風乾燥物g)
根	40.1	*
茎	114.9	*
花柄	20.4	*
実	3.0	17.8
葉軸	8.0	15.1
小葉	20.4	12.3

*:検出限界以下

「ダイエット健康茶,食品」では,センナ茎の表示をしているものが多く見受けられたが,センナの部位別にセンノシド含量を調べた結果,センナ茎にはセンノシドが検出されなかった。一方,市販品91製品のうち55製品からセンノシドが検出され,1包み当たりの含有量は2.0〜17.5mgであった。形態的には,医薬品であるセンナ小葉が18製品から検出された。医薬品とし

てのセンノシドは1回の最大服用量は16mgであるが，検出された製品中のセンノシド量は2.0～17.5mgであり，医薬品を凌ぐ量を含むものがあった。原料表示だけでなく効能効果とみなされる表示があり，薬品としての認識をもたずに服用した場合，有害な作用をもたらすものと推察されている。近隣の国々でも同様な有害例があり，調査が進められている。

4 世界の動向

それまで比較的定常状態にあった薬用植物・生薬の利用状況が変化の兆しを見せ始めたのは，1970年代であった。それに拍車をかけたのは1990年代のアメリカのDietary Supplementの制定である。そこで，アメリカに影響を与えたヨーロッパと，アメリカの状況，アメリカの影響を受けている南米など資源保有国について紹介する。なお，日本への波及については佐竹による食薬区分についての章を参考にされたい。

4.1 ヨーロッパ[9,10]

欧州共同体（European Community）は，1965年1月26日に理事会で，医薬品に関する法律，規制，行政条項での概要を決定した。1975年5月20日には，医薬品の販売承認時に必要とする分析，薬毒性，臨床を行う際の基準とプロトコールに関するEC加盟国法令を定め，1991年7月19日の委員会で，品質，安全性，有効性，調査資料，エキスパートレポートの各文書の提出事項を付帯した。1975年5月20日の別項では，加盟国に対し市場製品について，販売承認取得の要件を満たしているか否かに関して12年の期限付きで評価するように義務づけた。ヨーロッパ連邦で通常販売されている医薬品や，一国だけで承認されるであろう（例えば，新規合成薬についての）販売認可の集権制が施行されている医薬品を自由に販売できるようにするために，販売認可の相互承認システムが導入された。一般則として，この"脱集権制方式"は，ある国で承認された時になされた評価は，それによって他の加盟国に認可させるに十分なものであると規定している。この施策下では，"Summary product characteristics（SPC）"は，初めの承認国によって是認されると考えられていて，もし複数の国の間で評価が異なった場合は，EC方策によって決められる。生薬に関しては，安全性と有効性の評価についてのヨーロッパとしての統一された（基準での）見解はなく，品質についてのガイドラインが1989年に委員会で作成されているだけである。国ごとに独自の市場を確立している－特に，各国それぞれの伝統があり異なった用い方をしている生薬製剤についても科学的に評価することにより調和をめざそうと，調整の条件が検討されている。

The European Scientific Cooperative on Phytotherapy（ESCOP）が1989年に設立さ

れ，生薬製剤を評価するために調和の基準を確立すること，科学的な研究を支援すること，ヨーロッパで均一の植物療法を容認することに貢献することを主な課題とした。1990年10月に，ブリュッセルでのシンポジウムで初めの5種類についてのモノグラフが提出され，公式にECの代表者に手渡された。評価を受けた後，医薬品委員会Committe on Proprietary Medicinal Products（CPMP）は，1994年5月にanthraquinone下剤4品目のモノグラフを作成したが，カモミール花とカノコソウ根については触れられなかった。ESCOPには指示されなかったが，調和のための検討は継続することと決定されて，1996年12月までにEuropean Unionが50種類のモノグラフを作成する義務を遂行することと決められた。薬用植物の選択基準と科学委員会によるSPCs草案の作成の基準は，加盟諸国で重要なもの，ヨーロッパ薬局方や加盟国どれかの国の局方に収載されているものとされた。草案は大学や企業からの外部委員を含む科学委員会で討論され認可され，科学委員会とは別の組織である編集委員会に配布された。編集委員会はヨーロッパ各国の生薬学や薬理学の研究者や教員で構成されている。

SPCは，薬用植物とその製剤について薬局方モノグラフを参照している。薬局方モノグラフは，品質，有効性に関与していると推定されている主成分のリストから成る。SPCの最も重要な部分は治療への示唆，用量，薬理学的特性である。後半部分は，薬物動態，薬物代謝，前臨床の安全性データ，引用文献による解説である。SPCテキストは，しばしば80以上の文献を引用している。それらの全ての文献は，個々の薬用植物とその製剤の安全性と有効性を評価するのに使われ，極めて詳細に記述している。

ESCOPは，CPMPが早期により多くの草案を評価することを望んでいるが，薬物の評価についてのヨーロッパ各国の基準があまりに異なっているのであまり楽観視はしていないが，それでも既刊の草案が科学的な文献として関心を呼んだのでより多くのモノグラフを作るようにと表明し，計画された。

1997年に，薬用植物60種類の医薬適用に関する文献について，ESCOP Monographs on the Medicinal Uses of Plant Drugs（European Scientific Cooperative on Phytotherapy）としてまとめている。

欧州医薬品庁（EMEA）は，1996年4月に生薬製品特別作業班を作り，生薬製剤に関して積極的な活動を行っている。1999年に既存の品質とGMPのガイドラインを改正し，さらにProposal for a Note for Guidance on Non-clinical Testing of Herbal Drug Preparations with Long-term Marketing Experience：長期間販売されている生薬製剤の非臨床試験に関するガイドライン（1999 EMEA/HMPWG）を新たに公表した。

ほとんどの加盟国で生薬製品は医薬品とみなされているので，少なくともその他の医薬品と同様に販売承認を取得できることになっている。しかしながら加盟各国の法律制度に相違があり，

第5章 生薬のグローバリゼーションと世界の動向

生薬製品の分類の違い,販売承認に正式な申請を必要とする場合もあれば参考文献あるいは有効性の簡便な証明に基づいて申請可能な場合等大きなギャップが存在している。さらに,製剤の治療剤としての用法に関して伝統的な違いもある。例えば,ニンニク(Allium sativum)は英国では咳と風邪に用いられ,ドイツでは動脈硬化の予防に用いられている。このような相違点があるため,現在にいたるまでに,国別申請手続きで販売承認を申請したのはわずか数社だけである。また,承認されたのもわずか3件だけで2件はオオバコ(Plantago ovata)を含有する製品,1件はカノコソウ(Valeriana officnalis)を含有する製品である。OTCとしての生薬製品の売上高の70%は,ドイツとフランスで占めている。

医薬品である生薬製品の販売に関しては,薬局に限定しているのは,フランス,デンマーク,ギリシャ,アイルランド,イタリア,ルクセンブルグ,ポルトガル,スペインで,一般販売を許可しているのは,オーストリア,デンマーク,フィンランド,ドイツ,オランダ,スウェーデン,イギリスである。なお,遠距離販売ならびに通信販売は許可されていない。

欧州薬用植物栽培者協会(European Herbs Growers and Producers Association)は,薬用植物の生産を安全で均一な生薬を生産するための栽培方法と加工方法の注意事項をまとめたガイドライン(Good Agricultural Practice:GAP)を提案している。

ドイツは,約800品目の生薬製品が,再評価で有効性が証明され,これをまとめあげた委員会"Commission E"が1994年に380種類について報告書を出版している。英訳版は,The Complete German Commission E Monographs(1998)及びHerbal Medicine expanded Commission E Monographs(2000)。

生薬製剤は,それを加工しているか否かに関わらず,活性成分として植物,植物の一部あるいは植物原料,若しくはそれらの配合剤のみからなる医薬品とされている。植物から単離された化学物質(例えば,メントール,シネオール,ジギトキシン)は生薬製剤とはしない。ほとんどの生薬製剤は非処方せん薬である。販売許可を与えられている最も重要な製剤は,セイヨウサンザシ,セイヨウオトギリソウ,イチョウ,カノコソウ,センナ,カミツレ,ホソバイラクサ,エキナケア,ニンニク等である。約300品目の古い生薬製品が現在も再評価をうけている。

フランスでは,薬用植物は医薬品特性を持つ植物としてフランス薬局方に収載されている。薬用植物の販売は一部の例外を除いて薬剤師が行う。

生薬製剤の定義は薬品庁の通知によると「生薬製品は活性成分として,専ら生薬あるいは生薬加工品を含む製品である」としている。生薬は,医薬品として用いられ,新鮮な植物あるいは乾燥した植物から得られたもの,または未処理の植物滲出液(ゴム,樹脂,乳液等)である。約530品目あり,主な適用は,ダイエット補助,緩下剤,血流の改善,軽い強精作用等である。生薬から単離された化学物質は生薬製剤と見なされない。毒物や麻薬類を含む植物(例えば,ベ

ラドンナ）は処方せん薬とする。

イギリスでは，1968年まで薬草を取り扱う薬草医は法律で認められていたが，この年から薬草は薬事法で規定することになった。生薬製剤の定義は薬事法132節で「植物あるいは植物を乾燥し，砕き若しくはこうして作られた二つ以上の物質との混合物，若しくはこうして作られた一つ以上の物質と水あるいは他の不活性物質との混合物からなる」と規定されている。現在，548品目が認められている。一般用に使用されているものは，リューマチ痛，便秘，カタル，風邪，腰痛，筋肉痛，筋肉の凝り，咳，背中の痛み，結合組織炎である。主なものはセイヨウカノコソウ，トケイソウ，ニンニク，センナ，トウガラシ，エキナケア，スクールキャップ，セイヨウタンポポ，ホップ，ブッコ葉である。

生薬製剤は，医薬品としているが薬局とそれ以外の小売店でも販売している。販売規定は医薬品の3分類によっている。

処方せん薬（POM）：基準に収載，処方せんが必須，薬局で販売

一般販売薬（GSL）：基準に収載，一般小売店で販売可能

薬局薬（P）：POMとGSLに分類されない医薬品，薬局のみで販売

British Herbal Medicine Associationは，British Herbal Pharmacopoeia（1996）として規格を作成し，個々の植物をHerbal Compendium（1992）に紹介している。その他，Herbal Drugs and Phytopharmaceuticals（1994）には181のモノグラフが写真付きで紹介されている。その他，Herbal Drugs and Phytopharmaceuticals（1994）には181種類のモノグラフが写真付きで紹介されている。

ヨーロッパ医学は西洋医学の中心であるが各国は独自の民間医学を持っていてドイツ，スイス，イギリス，オーストリア等では大学教育で教えられている。この民間医学は産業革命前までは医学の本流であり，それが各国の地域で残されているものである。ヨーロッパの伝統的医学も世界各国の文化が受け入れられている。イギリスではインド，パキスタン，バングラディシュの移民が持ち込んだユナニ医学が一部で行われている。フランスでは非ヨーロッパ系の人達が持ち込んだ様々な伝統的治療法が行われているようである。A.Hillはヨーロッパで広く知られている民間療法をまとめ，A visual encyclopedia of unconventional medicine（Crown, Publishing, New York）の中で，薬草療法（ヘーバリズムHerbalism），花活力法（Vita florum），花による高揚療法（Exaltation of florum），芳香療法（アロマテラピーAroma-therapy），ホメオパシー療法（Homeopathy）等の141の療法をあげている。薬草療法は，新石器時代の遺跡から見つけ出されているほど昔からあり，現在でも民間でお茶や湿布や吸入剤に用いる薬草の知識は広く受け継がれていると解説されている。ハンガリー，ブルガリア，ギリシャ，ポーランド，ルーマニア等でも同様に，広く薬草の知識が受け継がれている。

第5章 生薬のグローバリゼーションと世界の動向

ヨーロッパにおいては薬用植物を用いた製剤は医薬品として明確に区別がなされており，各国は各国の伝統文化の中で適切に対応しており，アメリカの栄養補助食品の考え方とは一線を画している。

4.2 アメリカ

アメリカは，アメリカ薬局方USP24でベラドンナ葉，センナ等を，また，同N.F.19でイチョウ，ニンジン，セイヨウオトギリソウ等の薬用植物を収載している。ドイツのCommission Eを参考にしたPDR for Herbal Medicines (Physicians' Desk Reference) (2000) で，医薬関係者向けに薬用植物製品（700種類の薬用植物）を紹介している。薬用植物の名称に関しては，American Herbal Product Association's Herbs of Commerce (2000) に一般名と学名，別名，現地名等を2048種類について記載している。安全性に関しては，約500種類の薬用植物についてBotanical Safety Handbook (1997) に記載している。

1994年に制定されたDSHEA (Dietary Supplement, Health and Education Act) によって数多くのハーブが栄養補助食品の素材として利用され市場に流通している。前述したような麻黄製品による死亡事故やアリストロキア酸による腎障害，数種類の製品による薬物代謝酵素を介しての薬物相互作用等が指摘されているが，その一方でこれらのハーブには薬効がかなり明確に現れるものが存在すると考えられている。しかし，DSHEAでは効能表示が主として構造／機能表示に限定されており，薬効表示をすることは不可能である。FDAは，これらの薬効の明確なハーブを医薬品として使用する可能性を検討しはじめ，Botanical Drug Productの名称の下にOTC薬として承認する制度を検討していた。2000年8月，FDAはBotanical Drug Productを"OTC drug monograph system"に基づいて販売することを可能にする新しいガイドラインを公表し，2001年現在パブリック・コメントを求めているところである。以下に，FDAの新ガイドラインを紹介する。

Botanical Drug Product
－FDA新ガイドライン－

本ガイダンスはFDA内に設置されている"the Medical Policy, Pharmacology and Toxicology, and Complex Drug Substances Coordinating Committees in the Center for Drug Evaluation and Research (CDER)"のワーキング・グループによって草案されたものである。

Botanical Productは，植物素材を成分として含有する，所定の手続きを経て所定のラベル表示をした製品である。FD&C Act（Food, Drug, and Cosmetic Act）は製品の特性（性格付け）を意図された使用目的に基づいて決めている。Botanical Productの場合，意図された使用目的としては，食品（栄養補助食品を含む），医薬品（生物学製剤を含む），医療用具（gutta-perchaなど），化粧品が挙げられると考えられ，ラベル表示，広告宣伝物，口頭または印刷された記述などを伴う製品として陳列される。

　本稿では，Botanicalsを植物，藻類，菌類（茸類），およびこれらを組み合わせたものとするが，他方，酵母，細菌，その他の微生物などの発酵製品は含ませないものとする。これらの発酵製品が米国内において医薬品としての使用が認められているとか食品として用いられていたと言う前例があってもBotanicalsとはしない。また植物から抽出され高度に精製されていたり化学的な修飾を受けたもの（例えば paclitaxel）の様な物質についても認められない。その理由は，このような物質は容易にかつ完全にその特性を把握（明確化）できるからである。本ガイダンスはBotanical Productのみを対象にしたものであり，監督官庁はthe Center for Drug Evaluation and Research（CDER）である。

　本ガイダンスでは，動物もしくは動物の部分（例えば昆虫，環形動物，鱶のヒレなど）あるいはミネラル（植物成分，botanicalsと組み合わせているかいないかには関係なく）を取扱いの対象としないが，このガイダンスで述べられている科学的な原則はこれらの物質にも当てはめられるものである。植物成分を含有する薬物が①合成または高純度に精製された薬物または②バイオテクノロジー産物あるいは天然物由来の他の成分と組み合わせて用いられる場合には，このガイダンスはその製品の植物部分にのみ適用される。

4.2.1　従来の法規制との関係（FD&C Act Food, Drug, and Cosmetic Act）

　Botanical Productであっても疾患の診断，緩解，処置，治療，予防などを目的に使用すれば，医薬品（ただし，承認されたヘルスクレームの場合は異なる）となる。このような医薬品は，FD&C Act, 201(p)セクションで規定されている"a new drug"の規定から除外されないかぎり，NDA承認を受けて販売しなければならない。また，FD&C Act, 505(j), 21U.S.C. 355(j)に従えば，Botanical Drug Productは an abbreviated new drug application（ANDA：簡略NDA）に従って販売することができる。申請者は，Botanical Drug Productがすでに承認された医薬品と同一の効能を有する同一の医薬品である場合には，ANDAを申請することが出来る。既承認医薬品のジェネリック製品は，既承認医薬品に対する薬剤学的および生物学的同等性の証明が必要である。FDAが"generally recognized as safe and effective"（セクション201(p)）と認めた製品は，FDAの"OTC drug monograph system"に基づいて販売することができる。

第5章　生薬のグローバリゼーションと世界の動向

(1) OTC monographとNDAによる承認

　botanical drug productをアメリカ国内で販売する方法は，OTC monographに従うかNDAまたはANDAの承認を得るかの二つである。Botanical productのうちアメリカで或る特定のOTC薬の効果を標榜して実質的な期間，実質的な量を販売してきた製品はOTCモノグラフの適用を受ける資格があると考えられる（OTCモノグラフ：21CFR Parts 331-358；CFR：Code of Federal Regulations，連邦規則集）。製造業者は21CFR10.30.に従って，当該のbotanical substanceを新規活性成分として追加するために，モノグラフの修正申請を提出する必要がある。

　一方，アメリカ国内でbotanical drug productに必要な販売の歴史がない場合で，有効性と安全性の根拠がOTCモノグラフの基準に適合せず，あるいは想定される適応が非処方箋薬の用に適さない場合には，製造業者は当該製品を発売するためにNDAを申請してFDAの承認を得なければならない（FD&C Act, sections 201 (p), 505）。FDAはOTCモノグラフに組み入れるための条件として新たな基準と手順を追加する措置を取るための規則案を公示した（64FR 71062, Dec.20, '99）。この規則案には，FDAが，当該薬品（drug）がOTCモノグラフの適用に必要な，一定の条件の下に実質的な期間，実質的な量を販売されてきたかの判断に，外国の販売データをどう考慮するかについての取扱いが含まれている。

　botanical drugに対するNDAの申請によって，処方箋薬またはOTC薬の承認を得ることができるが，何れになるかは，そのものが持つ効能効果と製品としての特性に依存する。また，専門の医師の監督外で用いて安全か否かによっても決められる。botanical drug productとしての安全性と有効性のデータがNDA申請に不十分な場合には，安全性と有効性を証明する臨床試験が必要（21CFR312.20 (concerning requirement for an IND)）。botanical drugのある特定の使用目的に対してOTC drugモノグラフの最終版が公表になると，それ以降同一物質を含有する同一目的の製品は，誰であろうと上市することが可能になる。ただし，この場合ラベルと他の含有活性成分は該当する総てのモノグラフ及びその他の適切な規制に合致しなければならない。一方，NDAの場合，承認はその製品に固有のもので，すなわち，申請された当該成分に限定される（あるいはその申請者のdrug product）に限定され，申請者は承認後5年間に渡り独占的に販売する権利（内容成分が新規物質の場合）を有するか，または3年間に渡る権利を獲得する。この権利は，特許による製品の保護がなされない場合にも有効である。この独占期間中，FDAは競合製品の審査を行わないばかりでなく，申請書類に目を通さない場合すらあり得る。この期間に審査を請求できるとしたら，同一製品に対する必要な総ての有効性と安全性に関する訴権を実施した場合のみである。従って，既存のOTCモノグラフには含まれていないbotanical drug productを独占的に上市したいと望む人は，モノグラフの修正を要請するよりも，NDA承認を求めたほうが得策である。Appendix Aには，botanical drug productを上

75

市する方法について，様々な選択肢の道筋を模式的に示した。ここには当然OTCモノグラフ及びNDA申請手順が含まれる。

(2) Botanical drug productに求められるCMC（Chemistry, Manufacturing and Control）情報

botanical drugは植物性の医薬品で，通常は混合物の形で製造される。含有成分が化学的に規定されていない場合も多い。多くの場合，活性成分の同定がなされておらず，生物学的な活性の特定もなされてない場合がある。従って，必要とされるCMC資料も化学合成品および高純度に精製した物質の場合とは異なる。後者では，成分の化学的な同定及び定量的な取扱いが容易だからである。例えば，INDを実施している段階，またはNDAを申請する段階であっても，活性成分の同定はそれが不可能であるならば実施する必要はない。この場合，FDAはこれに代わるものとして，他の試験（分光分析，クロマトグラフィーによるフィンガープリント，特定のマーカーの化学分析，生物学的分析など），管理（植物原料の厳密な品質管理，製造過程の中間産物の十分な管理など）および工程の確認（特に薬物の確認）の組み合わせによって，同一性，純度，品質，力価，活性，一貫性などの保証を行おうとしている。

(3) 初期試験に必要なCMCと毒性に関する情報

多くのbotanical productsが，米国では栄養補助食品を前提として，市販することを法的に可能にしている。臨床試験の範囲外になるこのような製品に幅広い有用性が認められているので，これらの製品の有効性を評価することが重要である。初期臨床試験での安全性に関する情報の得られていないbotanical productで法的に流通の認められるものに対して要求される前臨床の薬理および毒性データは，ヒトでの使用経験がなく，法的に流通の認められていない合成若しくは高純度に精製された新薬物に要求されるもの（21CFR 312.22（b）参照）と比較すると，大幅に簡略化されることになる。多くの場合，毒性データおよびCMCデータの追加要求はなされない。

(4) 配合薬に関する規制への適合

植物の単一部分，すなわち葉，幹（茎），根，種子などまたは藻類，菌類（茸類）などから得られるbotanical drug productは21CFR 300.50および330.10（a）（4）（iv）に規定される配合薬（fixed-combination drugs）としての取扱いを受けない。したがって，配合薬に関する規制に基づく資料の要求，すなわちそれぞれの活性成分のもつ効能表示との関わりを証明する必要がない。一方，単一の植物の複数の部位からなるbotanical drugまたは異なる植物種の部位から構成されるbotanical drugの場合は，配合薬に関する規制に基づく資料の要求に従う必要がある。FDAは現在，このような配合薬に関する資料要求に対して，一定の要件の下に資料の簡略化を可能にするための改訂版を提案しようとしているところである。

4.2.2 OTCモノグラフによるbotanical drugの市場流通

前述の如く，特定OTCとしての効能をもって実質的な期間，実質的な量をアメリカ国内で販売してきたbotanical drugはOTCドラッグ・モノグラフとしての扱いを受ける要件を備えている。最近，幾つかのボタニカル・ドラッグ，例えば cascara；psyllium；sennaなどがOTCドラッグとしての審査を受けている。botanical drug substanceをOTCモノグラフに追加するためには，公表されている客観性のある安全性試験データ（Published data），客観性のある有効性試験データ（Published data）および適切かつ良く管理された臨床試験データが必要になる。OTCドラッグ・モノグラフに追加する薬物（drug）の安全性，有効性およびラベル表示に対する要求は21CFR part 300に示されている。

Botanical substanceをOTCモノグラフに追加させるための修正要求は，21CFR 102.30および330.10（a）(12)に従って公民請願権によりなされる。このような botanical substanceに対する公開された品質基準としてはUPを参考にすべきである。該当するUPモノグラフがない場合には，OTCモノグラフに組み込むために適切な品質基準を請願者は提案できる。この時，同時にUPに対しても同様の提案をすべきである。

OTCドラッグ・モノグラフには通常，活性成分の名称以外に薬物のCMCに関する記述を含んでいない。しかし，botanical drug product（当該のbotanical raw materialおよびbotanical drug substanceを含む）に対する試験法と規格がOTCモノグラフに記述されるべきである（直接の記述でもクロスリファレンスでもよい）。さらに，FDAによる現行のGMP（cGMP）もbotanical drug productを含めて，総てのOTCドラッグ・モノグラフ製品に適用すべきである（21CFR part 330.1（a））。詳細情報はCDER's Division of Over-the-Counter Drug Products (HFD-560) へ。

4.2.3 NDAによるbotanical drugの市場流通

Botanical drug productを治療に用いるために必要な安全性と有効性が確認されていない場合には，この薬物は FD&C Actsのセクション201（p）の規定にしたがって，新薬（new drug）と見なされる。FD&C Actsのセクション505（a）は，新薬となるbotanical drug productを販売しようとする者は，FDAからその製品に対するNDAまたはANDAの承認を得なければならない。FD&C Actsのセクション505（d）および21CFR part 314.50に従って，NDAには十分かつ良くコントロールされた臨床試験から得られる有効性の根拠，安全性に対する根拠およびCMCに関する十分なデータが要求される。NDA申請のフォーマットおよび資料内容は21CFR part 314の関連セクションおよび幾つかのCDERガイダンスを参照されたい。

4.2.4 Botanical drugsに対するINDs

botanical drugに対するNDAを取得するために十分な資料が得られない場合には，スポン

サーは必要なデータの入手に努めなければならない。NDAを取得するために必要な臨床試験をスポンサーが米国内で実施しようとすれば，FD&C Actsのセクション505（i）および21CFR part 312の規定にしたがってINDを申請しなければならない。また，botanical productを医薬品として用いるための試験を行う場合にもINDは必要である（21 U.S.C.321（g）を参照）。このような試験が，純粋に研究目的のためのみであっても，INDの申請は必要である。21 CFR 312.22に従ってINDは，その薬物がヒト試験を行うに当たって安全であることを証明する十分な資料と，その臨床試験の目的に則して適切に計画されたプロトコールであることを証明する資料が必要である。

＜IND申請の基本フォーマット＞

以下に，IND申請の基本フォーマットに必要な項目を，参考までにリスする。

1. Cover Sheet
2. Table of Contents
3. Introductory Statement and General Investigational Plan
4. Investigator's Brochure
5. Protocol
6. Chemistry, Manufacturing and Control
7. Pharmacological and Toxicological Information
8. Previous Human Experience With the Product

上記の項目のうち，重要なものについて若干の注釈を示す。

4.2.5 Protocol

☆安全性と有効性に関するプロトコールは基本的に化学合成品・高純度精製品に準じる。

☆臨床試験は綿密にデザインされ，注意深く施行されるべきである。

☆単一植物の単一部位から得られたボタニカル・プロダクトについて，成分毎に臨床効果を差別化する必要はない。

☆複数成分の組み合わせ（配合）による製品の場合には，初期試験を配合された全体に対して行えばよい。

☆ボタニカル・プロダクトの試験施行に際して，伝統的な考え方を取り入れざるを得ない場合がある（投与量，他の成分との組み合わせ）。信頼性を高めるために，試験を無作為，二重盲検，プラセボ対照とすべきである。陽性対照は必ずしも信頼できるとは限らない。

☆安全性に対するデータは，良く管理された効果判定試験，特に長期投与に対する安全性の評価は，最低6カ月から12カ月の長期試験で得られる。

☆臨床試験の倫理綱領（インフォームドコンセントなど）の遵守。

4.2.6 Chemistry, Manufacturing and Control (CMC)

☆薬物，製品，プラセボ，ラベル，環境分析等について資料が必要

☆原料植物については，通常，完全に特定及び規格化されておらず，夾雑物の混入・劣化し易く，成分組成や特性が変化しやすい。

☆多くの場合，活性成分が同定されておらず，生物学的活性も評価されていない。

☆品質保証が難しい。

☆従って，適切な方法によって最終製品，原料植物，中間生成物の品質管理を行うことが望ましい。

☆栄養補助食品として法的に認められているもので，安全性に問題のないものは，初期臨床試験に際して比較的簡略なCMC情報でよい。後期臨床試験及び市場に製品のない場合には，さらに資料が要求される。

☆初期臨床試験では活性成分または生物学的なマーカーの同定ないしは化学的な分析は不要。クロマトグラフィーによるフィンガープリンティングでよい。

☆処方と剤型の一貫性，製品原料・製品の品質の一貫性，投与方法の一貫性。

☆ Drug Master File (DMF) への記録と管理。

4.2.7 Pharmacological and Toxicological Information

☆伝統的なハーブ薬品，市場に流通しているボタニカル・プロダクトは，ヒトに永い間使用されてきているので，初期臨床試験に際してそれ程多くの前臨床試験データを必要としない。

☆米国市場に流通している製品ではないが，ヒトでの使用経験があり，良く検討されているものを初期臨床試験に用いる場合は，規準化された前臨床試験を行わなくても，試験に必要な十分な情報が得られていると考えてよい。

☆初期臨床試験の終了後，次のステップに移行する前に，薬理学試験，毒性試験が求められる。

4.2.8 Previous Human Experience With the Product

☆治験薬をヒトに用いたこれまでの臨床経験に関する情報の提供が必要

☆多くのボタニカル・プロダクトが市場に流通しており，臨床試験（少数例を含む）がなされているので，これらの情報もINDに組み入れ，全般的な安全性評価（FD）の一助とする。

(1) Description of Product and Documentation Human Use

① Description of Botanical Use：
　一般名，シノニム（学名を含む），分類上の位置づけ，成分（化学的）。

② History of Use：
　使用の歴史，出典，伝統的な使用，前臨床研究。

③ Current Marketed Use：
世界的な使用状況（方法と量），海外の場合にはヒトにおける安全性の情報，承認などの状況，売上高，服用者数，副作用。
(2) CMC：文献，公的な資料の提供が望ましい
① Botanical Raw Material：
市場に流通している全ての製品，原材料に関する保証書など。
② Botanical Drug Substance：
製造方法，製造方法が2種以上ある場合の安全性の評価に重要。
③ Botanical Drug Product：
上記Botanical Drug Substanceに添加物等を加え，製剤化の工程を経て最終製品にした物。次の情報を必要とする。
   a．qualitative description：最終製品
     形状，投与方法，成分名，有害不純物。化学合成品などの夾雑がないことの記述。
   b．composition or quantitative description：最終製品
     1投与単位当たりで表示する：表形式
   c：certificate of analysis：製造業者による（可能な場合）
④ Placebo：
⑤ Labeling：以下の情報が必要
   a．臨床試験に用いた容器，外箱のラベルのコピー。
   b．臨床試験に用いた容器の識別用資料
     （プロトコール番号，患者番号，スポンサー名，製品名またはコード，活性，貯蔵法，ロット番号，注意，その他）
⑥ Environmental Assessment (EA) or Claim of Categorical Exclusion：
     EAのための要求からの除外に関する事項
(3) Pharmacology/Toxicology Information：
① 全ての市販されているbotanical productに対してbotanical drug productのPhase 1およびPhase 2を行う場合

最終剤型および個々の botanical ingredientsに対するヒトでのそれまでの使用経験と動物による毒性のデータが必要である。薬理および毒性に対する可能な限りのデータが必要である。安全性と有効性に関して可能な限り適切な情報を入手するために，データベースの文献検索を行うべきである。その際，次の内容が含まれるように配慮する。(1) 最終処方，(2) 個々

の植物成分，(3)各植物成分に含まれる化学成分。同様にmedical and toxicological data base (Medline, Toxline, TOMES, RTECなど)からのデータのサマリーも提出すべきであるが，その際，次のような事項に留意すべきである。

(1) 一般毒性，(2) 対象となる臓器およびsystems of toxicity，(3) 製品に含まれる総てのbotanical ingredientsに対する催奇形性，癌原性，変移原性データ，(4) 毒性発現と投与量および投与期間との関連性，(5) 薬理活性。

② 海外で流通しているbotanical products

海外で流通している実態がありながら米国内での流通がない場合上記のデータに加えて，ヒト使用の安全性を支持するデータ，年間販売量，人口に対する利用率の推定および副作用発生頻度についての可能なデータの提出が必要である。初期臨床試験を実施するに際して，どのような前臨床試験，すなわち薬理学データと毒性データに関する情報が必要かという点に関しては，適応，予測される投与量，安全性に関わるヒトでの使用経験などを根拠にケースバイケースで決めてよい。

(4) Bioavailability

botanical drug productの複雑性の故に，薬力学および薬動力学に関する情報は臨床試験を設定する上で有益な情報となりうる。botanical productには一つ以上の化学的な成分が含まれる。活性成分が同定されていない場合も多い。従ってそのような場合，通常のpharmacokineticの手法が通用しない。しかし，製品中に含まれる，少なくとも知られている活性成分，代表的なマーカーまたは主要な化学物質などによりスポンサーは血中濃度のモニターを試みるべきである。

(5) 臨床試験の考え方

DSHEAによって流通しているbotanical productの初期臨床試験は，有効性を証明するためによくコントロールされた試験でなければならない。すでに製品は市販されており，投与量に対する配慮も十分であり，忍容性の優れていることも知られているので，パイロットまたは典型的なPhase 1試験を殆ど必要とせず，uncontrolled observationを使用できると考える必要もない。従って，スポンサーは初期の段階からきちんとした臨床試験を実施して，そのbotanical preparationが1つ以上の効能に対する有効性を証明出来るか否かを確かめるべきである。その製品を試験するに際して投与量の設定に疑問がある場合には，無作為比較用量設定試験を初期試験として実施するのが有効である。

薬物の安全性に関しては，米国で法的に流通が認められているbotanical preparationの場合，比較的短期間の臨床試験（例えば数カ月程度まで）を実施することでクリアー出来ると考えられる。外国の市場で流通しているbotanical productの場合は，安全性の評価はCMC，薬理学お

よび毒性に関するデータと，効能，用量依存性，ヒトでの安全な使用をサポートするデータに基づいて評価することになる。

(6) 用語の定義

Botanical Product; Botanical :
　ラベル表示のある最終形態の製品。成分として植物性の物質を含む。
　植物（Plant Materials），藻類（Algae），菌類（Macroscopic fungi：茸類），またはこれらの混合物。想定される使用目的に応じて食品，医薬品，医療用具，化粧品として扱われる。
Plant Materials :
　植物または植物の一部で，樹皮，木部，葉，茎（幹），根，花，果実，種子，漿果またはこれらの一部，さらに滲出物を含む。
Botanical Drug Product ; Botanical Drug :
　医薬品として使用することを目的としたボタニカルプロダクトで，植物の薬理活性成分から製造される。ボタニカル・ドラッグプロダクトは様々な剤型をとることが出来る。液体（お茶），粉末，錠剤，カプセル，エリキシル，局所用剤など。
Botanical Drug Substance :
　一つ以上の植物，藻類，菌類（茸類）から生じる薬理活性成分で，植物原料（未加工）から次の方法によって調製される。粉砕，煎出，水抽出，エタノール抽出，その他の類似する方法。形状は様々な形をとり，天然成分を高度に精製したり，化学的に修飾した物質を含まない。

4.3 資源保有国

　資源保有国のいくつかの国は薬用植物を用いた医療に制限を設けている国があるが，国民の大半が伝統的な医療を巧みに利用している。南米では特にアンデス，アマゾン地域は特有の薬用植物が豊富で，長い歴史をもって伝承された医療が生活に根づいていて各都市の市場では主に新鮮な薬草が売買されている。旧大陸では殆どの生薬が熱湯，温湯で抽出されているのに比べてアルコール（酒）で抽出することが多い。以前は限られた地域でのみ使用されていた植物種が，Dietary Supplementとしてクローズアップされ乱獲による減少が危惧されている。それと同時に，基原植物種の確認が不十分で，形態的に類似してはいるが全く別の植物が混入していることも現地では指摘されている。ペルー，ブラジル，パラグアイ，インド，インドネシア，タイ，ベトナム，マレーシア等々の植物に関しては，国内外の研究者が植物学，天然物化学，薬理学，生化学の分野から多くの成果を報告し，有益な医薬品開発もなされている。このような天然物からの新薬のシーズ探索は，画期的な合成法，ゲノム創薬などで必要度が低下していたが，欧米の

第5章 生薬のグローバリゼーションと世界の動向

製薬会社は再び活動を開始し,資源保有国との対立が表面化している。旧大陸でもインド,東南アジア等の未開発の資源が注目されているが,今後は資源探索に関する国レベルでのルール作りが必要とされる。これまで植物の栽培化は食用植物に力が注がれていたが,生物多様性条約等が契機となり,薬用植物の栽培を試みる動きもある。環境保護と連動して,かなりの種類の薬用植物を栽培してきた中国でも野生の採取に依存してきた麻黄,甘草等の栽培化を本格化させようとしている。ヨーロッパの提唱したGAPを具体的に実践すべき時であると考えられる。

文　　献

1) 薬用植物の医療への利用に関するセミナー最終報告書,WHOセミナー国内組織委員会,1977年
2) 薬用植物のRobert H. Bannerman, John Burton, Ch'en Wen-Chieh (津谷喜一郎訳):世界伝統医学大全,平凡社,1995年
3) 佐竹元吉,明治薬科大学講演,2000年
4) Napralert database, an on-line database available directly through the University of Illinois at Chicago or through the Scientific and Technical Network (STN) of Chemical Abstracts Services.
5) JL Vanherweghem et al., Rapidly progressive interstitial renal fibrosis in young women : association with slimming regimen including Chinese herbs, Lancet, 341, 387-391 (1993)
6) Nortier JL et al., Urothelial carcinoma associated with the use of a Chinese herb (Aristolochia fangchi), New England J.Med., 342, 1686-1692 (2000)
7) Lord GM et al., Nephropathy caused by Chinese herbs in the UK, Lancet, 354, 481-482 (1999)
8) Listing of Botanical Ingredients of Concern : U.S.Food and Drug Administration, CFSAN, Office of Nutritional Products, Labeling, and Dietary Supplements, May 30, 2000
9) Regulatory Situation of Herbal medicines, A World wide Review, WHO/TRM /98.1
10) 日本大衆薬工業協会生薬製品委員会,「欧州に於ける生薬製剤の規制動向と欧州大衆薬協会の取り組み」2000年4月

【生薬の品質評価編】

第6章 生薬品質評価のグローバリゼーション

相楽和彦[*1], 平山総良[*2]

1 はじめに

生薬（薬用植物, ハーブ）は古来より世界の到る所で，体に良い食べ物，または薬として利用され発展してきた。

日本，中国をはじめとしたアジア各国，ドイツなどの欧州各国その他においても生薬を食品としても利用するが，特に生薬が医薬品として定着している国は多い。

これに対して，米国では，従来は近代医薬（合成医薬）に頼り，生薬を薬として用いることには関心を示さなかった。

しかし，副作用の問題あるいは食事が原因とされる慢性疾患への対応では近代医薬に限界があることに気付いた。このような理由の他に米国医療費の高騰も加わり同国政府はその対策，すなわち，慢性病対策並びに経済効果を狙った法律を制定した。

その法律は1994年10月に施行された栄養補助食品健康教育法（DSHEA：Dietary Supplement Health and Education Act）であり，この法律のいう栄養補助食品とは，ビタミン，ミネラル，アミノ酸およびハーブまたは植物抽出物とされている。

このDSHEAの詳細な内容は，本稿では記述しないが，米国ではこの法律制定によって多数の生薬（ハーブ）配合栄養補助食品が市場に出回り，経済効果も高まって，今や生薬ブーム到来となった。

米国では，生薬を健康食品として扱っており，医薬品の範疇にはないものの，マオウなどのような作用の強いものも使用されているため，食品ではなく薬とするべきとした意見も出されており，品質に関するモノグラフ作成も急がれている。

また，米国の生薬ブームはわが国をはじめとして世界中に多大な影響を与えてきており，世界共通に生薬を利用するいわゆるグローバリゼーションが始まっている。

当然，生薬の品質，有効性，安全性についての基準を各国共通の意識の上で考えていく必要があり，このような観点において，世界では，各種のモノグラフ作成が行われている。

[*1] Kazuhiko Sagara 元 大正製薬㈱ セルフメディケーション開発研究所

[*2] Fusayoshi Hirayama 大正製薬㈱ セルフメディケーション開発研究所 分析研究室 主任研究員

よって，本稿では，世界の主要薬局方，WHOモノグラフその他関連資料を基に，生薬品質評価の動きについて考察を述べたい。

2 世界の主要薬局方

2.1 最近の主要薬局方（米国薬局方（USP-NF），欧州薬局方（EP），日本薬局方（日局）および中華人民共和国薬典（中国薬典））の動き

2.1.1 USP-NF

従来，アロエ（Aloe），トウガラシ（Capsicum），トコン（Ipecac）などの生薬しか収載されていなかったが，最近の生薬ブームが反映されて，USP24-NF19（2000年版）にはニンニク（Garlic），ショウキョウ（Ginger），イチョウ（Ginkgo），ニンジン（Asian Ginseng），マリアアザミ（Milk Thistle），セイヨウオトギリソウ（St.Johns Wort），ノコギリヤシ（Saw Palmetto），ワレリアナ（Valeriana）などが新規収載されてきた。

この新規収載品から，他国の局方に比べて試験項目が非常に多くなり，特に純度試験として残留農薬，微生物限度および成分含量測定（定量）の充実が図られている。

2.1.2 EP

EP1997年版にはアロエ（Aloes,Cape），ゲンチアナ（Gentian），ラタニー（Rhatany），ダイオウ（Rhubarb），EP-Supplement1998年版にカンゾウ（Liquorice Root），さらにEP2001年版にはニンニク（Garlic），ショウキョウ（Ginger），ニンジン（Ginseng），センナ葉（Senna Leaf），センナ実（Senna Pods），ワレリアナ（Valerian）などが見られUSP-NFと似た動きが見られる。

2.1.3 日局

第14改正日本薬局方（日局14）が2001年4月に公布された。日局14には植物由来生薬が249品目（粉末54品目を含む）が収載されている。

純度試験法では，日局13からニンジンとセンナの2生薬に残留農薬（総BHCおよび総DDT）が追加された。

また，表1に，日局11（1986年）から日局14（2001年）までの，定量法（成分含量測定法）の変遷について示した。日局11では比色法（3生薬）および滴定法（4生薬）が設定されていたのみであったのに対し，日局14では18生薬にHPLCによる定量法が設定された。なお，サフランは比色法のままであるが，これは安定な標準品を入手できないためである。

2.1.4 中国薬典

2000年版が2000年1月，同国薬典委員会（北京）から発行された。中国薬典は一部，二部から

第6章 生薬品質評価のグローバリゼーション

表1 日局における生薬成分含量測定法(定量法)の変遷

生薬名	日局11	日局12	日局13	日局14
ウワウルシ	-	HPLC	HPLC	HPLC
エンゴサク	-	-	-	HPLC
オウゴン	-	-	HPLC	HPLC
オウバク	比色法	HPLC	HPLC	HPLC
オウレン	比色法	HPLC	HPLC	HPLC
カンゾウ	-	HPLC	HPLC	HPLC
コウボク	-	-	HPLC	HPLC
サフラン	比色法	比色法	比色法	比色法
シャクヤク	-	HPLC	HPLC	HPLC
センナ	-	-	HPLC	HPLC
センブリ	-	-	-	HPLC
ダイオウ	-	-	HPLC	HPLC
トウガラシ	-	-	-	HPLC
トコン	-	-	HPLC	HPLC
ベラドンナコン	滴定法	滴定法	HPLC	HPLC
ボタンピ	-	-	HPLC	HPLC
ホミカ	滴定法	HPLC	HPLC	HPLC
マオウ	滴定法	滴定法	HPLC	HPLC
ロートコン	滴定法	HPLC	HPLC	HPLC

構成されており,一部は生薬,生薬製剤,二部は化学薬品,抗生物質,生化学薬品,生物製品などが収載されており,生薬が一部に収載されている事実からも,生薬を如何に重視しているかが伺われる。

2000年版の生薬収載品目数(製剤を除く)は532品目であり,前薬典(1995年版)より12品目の増加となっている。

純度試験では,2000年版からカンゾウとオウギの2生薬に残留農薬(総BHC,および総DDT)が新規収載された。定量法(成分含量測定法)収載の充実が図られており,HPLC法の利用が目立つ。HPLC法が採用された生薬は,オウゴン,カンゾウ,コウジン,コウボク,ゴミシ,サンシシ,ダイオウ,チンピ,ニンジン,ボウフウなどである。

2.2 主要薬局方のモノグラフの比較

モノグラフの全体的動きを見るため,4種の生薬,ショウキョウ,ニンジン,カンゾウおよび

表2　生薬モノグラフの主要薬局方の比較

ショウキョウ（Ginger）

項　目	USP-NF	EP	日　局	中国薬典
確認試験	1）化学反応 2）化学反応 3）TLC[1]	TLC[2]	TLC[3]	TLC[4]
純度試験 　異物 　残留農薬 　微生物限度 　Shogaol	1.0％以下 規定あり[5] 規定あり[6] 0.18％以下	認めず － － －	－ － － －	－ － － －
乾燥減量	10.0％以下	10.0％以下	－	－
灰分	8.0％以下	6.0％以下	8.0％以下	6.0％以下
酸不溶性灰分	2.0％以下	－	－	－
水不溶性灰分	1.9％以下	－	－	－
エキス含量 　水 　エタノール	10.0％以上 4.5％以上	－ －	－ －	－ －
精油含量	1.8mL/100g以上	15mL/kg以上	－	0.8％（mL/g）以上
デンプン含量	42％以上	－	－	－
成分含量	HPLC 0.8％以上[7]	－	－	－

1) Gingerolsで確認
2) Gingerols, Shogaolsで確認
3) 6-Gingerolで確認
4) 干姜標準品と比較
5) 有機塩素および有機リン系の残留農薬を規定
6) 細菌数，真菌数，サルモネラ菌，大腸菌およびブドウ球菌を規定
7) Gingerols＋Gingerdionesで定量

ダイオウを選び，比較した結果を表2～5に示した。

表中の各生薬のモノグラフにおける定義（基原）および性状はほぼ共通しているので記載を省略して確認試験以下について比較考察した。

ショウキョウ（表2）は，4薬局方を比較すると，USP-NFおよびEPにおける試験項目が日局，中国薬典に比べて極めて多い。特にUSP-NFでは残留農薬，微生物限度値を設け，定量項目においても，精油含量，デンプン含量，HPLC法によるGingerolsなどの含量までを規定している。このことから，米国では生薬を薬として管理しようとする姿勢が伺われる。日局，中国薬典でも少なくとも成分含量測定の設定は必要と思われる。

ニンジン（表3）は特に世界共通して繁用される生薬であり，各国局方を比較するとUSP-NFが残留農薬および微生物限度値を設け，日局は残留農薬（総BHC，総DDT）を規定している。

第6章 生薬品質評価のグローバリゼーション

表3 生薬モノグラフの主要薬局方の比較

ニンジン（Ginseng）

項　目	USP-NF	EP	日　局	中国薬典
確認試験	TLC[1]	TLC[2]	1）化学反応 2）TLC[3]	TLC[4]
純度試験				
異物	2.0%以下	認めず	2.0%以下	－
Panax quinquefolium	－	認めず[5]	－	－
残留農薬	規定あり[6]	－	規定あり[7]	－
微生物限度	規定あり[8]	－	－	－
乾燥減量	12.0%以下	10.0%以下	－	－
灰分	8.0%以下	7.0%以下	4.2%以下	－
酸不溶性灰分	1.0%以下	1.0%以下	－	－
エキス含量				
エタノール	14.0%以上	－	－	－
希エタノール	－	－	14.0%以上	－
成分含量	HPLC[9]	HPLC[10]	－	HPLC[11]

1）Ginsenoside Rb1, Ginsenoside Rc, Ginsenosaide Re, Ginsenoside Rf, Ginsenoside Rg1で確認
2）Ginsenoside Rb1, Ginsenoside Rc, Ginsenoside Re, Ginsenoside Rg1で確認
3）Ginsenoside Rg1で確認
4）Ginsenoside Rb1, Ginsenoside Re, Ginsenoside Rg1で確認
5）成分含量測定で得られたクロマトグラムからGinsenoside Rfの溶出位置にピークを認めないと規定
6）有機塩素および有機リン系の残留農薬を規定
7）総BHC, 総DDTを規定
8）細菌数, 真菌数, サルモネラ菌, 大腸菌およびブドウ球菌を規定
9）Ginsenoside Rb1：0.1%以上, Ginsenoside Rg1：0.2%以上
10）Ginsenoside Rb1＋Ginsenoside Rg1：0.40%以上
11）Ginsenoside Re＋Ginsenoside Rg1：0.25%以上

成分含量ではUSP-NF，EPおよび中国薬典の3局方においてHPLC法を用いニンジンサポニンを指標にした定量法が設定されており，日局も対応が急がれる。確認試験では4局方ともにTLC法を用いニンジンサポニンを指標に設定している。しかし，確認試験，定量ともニンジンサポニンを指標とはしているものの，表3に示すとおり，全く統一されていないため，統一した試験法の確立が望まれる。

カンゾウおよびダイオウはUSP-NFには未収載のため，EP，日局および中国薬典の3局方の比較を行った。

カンゾウ（表4）は，先のニンジン以上に世界中で共通して利用される生薬である。確認試験

表4 生薬モノグラフの主要薬局方の比較

カンゾウ（Liquorice Root）

項 目	EP	日 局	中国薬典
確認試験	TLC[1]	TLC[2]	TLC[2]
純度試験 残留農薬	—	—	規定あり[3]
乾燥減量	10.0%以下	12.0%以下	12.0%以下
灰分	10.0%以下	7.0%以下	7.0%以下
酸不溶性灰分	2.0%以下	2.0%以下	2.0%以下
エキス含量 　希エタノール	—	25.0%以上	—
成分含量 Glycyrrhizinic acid	HPLC 4.0%以上	HPLC 2.5%以上	HPLC 2.0%以上

1) Glycyrrhetic acid, Isoliquiritigeninで確認
2) Glycyrrhizinic acidで確認
3) 総BHC, 総DDTを規定

表5 生薬モノグラフ主要薬局方の比較

ダイオウ（Rhubarb）

項 目	EP	日 局	中国薬典
確認試験	1) TLC[1] 2) 化学反応	TLC[2]	TLC[3]
純度試験 　Rhaponticin 　異物	認めない 認めない	認めない 認めない	認めない 認めない
乾燥減量	12.0%以下	13.0%以下	15.0%以下
灰分	12.0%以下	13.0%以下	10.0%以下
酸不溶性灰分	2.0%以下	—	0.8%以下
エキス含量 　希エタノール	—	30.0%以上	—
成分含量	比色法[4] 2.2%以上	HPLC[5] 0.25%以上	HPLC[6] 0.5%以上

1) Emodin, Physcion, Chrysophanol, Rhein, Aloe-emodinで確認
2) Sennoside Aで確認
3) Rheinで確認
4) Rheinとして定量
5) Sennoside Aで定量
6) Emodin＋Chrysophanolで定量

法では3局方ともTLC法を採用し，成分含量ではHPLC法でGlycyrrhizinic acidを指標として定量しているが，規格幅が2.0%以上～4.0%以上と開きがあり過ぎる。中国薬典のみが残留農薬（総BHC，総DDT）を規定している。

ダイオウ（表5）も3局方を比較すると，試験項目は全く同じと言ってよい。確認試験法は3局方とも，TLC法であるが，指標成分は，EPではEmodin, Physcion, Chrysophanol, RheinおよびAloe-emodin, 日局はSennoside A, 中国薬典ではRheinとなっている。一方，定量法ではEPは比色法によりRheinとして2.2%以上，日局ではHPLC法でSennoside A 0.25%以上並びに中国薬典では同様にHPLC法でEmodinとChrysophanolを合わせて0.5%以上としている。

確認試験，定量法とも指標成分が全く異なっているが，特に成分定量法を設定する場合，有効成分を指標とすべきと考えられるが，ダイオウの場合は各局方とも定量指標成分に関して論議を重ねるべきと考えられる。

以上，代表的な4生薬について，主要薬局方モノグラフの内容の比較を行った。ショウキョウのように非常に内容が異なっているものも見られたが，全体としては，確認試験法は，その生薬の特有成分を指標としたTLC法へ，純度試験においては，各局方とも残留農薬および微生物限度を規定し，さらに定量法はHPLC法の採用の増加傾向が見られてきた。

3 WHOモノグラフ

WHOでは世界で共通して使われる生薬（薬用植物，ハーブ）のモノグラフを作成し，そのVol.1を1998年に発行した。Vol.1には表6に示すように28種類が収載されている。さらにVol.2も発行が予定されている。

WHOモノグラフの内容は，品質に関する部と有効性，安全性に関する部から構成されている。すなわち，本モノグラフは品質に加え，生薬製剤の情報，薬理，臨床応用，禁忌，使用上の警告などに関して，世界の薬局方などの公定書や関連した文献を網羅的に調査してまとめたものであり極めて重要な情報が含まれている。

なお，WHOモノグラフに記載されている品質規格項目は以下のようである。

(1) 定義（Definition）：使用される植物の部位の名称（根，葉，花，実その他）とその処置法（乾燥など），科名，属名，種名などが記載される。例）センナ（Folium Sennae）は *Cassia senna* L.（*Fabaceae*）の乾燥した小葉である。

(2) 同義語（Synonyms）：例）センナ：*Fabaceae*は*Leguminosae*と同じ

(3) 原植物の由来：世界の主要薬局方，その他の文献を引用して来歴が解説されている。センナ

表6　WHOモノグラフVol.1に収載された生薬（薬用植物，ハーブ）

生　薬　名	植物および使用部位
Allii Cepae Bulbus	タマネギの新鮮なまたは乾燥した鱗茎
Allii Sativi Bulbus	ニンニクの新鮮なまたは乾燥した鱗茎
Aloe	アロエの葉から得た乾燥液汁
Aloe Vera Gel	アロエの異常に発達した葉の組織から得た無色のゲル
Astragali Radix	オウギの乾燥した根
Bruceae Fructaus	ニガキモドキの熟した果実の乾燥物
Bupleuri Radix	サイコの乾燥した根
Centellae Herba	ツボクサの乾燥した地上茎または全草
Chamomillae Flos	カミツレの乾燥した花
Cinnamoni Cortex	ニッケイの乾燥した樹皮または樹皮の一部を除いたもの
Coptidis Rhizoma	オウレンの根を除いた乾燥根茎
Curcumae Longae Rhizoma	ウコンの乾燥した根茎
Echinaceae Radix	エキナケアの新鮮なまたは乾燥した根茎
Echinaceae Purpureae Herba	エキナケアの新鮮なまたは乾燥した全草
Ephdra Herba	マオウの乾燥した茎または地上茎
Gingko Folium	イチョウの乾燥した葉
Ginseng Radix	ニンジンの乾燥した根
Glycyrrhizae Radix	カンゾウの乾燥した根または地下茎
Paeoniae Radix	シャクヤクの乾燥した根
Plantaginis Semen	オオバコの乾燥した成熟実
Platycodi Radix	キキョウの根
Rauwolfiae Radix	インドジャボクの乾燥した根
Rhei Rhizoma	ダイオウの地下部（根または根茎）
Sennae Folium	センナの乾燥した葉
Sennae Fructus	センナの乾燥した成熟実
Thymi Herba	タイム（タチジャコウソウ）の乾燥した葉および花部
Valerianae Radix	セイヨウカノコソウの乾燥（40℃以下）した地下部
Zingiberis Rhizoma	ショウガの乾燥した根茎

の場合USP，アフリカ局方など多くの局方が参考文献として紹介されている。
(4) 土地固有の生薬の呼び名（Vanacular names）：センナではAlexandrian senna，Falajinなど世界各地の固有の名称32種が紹介され，各種の出典が参考文献として収載されている。
(5) 生薬についての解説（Description）：日局の性状とは異なり，原植物に関した記述となっている。
(6) 原生薬（Leaflets）の観察試験：①外観検査，②官能検査（色，味，臭い），③顕微鏡観察，などが主要薬局方などに従って記載されている。
(7) 粉末原料試験：顕微鏡による組織形態が記載されている。

第6章 生薬品質評価のグローバリゼーション

(8) 産地 (Geographic distribution)：自生地, 栽培地などが示されている。

(9) 確認試験 (Identification)：各薬局方の外観試験, 顕微鏡試験, 化学反応を利用した試験法の他, TLC法などの分離分析の活用が目立つ。センナでは, Sennoside A～Dを指標としたTLC法が紹介されている。

(10) 純度試験 (Purity test) 異物：主要国の薬局方を参考として規定している。

(11) 微生物限度試験 (Microbial limits)：サルモネラのような病原菌, 生菌数, カビ, 酵母などの総数の限度値が具体的に示している。

(12) 残留農薬 (Pesticide residues)：有機塩素系, 有機リン系農薬の残留限度を規定している。

(13) 残留放射性物質：ストロンチウム-90, セシウム-134など5種の放射性物質が示されている。これは, WHOの薬用植物の品質管理ガイドラインに従ったものである。

(14) 限度試験 (Limit tests)：総灰分, 酸不溶性灰分, 乾燥減量も主要国薬局方の限度値に合わせて規定されている。

(15) 重金属 (Heavy metals)：鉛とカドミウムの限度値が示されている。

(16) 成分含量 (定量：Chemical assays)：生薬の種類にもよるが, 精油を含む生薬では, 精油含量測定がChemical assaysの項に含まれる。全体的には, 個々の成分を指標としたGC法, HPLC法による定量が活用されている。

以上, WHOモノグラフVol.1の概要をのべたが, 本書の特長は繰り返しになるが, 世界の主要な薬局方並びに, 関連文献が引用されている。ちなみに28生薬のモノグラフのうち, 日局は15生薬に引用されている。さらに成分定量において, 我が国で開発されたHPLC法が9種の生薬（オウレン, カンゾウ, ケイヒ, サイコ, シャクヤク, ショウキョウ, ダイオウ, ボタンピおよびマオウ）で活用されている。

文　献

1) USP-NF : The United States Pharmacopoeia 24, The National Formulary 19 (2000)
2) EP : European Pharmacopoeia (1997) ～EP-Supplement (2001)
3) 日局：第14改正日本薬局方 (2001)
4) 中国薬典：中華人民共和国薬典, 北京 (2000)
5) WHOモノグラフ：WHO monographs on selected medicinal plants, Vol.1, Geneva, World Health Organization (1998)

第7章 液体クロマトグラフィーによる局方生薬の品質評価

山本惠一*

1 生薬の理化学的品質評価について

　生薬は天産物である。その成分は多種多様であり，基原，産地，採取時期，調製加工など変動要因は多い。生薬を原料とする漢方・生薬製剤の品質は抽出，濃縮などの製造条件によって左右されるが，本質的に原料生薬からの寄与が大きいので，一定品質の漢方・生薬製剤を製造するためには一定品質の原料生薬の確保が必要不可欠である。特定成分の多寡で品質を論じるのは意味がないとの議論は多いが，これはその薬効成分が特定できないからである。有効性および安全性とそれらに関与する成分の含量との相関は明らかであるので，各種成分含量を測定することは一定品質の生薬を確保するための客観的な品質評価手法であると言える。

2 日局「生薬」への液体クロマトグラフ法の適用

　液体クロマトグラフ（HPLC）法は「日局11」一般試験法に収載，「日局12」では「生薬」に適用され，その後，適用項目は増加している（表1）。標準品が設定されている定量法のほか，成分含量測定法，純度試験にも適用され，「日局14」には新たに参考情報として，アリストロキア酸の試験法が収載された。
　試験法設定の検討課題は適切な指標成分の選定，分析バリデーションに準拠した試料溶液の調製法，HPLC条件などの試験条件の設定である。また，市場品などの試験結果の集積からの含量規格の設定が必要で，さらに，標品（標準品，成分含量測定用）の規格および試験法の設定および安定確保が重要課題である。「マオウ」，「トコン（末）」および「トウガラシ（末）」のように類縁成分を含めた含量規格を設定する必要があり，全ての指標成分の標品確保が困難な場合，便法として，一種類の標品により，試験法を規定している。
　「日局14」で生薬総則および生薬試験法を適用する日局「生薬」は121種ある。そのうち，賦形剤的要素が大きい「アラビアゴム（末）」，「カンテン（末）」，「コムギデンプン」，「コメデンプ

---

*　Keiichi Yamamoto　カネボウ㈱　漢方ヘルスケア研究所　分析研究グループ

第7章 液体クロマトグラフィーによる局方生薬の品質評価

表1 HPLC法による試験法の変遷

試験項目		生薬名	規格		標品	
			成分	含量規格（試料）	品名	規格
日局12	定量法	ホミカ	ストリキニーネ	1.07%以上	硝酸ストリキニーネ	定量用
		ロートコン	総アルカロイドとして	0.29%以上（乾燥物）	硫酸アトロピン，臭化水素酸スコポラミン	ロートコン定量用
	成分含量測定法	ウワウルシ	アルブチン	7.0%以上	アルブチン	成分含量測定用
		オウバク（末）	塩化ベルベリンとして	1.2%以上（乾燥物換算）	塩化ベルベリン	成分含量測定用
		オウレン（末）	塩化ベルベリンとして	4.2%以上（乾燥物換算）	塩化ベルベリン	成分含量測定用
		センソ	ブファステロイドとして	5.8%以上（乾燥物）	ブファリン，シノブファギン，レジブフォゲニン	成分含量測定用
	性状	カンゾウ（末）	グリチルリチン酸	2～6%	グリチルリチン酸	成分含量測定用
		シャクヤク（末）	ペオニフロリン	2～6%	ペオニフロリン	成分含量測定用
日局13	定量法	オウバク（末）	ベルベリン（塩化ベルベリンとして）	変更なし	変更なし	標準品
		オウレン（末）	ベルベリン（塩化ベルベリンとして）	変更なし	変更なし	標準品
		カンゾウ（末）	変更なし	2.5%以上（乾燥物換算）	変更なし	標準品
		ベラドンナコン	ヒヨスチアミン	0.4%以上（乾燥物換算）	硫酸アトロピン	標準品
		ホミカ	変更なし	変更なし	変更なし	変更なし
		マオウ	総アルカロイド（エフェドリンおよびプソイドエフェドリン）	0.7%以上（乾燥物）	塩酸エフェドリン	定量用
		ロートコン	総アルカロイド（ヒヨスチアミンおよびスコポラミン）	変更なし	変更なし	標準品
	成分含量測定法	ウワウルシ	変更なし	変更なし	変更なし	変更なし
		オウゴン（末）	バイカリン	10.0%以上（乾燥物換算）	バイカリン	成分含量測定用
		コウボク（末）	マグノロール	0.8%以上	マグノロール	成分含量測定用
		シャクヤク（末）	変更なし	2.0%以上（乾燥物換算）	変更なし	変更なし
		センソ	変更なし	変更なし	変更なし	変更なし
		センナ（末）	総センノシド（センノシドAおよびセンノシドB）	1.0%以上（乾燥物換算）	センノシドA，センノシドB	成分含量測定用
		ダイオウ（末）	センノシドA	0.25%以上	センノシドA	成分含量測定用
		トコン トコン末	総アルカロイド（エメチンおよびセファエリン）	2.0%以上（乾燥物換算） 2.0～2.6%（乾燥物換算）	塩酸エメチン	成分含量測定用
		ボタンピ ボタンピ末	ペオノール	1.0%以上 0.7%以上	ペオノール	成分含量測定用
第二追補	定量法	オウゴン（末）	変更なし	変更なし	変更なし	標準品
		シャクヤク（末）	変更なし	変更なし	変更なし	標準品
日局14	定量法	オウゴン（末）	変更なし	変更なし	変更なし	変更なし
		オウバク（末）	変更なし	変更なし	変更なし	変更なし
		オウレン（末）	変更なし	変更なし	変更なし	変更なし
		カンゾウ（末）	変更なし	変更なし	変更なし	変更なし
		シャクヤク（末）	変更なし	変更なし	変更なし	変更なし
		センナ（末）	変更なし	変更なし	変更なし	標準品
		センブリ（末）	スウェルチアマリン	2.0%以上（乾燥物換算）	スウェルチアマリン	標準品
		ダイオウ（末）	変更なし	変更なし	変更なし	標準品
		ベラドンナコン	変更なし	変更なし	変更なし	変更なし
		ホミカ	変更なし	変更なし	変更なし	変更なし
		マオウ	変更なし	変更なし	変更なし	変更なし
		ロートコン	変更なし	変更なし	変更なし	変更なし
	成分含量測定法	ウワウルシ	変更なし	変更なし	変更なし	変更なし
		エンゴサク	デヒドロコリダリン（硝酸デヒドロコリダリンとして）	0.08%以上（乾燥物換算）	硝酸デヒドロコリダリン	成分含量測定用
		コウボク（末）	変更なし	変更なし	変更なし	変更なし
		センソ	変更なし	変更なし	変更なし	変更なし
		トウガラシ（末）	総カプサイシン（カプサイシンおよびジヒドロカプサイシン）	0.10%以上（乾燥物換算）	カプサイシン	成分含量測定用
		トコン	変更なし	変更なし	変更なし	変更なし
		ボタンピ（末）	変更なし	変更なし	変更なし	変更なし
追補予定	定量法	カッコン	プエラリン	2.0%以上（乾燥物換算）	プエラリン	標準品
	成分含量測定法	アロエ（末）	バルバロイン	4.0%以上（乾燥物換算）	バルバロイン	成分含量測定用
		サンシシ	ゲニポシド	3.0%以上（乾燥物換算）	ゲニポシド	成分含量測定用

薬用植物・生薬開発の最前線

表2 局方生薬と成分

No.	生薬名	成分
1	アカメガシワ	bergenin (TLC), rutin, geraniin
2	アセンヤク (末)	(+)-catechin, epicatechin, quercetin, gambirtannine
3	アマチャ (末)	phyllodulcin
4	アロエ (末)	barbaloin (日局案4.0%以上)
5	アンソクコウ	benzoic acid, cinnamic acid, coniferyl benzoate
6	インチンコウ	6,7-dimethoxycoumarin (TLC), capillarisin, capillin
7	ウイキョウ (末)	anethole (TLC), estragole, d-fenchone
8	ウワウルシ	arbutin (7.0%以上), methylarbutin
9	エイジツ (末)	multiflorin A, quercitrin
10	エンゴサク	dehydrocorydaline (0.08%以上), corydalin
11	オウギ	astragaloside I 〜IV, calycosin 7-glucoside, formononetin 7-glucoside
12	オウゴン (末)	baicalin (10.0%以上), wogonin 7-glucuronide
13	オウバク (末)	berberine (1.2%以上), palmatine, jateorrhizine
14	オウレン (末)	berberine (4.2%以上), coptisine
15	オンジ (末)	onjisaponin A〜G
16	カゴソウ	ursolic acid, rosmarinic acid
17	ガジュツ	cineole
18	カッコン	puerarin (日局案2.0%以上), daizdin
19	カノコソウ (末)	cineol, borneol, chatinine
20	カロコン	cucurbitacin B, D
21	カンゾウ (末)	glycyrrhizic acid (2.5%以上), liquiritin, apioliquiritin, isoliquiritin
22	キキョウ (末)	platycodin D, A, C
23	キササゲ	p-hydroxybenzoic acid (TLC), catalposide, catalpol
24	キジツ	naringin, neohesperidin, naringenin, isoimperatorin, poncirin
25	キョウニン	amygdalin (TLC)
26	クジン (末)	matrine, matrine N-oxide, sophocarpine N-oxide
27	ケイガイ	l-pulegone, d-menthone
28	ケイヒ (末)	cinnamaldehyde (TLC), cinnamic acid, cinnamoyl alcohol, cinamyl acetate
29	ケツメイシ	emodin, chrysophanol, obtusin, obtusifolin, aurantio-obtusin, 1-demethylaurantio-obtusin
30	ケンゴシ	pharbitin
31	ゲンチアナ (末)	gentiopicroside (TLC), swertiamarin
32	ゲンノショウコ (末)	kaempferol 3-rhamnoside, kaempferol 3-O-arabinoside-7-O-rhamnoside, geraniin
33	コウカ	carthamin
34	コウジン	ginsenoside Rg_1 (TLC), Rh
35	コウブシ (末)	α-cyperone, cyperol
36	コウボク (末)	magnolol (0.8%以上), honokiol, magnolignan A, magnocurarine, magnoflorine

(つづく)

第7章　液体クロマトグラフィーによる局方生薬の品質評価

No.	生薬名	成分
37	ゴオウ	bilirubin, deoxycholic acid
38	ゴシツ	ecdysterone, inokosterone
39	ゴシュユ	evodiamine, evocarpine, rutaecarpine, limonine
40	ゴミシ	schisandrin (TLC), gomisin A
41	コロンボ（末）	palmatine, jateorrhizine, columbamine, columbine
42	コンズランゴ	condurangoglycoside Ao, Co
43	サイコ	saikosaponin a (TLC), saikosaponin c, d
44	サイシン	methyleugenol, asarinin, $(2E,4E,8Z,10E)$-N-isobutyl-2,4,8,10-dodecatetraenamide
45	サフラン	crocin（成分含量）, crocetin, picrocrocin
46	サンキライ（末）	smilax saponin A, B, C
47	サンシシ（末）	geniposide（日局案3.0%以上）, gardenoside
48	サンシュユ	loganin (TLC), morroniside
49	サンショウ（末）	hydroxy-β-sanshool (TLC), α-sanshool, quercitrin
50	サンヤク（末）	allantoin
51	ジオウ	stachyose, manninotriose, catalpol
52	ジギタリス（末）	digitoxin, gitoxin, gitaloxin
53	シコン	acetylshikonin (TLC), lithospermic acid
54	シャクヤク（末）	paeoniflorin（日局2.0%以上）, albiflorin
55	シャゼンシ	geniposidic acid, acteoside, plantagoside
56	シャゼンソウ	plantamajoside (TLC), acteoside, aucubin
57	ジュウヤク	quercitrin, isoquercitrin, hyperin
58	シュクシャ（末）	borneol, d-camphor
59	ショウキョウ（末）	[6]-gingerol (TLC), [6]-shogaol
60	ショウズク	terpinyl acetate, nerolidol
61	ショウマ	cimigenol, cimifugin, visnamminol
62	セッコウ	$CaSO_4$
63	セネガ（末）	senegin-II, III, IV
64	センキュウ（末）	ligustilide, senkyunolide, butylidenephthalide, ferulic acid
65	センコツ	nupharidine, nupharamine
66	センソ	resibufogenine + cinobufagin + bufalin（日局5.8%以上）
67	センナ（末）	sennoside A + sennoside B（日局1.0%以上）, sennoside C, D
68	センブリ（末）	swertiamarin（日局2.0%以上）, amarogentin
69	ソウジュツ（末）	β-eudesmol, hinesol, atractylodin
70	ソウハクヒ	mulberroside A, morusin
71	ソヨウ	perillaldehyde, rosmarinic acid, ursolic acid
72	ダイオウ（末）	sennoside A（日局0.25%以上）, sennoside B, rhein
73	タイソウ	cyclic AMP
74	タクシャ（末）	alisol B monoacetate, alisol B, alismol A
75	チクセツニンジン（末）	chikusetsusaponin IV (TLC), V, III
76	チモ	timosaponin B-II, A-III, mangiferin

（つづく）

No.	生 薬 名	成　　　分
77	チョウジ（末）	eugenol, eugenoside
78	チョレイ（末）	ergosterol, ergost-4,6,8,(14), 22-tetraen-3-one
79	チンピ	hesperidin, narirutin, nobiletin, synephrine, limonene
80	トウガラシ（末）	capsaicin+dihydrocapsaicin（日局0.10%以上）
81	トウキ（末）	ligustilide, butylidenephthalide
82	トウニン（末）	amygdalin (TLC)
83	トウヒ	naringin (TLC), neohesperidin
84	トコン（末）	emetine+cephaeline（日局2.0%以上，末：2.0～2.6%）
85	ニガキ（末）	quassin, nigakilactone A-N
86	ニンジン（末）	ginsenoside Rg_1 (TLC), Rb_1, Rb_2, Re, Rc, Rd
87	バクモンドウ	ophiopogonin A-D
88	ハッカ	l-menthol, l-menthone, rosmarinic acid
89	ハマボウフウ	imperatorin, osthenol 7-O-β-gentiobiose
90	ハンゲ	PT-F2-1
91	ビャクシ	oxypeucedanin, byak-angelicin, imperatorin
92	ビャクジュツ（末）	atractylon, atractylenolide III, acetylene compds
93	ビンロウジ	arecoline (TLC), arecaidine
94	ブクリョウ（末）	dehydropachymic acid, pachymic acid
95	ベラドンナコン	hyoscyamine（日局0.4%以上）
96	ボウイ	sinomenine, magnoflorine
97	ボウコン	cylindrin, arundoin
98	ボウフウ	deltoin, cimifugin
99	ボタンピ（末）	paeonol（日局1.0%，末：0.7%以上），paeonolide
100	ホミカ	strychnine（日局1.07%以上），brucine
101	ボレイ（末）	$CaCO_3$
102	マオウ	ephedrine+pseudoephedrine（日局0.7%以上），norephedrine, methylephedrine
103	マクリ	kainic acid (TLC)
104	モクツウ	norarjunoic acid, akeboside St
105	モッコウ	costunolide, dehydrocostuslactone
106	ヤクチ	nootkatone, yakuchinone A, B
107	ユウタン	tauro-ursodesoxycholic acid
108	ヨクイニン（末）	oleic acid
109	リュウコツ	$CaCO_3$
110	リュウタン（末）	gentiopicroside (TLC)
111	レンギョウ	arctiin, rengyol, pinoresinol, forsythiaside, suspensaide, acteoside
112	ロートコン	hyoscyamine+scopolamine（日局0.29%以上）

ン」,「トウモロコシデンプン」,「トラガント(末)」,「ハチミツ」,「バレイショデンプン」,「ロジン」の9種を除く112種について代表的な含有成分をまとめた(表2)。「オウゴン」,「オウバク」など19生薬にHPLC法による含量試験が設定されている。それらの指標成分は当該生薬の品質を評価できる成分,薬効を代表する成分といえるが,TLC法による確認試験のための指標成分さえ設定できていない生薬が数多い現状では,設定が困難な生薬は多い。しかし,カラムなどシステム性能が向上し,UV,RI,MS検出器など検出法も多様化し,分析対象からの制約が少なくなり,生薬の理化学的品質評価法として,ますますHPLC法が繁用されることは間違いがない。

3 各 論

　生薬の品質は基原,産地(市場品),部位別,調製加工,採取時期(季節的変動),栽培化(栽培年数,野生品との比較),周年変化(天候),採取からの経年変化(品質劣化)などにより変動し,生薬毎に変動因子の影響が異なり,画一的ではない。そのなかでも生薬の品質確保には基原の限定が最重要課題である。一生薬,一基原が理想と考えられるが,資源の確保,歴史的な背景などから類似基原を認めている。生薬は根,根茎など薬用部位が限定され,また,産地,生育環境の違い,交配雑種などによる変動もあり,成分分析だけによる基原の同定は厳密には難しい場合が多い。

　一方,分析対象として,「生薬」を考察するとき,ほとんどの成分は未詳であり,また指標成分に限定しても,その類縁成分などの影響で,ピークの単一性(特異性),真度が判然としない特性がある。また,分析操作における成分の挙動は加水分解,異性化,酵素分解など多種多様である。HPLCによる生薬の理化学的評価法についての報告は多く,総論的には成書[1]にまとめられている。ここでは日局「生薬」の一部についてHPLC法を用いた理化学的品質評価の現状,課題について考察を加えた。

3.1 マオウ(麻黄)

　日局「マオウ」は*Ephedra sinica* Stapf, *E.intermedia* Schrenk et C.A.Meyerまたは*E.equisetina* Bunge (*Ephedraceae*) の地上茎で,総アルカロイド[ephedrine (E) およびpseudoephedrine (PE)] 0.7%以上を含む。EおよびPEの他にエフェドリン類として,少量のnorephedrine (NE), norpseudoephedrine (NPE), methylephedrine (ME), methyl-pseudoephedrine (MPE)を含む(図1)。それらのHPLC条件として,通常,ラウリル硫酸ナトリウム(SDS)を用いたペアードイオン法が多用されるが,日局収載の条件も含め,6種アルカロイドを完全に分離することは困難である[2,3]。EおよびPEの含量および組成比については基原お

よび生育環境により異なる。E.intermediaを基原とするもの[4]または甘粛省，青海省産，ロシア産についてはPEの含量比が高く，特徴的である（図2)[5]。また，Eは発汗，中枢興奮，鎮咳作用など，PEは抗炎症，利尿作用などで薬効に違いがあることは明らかであるので，製品の品質確保の観点からは目的に応じて使い分けること，一定組成の生薬を確保することが必要な生薬である。

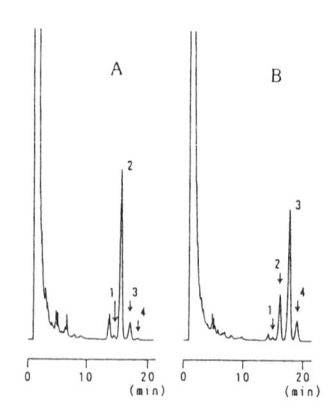

E: R_1=H, R_2=CH_3
NE: R_1=H, R_2=H
ME: R_1=CH_3, R_2=CH_3

PE: R_1=H, R_2=CH_3
NPE: R_1=H, R_2=H
MPE: R_1=CH_3, R_2=CH_3

図1

図2　HPLC Chromatograms of Ephedrine Alkaloids in Ephedra Herbs[5]

Column : Develosil ODS-5 (4.6mm i.d.×15cm), Mobile phase : 0.05M KH_2PO_4 (H_3PO_4 2mL/L)/MeCN (2:1) containing 0.25% SDS, Detect. : UV210nm, Flow rate : 1.1mL/min, Column temp. : 40℃
A : Gansu（甘粛），B : Heilong（黒龍）；1 : NE, 2 : PE, 3 : E, 4 : ME

3.2　カンゾウ（甘草）

日局「カンゾウ」はG.uralensis FisherまたはG.glabra Linne（Leguminosae）の根およびストロンで，ときには周皮を除いたもの（皮去りカンゾウ）で，glycyrrhizic acid (1) 2.5%以上を含む。市場品にはこれら基原に基づく東北甘草，西北甘草があり，味，外観に差異が認

第7章 液体クロマトグラフィーによる局方生薬の品質評価

められるが，HPLCクロマトパターンにはほとんど差異がない（図4）。規定外の*G. inflata*を基原とする新彊甘草は，特徴的な成分としてlicochalcone A（3）を含み[6]，また，1の測定の際に1のエピマーであるliquiritic acid diglucuronide（2）に基づくピークが認められることから，鑑別が可能である[6-8]。また，米田らはliquiritin（4）などのフラボノイドの分析を報告[9]している。

図3

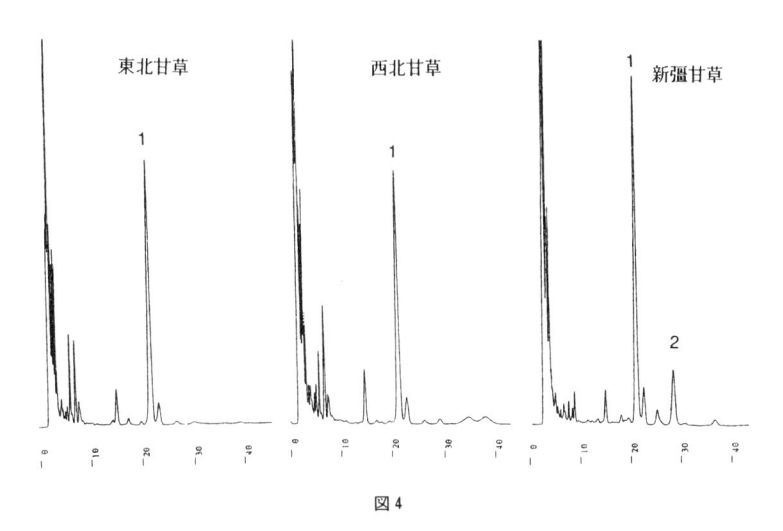

図4

Column : YMC-ODS A-312 (6.0mm i.d.×15cm), Mobile phase : MeOH/0.05M NaH_2PO_4 (H_3PO_4 2mL/L) (5:3), Detect. : UV254nm, Flow rate : 1.2mL/min, Column temp. : 40℃

3.3 コウボク（厚朴）

日局「コウボク」はホウノキ*Magnolia obovata* Thunberg, *M. officinalis* Rehder et Wilsonまたは*M. officinalis* Rehder et Wilson var. *biloba* Rehder et Wilson（*Magno-*

liaceae)の樹皮であり，magnolol (1) 0.8％以上を含む。honokiol (2) も樹皮の特徴的な成分として日本産(和厚朴*Magnolia obovata*を基原とする)では1の約30％程度含まれるが中国産(唐厚朴*M.officinalis*を基原とする)では様々であり，magnoflorine (3) およびmagnocurarine (4) のアルカロイドの比較では日本産は中国産に比べ，4の含量がかなり高い傾向がある[10]。また，methyleugenol (5), magnolignan A (6) が唐厚朴にのみ存在し，両者を鑑別できるとの報告[11]もある。

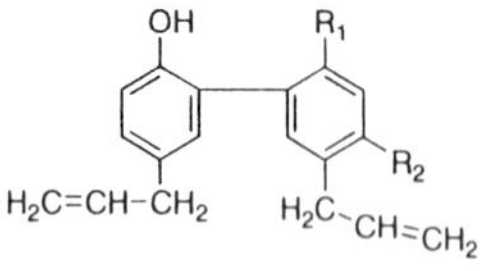

1:R_1=OH, R_2=H
2:$R_1$1=H, R_2=OH

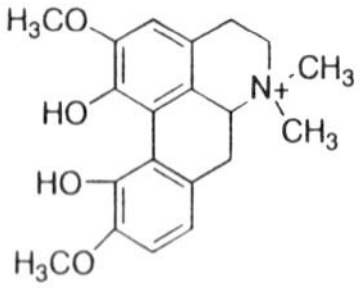

3

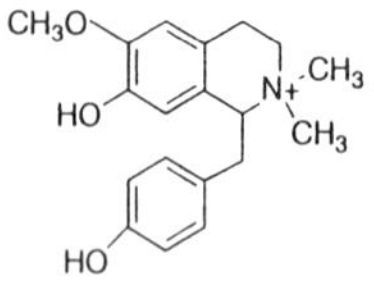

4

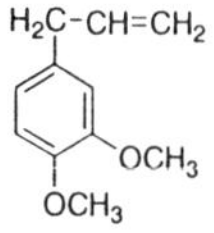

5

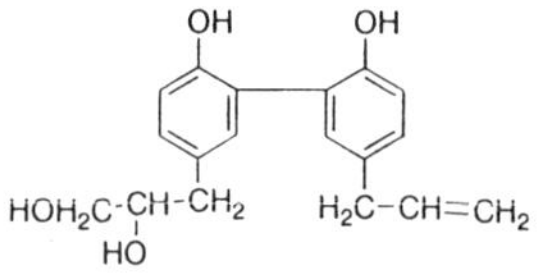

6

図5

3.4 オウレン(黄連)，オウバク(黄柏)

日局「オウレン」はオウレン*Coptis japonica* Makino, *C.chinensis* Franchet, *C.deltoidea* C.Y.Cheng et Hsiaoまたは*C.teeta* Wallich (Ranunculaceae)の根，日局「オウバク」はキハダ*Phellodendron amurense* Ruprechtまたは*P.chinense* Schneider (Rutaceae)の周皮を除いた樹皮で，それぞれ，berberine (5，塩化物として) 4.2％以上，1.2％以上を含む。「オウレン」は類縁アルカロイドとして，coptisine (3), jateorrhizine (2), palmatine (4) などを含む。また，総アルカロイド含量は日本産(*Coptis japonica*を基原とする)に比して，中国産(味連: *C.chinensis*, 雅連: *C.deltoidea*, 雲連: *C.teeta*を基原とする)の方が高い[12]。また，調製工程にお

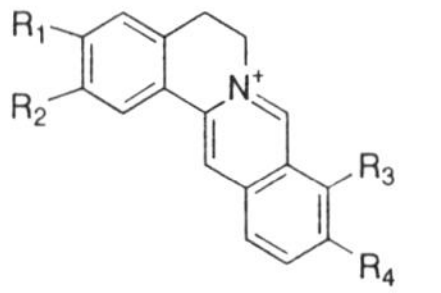

	R_1	R_2	R_3	R_4
1:	OCH$_2$O		OH	OCH$_3$
2:	OH	OCH$_3$	OCH$_3$	OCH$_3$
3:	OCH$_2$O		OCH$_3$	OCH$_3$
4:	OCH$_3$	OCH$_3$	OCH$_3$	OCH$_3$
5:	OCH$_2$O		OCH$_3$	OCH$_3$

図6

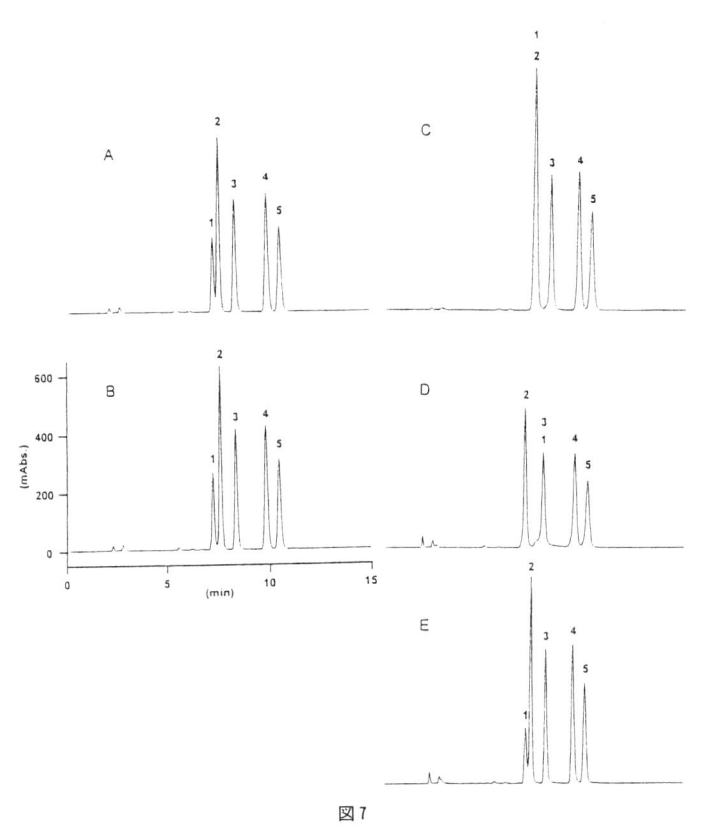

第7章 液体クロマトグラフィーによる局方生薬の品質評価

図7

Column : A : TSK-gel ODS-80Ts (4.6mm i.d.×25cm), B : Wakosil-Ⅱ 5C$_{18}$ AR (4.6mm i.d. ×25cm), C : Develosil ODS HG-5 (4.6mm i.d.×25cm), D : Nucleosil 100-5C$_{18}$ (4.6mm i.d.× 25cm), E : YMC-pack ODS A-303 (4.6mm i.d.×25cm), Mobile phase: KH$_2$PO$_4$ 3.4g, SDS 1.7g, H$_2$O/MeCN (1:1) 1000mL, Detect. : UV345nm, Flow rate : A ; 1.0, B ; 1.0, C ; 1.0, D ; 1.2, E ; 1.0mL/min, Column temp. : 40℃
1 : berberrubine, 2 : jateorrhizine, 3 : coptisine, 4 : palmatine, 5 : berberine

ける加熱により，当該生薬が赤味を帯びる原因成分として，広島産オウレンおよび中国産の味連からberberrubine (1) を同定している[13]。市販各種カラムにおける類縁アルカロイドの分離を示した（図7）。日局条件で測定するとき，berberineについては測定に問題がないが，類縁成分の分離挙動に差異が認められ，特にberberrubineはテーリング傾向が認められる。「オウバク」の品質評価については徳島自生のキハダの分布について，berberine, jateorrhizine, palmatine, magnoflorineを指標とした報告[14]がある。

3.5 カッコン（葛根）

日局「カッコン」はクズ*Pueraria lobata* Ohwi（*Leguminosae*）の周皮を除いた根である。成分として，puerarinが主イソフラボノイド配糖体でHPLC法による試験条件および2.0%以上の含量規格が提案されている。puerarinの7-OH基はイオン化し，ピークの形状が悪くなり，理論段数の低下が観察されるので，イオン抑制が必要である。また，中国薬典では甘葛藤 *P.thomsonii* Benthを基原とする粉葛も規定されているが，性状が違い，puerarinの含量が

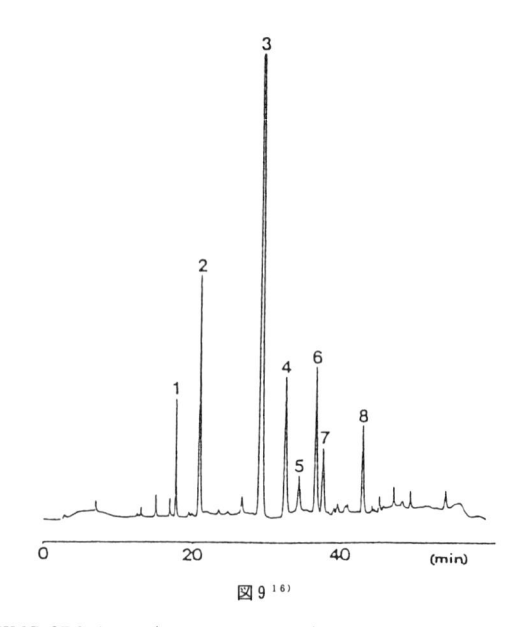

	R_1	R_2	R_3	R_4	R_5
1:	H	H	Glc	H	Glc
2:	H	H	Glc	OH	H
3:	H	H	Glc	H	H
4:	H	H	Glc	OMe	H
5:	H	H	Glc(6)-Xyl	H	H
6:	H	H	Glc(6)-Api	H	H
7:	H	Glc	H	H	H
8:	OH	H	Glc(6)-Api	H	H

図8

図9[16]

Column : YMC-ODS A-312 (6.0mm i.d.×15cm), Mobile phase : A : 0.05M NaH_2PO_4/MeOH (10 : 1), B : MeOH/H_2O (10 : 1), Gradient : A ; 100%→B ; 40%/40min, Detect. : UV254nm, Flow rate : 1.0mL/min, Column temp. : 40℃, Sample : 韓国産
1 : daidzein 4'-O, 8-C-diglucoside, 2 : PG-1, 3 : puerarin, 4 : PG-3, 5 : puerarin xyloside, 6 : mirificin, 7 : daidzin, 8 : daidzein 8-C-apiosyl (1→6) glucoside

0.3%程度であることより,識別は容易である。また,puerarin, daidzinなどフラボノイドの一斉分析の報告[15, 16]もある(図9)。

3.6 キジツ(枳実),チンピ(陳皮),トウヒ(橙皮)

柑橘類由来の生薬は多く,そのうち,日局「キジツ」はダイダイ*Citrus aurantium* Linne var. *daidai* Makino, *C.aurantium* Linneまたはナツミカン*C.natsudaidai* Hayata (Rutaceae)の未熟果実をそのまままたはそれを半分に横切したものである。キコク(枳殻)は生育度が異なり,形状がやや大きいが,日局では「キジツ」に包含され,また,亜種ハッサク *C.aurantium* subsp. *Hassaku* (T.Tanaka) Hiroe (= *C.hassaku* hort. Ex T.Tanaka) も基原植物に含まれる。日局「チンピ」はウンシュウミカン*C.unshiu* Markovichまたは*C.reticulata* Blanco (Rutaceae)の成熟した果皮,日局「トウヒ」は*C.aurantium* Linneまたはダイダイ*C.aurantium* Linne var. *daidai* Makino (Rutaceae)の成熟した果皮である。成分分析についてはnaringin (1), neohesperidin (2), hesperidin (3), narirutin (4)など

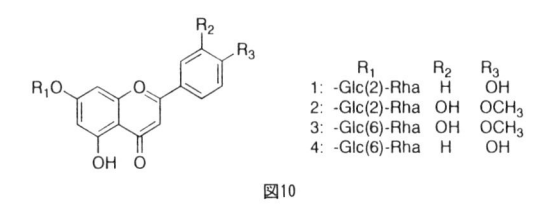

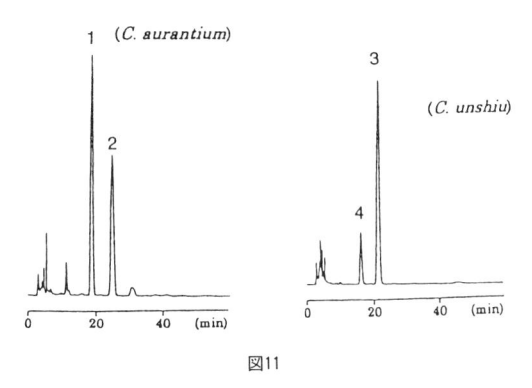

	R_1	R_2	R_3
1:	-Glc(2)-Rha	H	OH
2:	-Glc(2)-Rha	OH	OCH_3
3:	-Glc(6)-Rha	OH	OCH_3
4:	-Glc(6)-Rha	H	OH

図10

図11

Column : YMC-ODS A-312 (6.0mm i.d.×15cm), Mobile phase : 0.05M NaH_2PO_4 (pH2.4) / MeOH (65 : 35), Detect. : UV284nm, Flow rate : 1.0mL/min, Column temp. : 40℃
1 : naringin, 2 : neohesperidin, 3 : hesperidin, 4 : narirutin

のフラボノール配糖体[17]の他,各種フラボノイド,フロクマリン類を分析することにより,基原が同定でき,「キジツ」および「トウヒ」は1および2,「チンピ」は3を指標成分として規定するのが適切であり[18],代表的なキジツ,チンピのHPLCパターンを示した(図11)。

3.7 ソウハクヒ (桑白皮)

「ソウハクヒ」はマグワ*Morus alba* Linne (*Moraceae*) の根皮である。基原同定の指標成分として,フラボノイド[19]およびスチルベン配糖体であるmulberroside A (1)[20]がある。市場品として,*M.alba*以外の*M.mongolica* (Bureau) Schneiderを基原とするものがあり,1を含有しない[20](図13)。1については気管平滑筋に対する弛緩作用が報告され,品質評価の指標として相応しい[20,21]。

図12

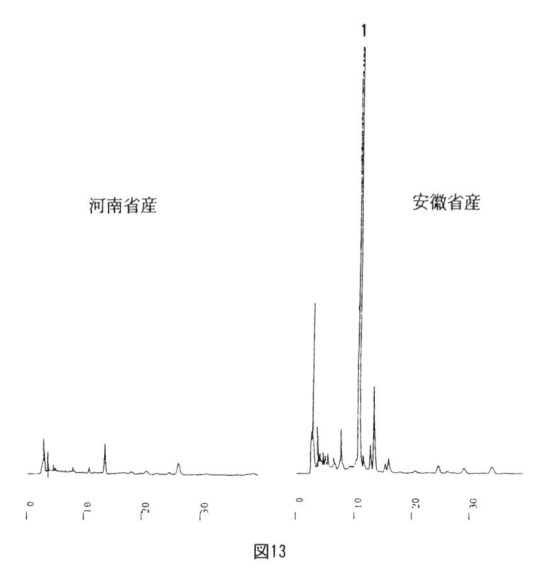

図13

Column : YMC-pack ODS A-312 (6.0mm i.d.×15cm), Mobile phase : 0.05M NaH_2PO_4 (pH2.4) /MeCN (9 : 1), Detect. : UV300nm, Flow rate : 1.0mL/min, Column temp. : 30℃

3.8 サイシン (細辛),ボウイ (防已),モクツウ (木通),モッコウ (木香)

日局「サイシン」はウスバサイシン*Asiasarum sieboldii* F.Maekawaまたはケイリンサイ

第7章 液体クロマトグラフィーによる局方生薬の品質評価

シン A.heterotropoides, F.Maekawa var. mandshuricum F.Maekawa (Alistolochiaceae) の根および根茎である。薬用部位でない地上部 (葉, 葉柄, 花, 果実) には腎障害の惹起成分とされる aristolochic acid Ⅰ (AA-1) が含まれる。日局「ボウイ」はツヅラフジ科 (Menispermaceae) のオオツヅラフジ Sinomenium acutum Rehder et Wilson, 日局「モクツウ」はアケビ科 (Lardizabalaceae) のアケビ Akebia quinata Decaisne

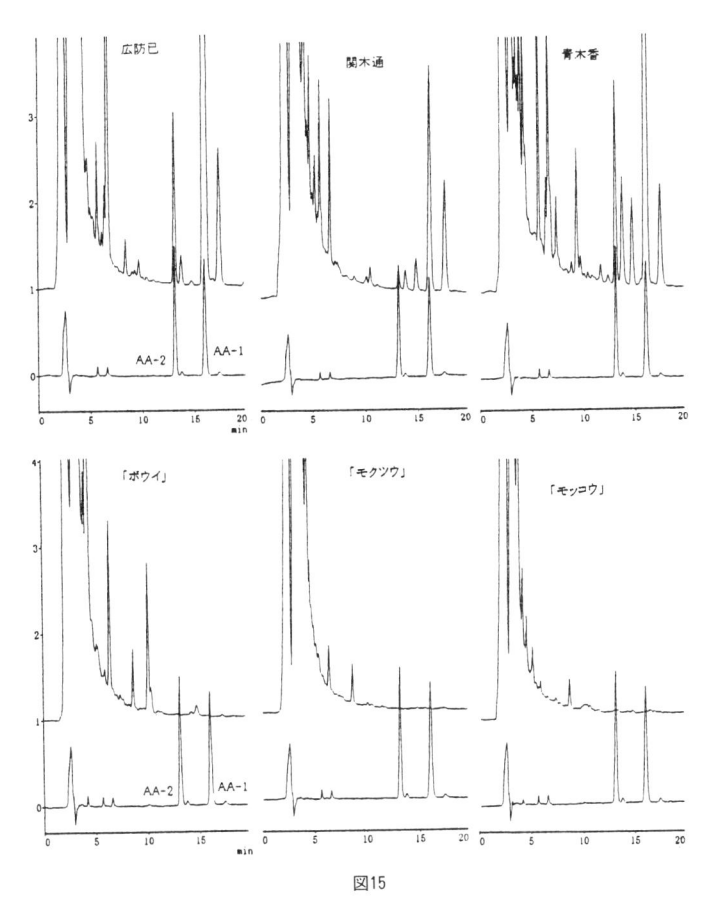

AA-1: R=OCH$_3$
AA-2: R=H

図14

図15

Column : TSK-gel ODS-80Ts (4.6mm i.d.×25cm), Mobile phase : 0.05M NaH$_2$PO$_4$ (H$_3$PO$_4$ 2mL/L) /MeCN (11:9), Detect. : UV318nm, Flow rate : 1.0mL/min, Column temp. : 45℃

図16

またはミツバアケビ A.trifoliata Koidzumi および日局「モッコウ」はキク科（Compositae）の Saussurea lappa Clarke を基原とし，AA-1を含まないが，中国薬典（2000年版）では同名異種生薬として，それぞれ，ウマノスズクサ科（Aristolochiaceae）を基原とする広防已（A.fangchi），関木通（A.manshuriensis）および青木香（A.debilis）があり，いずれもAA-1を含有する（図15）ので注意が必要である。「日局14」参考情報にHPLC法による試験法（純度試験）が収載されている。

「モッコウ」についてはcostunolide（1）および dehydrocostuslactone（2）の報告[22,23]がある。「ボウイ」についてはsinomenine（3），magnoflorine（4）について検討され，3は部位により含量に大きな差異があり，地上茎より匍匐茎の方が高い[24]。「サイシン」では精油：methyleugenol（5），リグナン成分：（−）-asarinin（6）およびサイシンアミド成分：（2E, 4E, 8Z, 10E）-N-isobutyl-2,4,8,10-dodecatetraen-

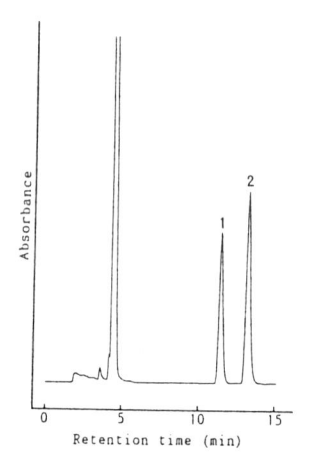

図17 HPLC Profile of CHCl$_3$ Extract of Saussurea lappa [23]

Column : Puresiil 5C$_{18}$ (4.6mm i.d.×15cm), Mobile phase : MeOH/H$_2$O (65 : 35), Detect. : UV220nm, Flow rate : 0.9mL/min, Column temp. : 40℃

1 : costunolide, 2 : dehydrocostuslactone

amide (7) を指標とすることが適切である[25]。「モクツウ」はサポニン (hederagenin, olea-noic acid, norajunolic acidの配糖体) を含む[26]がHPLC法での報告は見当たらない。

3.9 タクシャ (沢瀉)

日局「タクシャ」はサジオモダカ *Alisma orientale* Juzepczuk (*Alismataceae*) の塊茎で，通例，周皮を除いたもので，市場には四川省産 (川沢瀉) および福建省産 (建沢瀉) がある。特徴的な成分はalisol A monoacetate (1), alisol B (2), alisol B monoacetate (3), alisol C monoacetate (4) などの四環性トリテルペン類で，両者は組成が異なるが，四川省産の方が含量が高い傾向がある[27,28]。また，2, 3, 4などは加水分解し，epoxy環が開裂し，alisol A

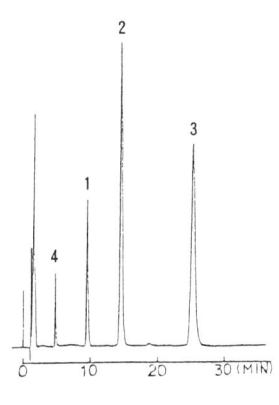

図18

図19[27]

Column : Novapak C_{18} (3.9mm i.d.×15cm), Mobile phase: MeCN /H_2O (55 : 45), Detect. : UV208nm (1-3), UV246nm (4), Flow rate : 0.8mL/min, Column temp. : 40℃
 1 : alisol A monoacetate, 2 : alisol B, 3 : alisol B monoacetate,
 4 : alisol C monoacetate

などを生成する[29]ので，試料溶液の調製では抽出挙動を把握することが必要である。

3.10 センブリ（当薬）

日局「センブリ」はセンブリ *Swertia japonica* Makino (Gentianaceae) の開花期の全草であり，swertiamarin (1) 2.0%以上を含む。1のほかに苦味成分として，amarogentin (2)，amaroswerin (3)，gentiopicroside (4) などがあり，それら成分の花，葉，茎，根の含量を測定し，花期採取の優位性について報告している[30]。

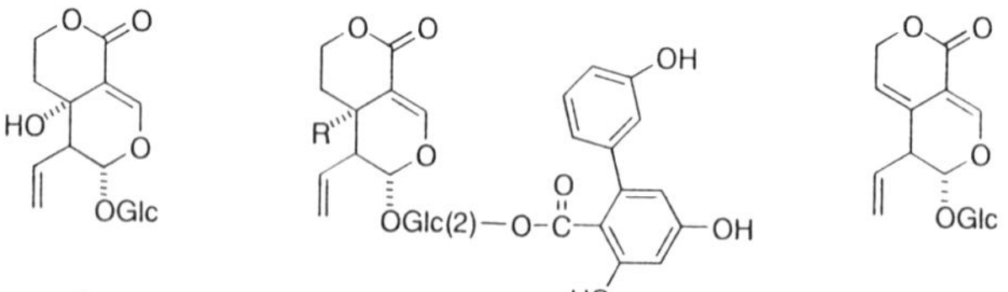

図20

3.11 ニンジン（人参），コウジン（紅参）

日局「ニンジン」はオタネニンジン *Panax ginseng* C.A.Meyer (*Panax schinseng* Nees) (Araliaceae) の細根を除いた根またはこれを軽く湯通ししたもの，日局「コウジン」はオタネニンジンの根を蒸したものである。この修治過程で ginsenoside Rg_1 (1)，Rb_1 (2) などにおける20位糖鎖の脱離と malonyl-ginsenoside Rb_1 (3) などの酸性サポニンでは脱マロニル化が起こる[31]。HPLC法によるサポニンの定量についての報告は多い[32]が，試料調製の操作過程においてもマロニル基の脱離などは起こると考えられるので，目的に応じた試料調製法を工夫

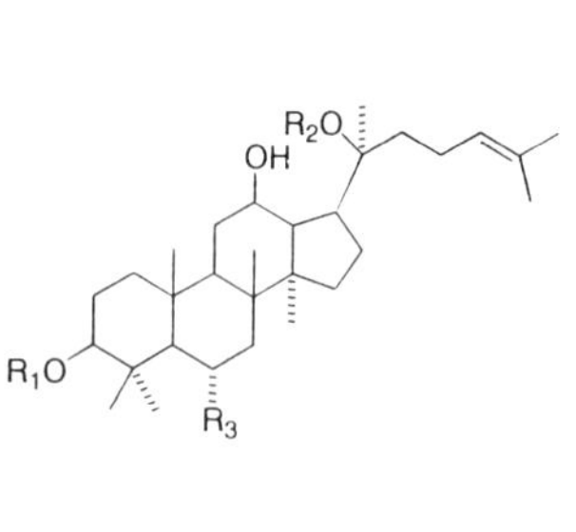

1: R_1=H
　R_2=Glc
　R_3=Glc
2: R_1=Glc(2)-Glc
　R_2=Glc(6)-Glc
　R_3=H
3: R_1=Glc(2)-Glc(6)-malonyl
　R_2=Glc(6)-Glc
　R_3=H

図21

第7章 液体クロマトグラフィーによる局方生薬の品質評価

し，調製過程での成分変化を把握することは必要である。

3.12 ジオウ（乾地黄，熟地黄）

日局「ジオウ」はアカヤジオウ *Rehmannia glutinosa* Liboschitz var. purpurea Makino または *R. glutinosa* Liboschitz (*Scrophulariaceae*) の根またはそれを蒸したものである。成分分析として，生地黄で高含量である catalpol (1) は乾地黄または熟地黄ではほとんど残存しない[33]。熟地黄への修治過程での成分変化は糖類で顕著で，stachyose (2) の消失とそれに

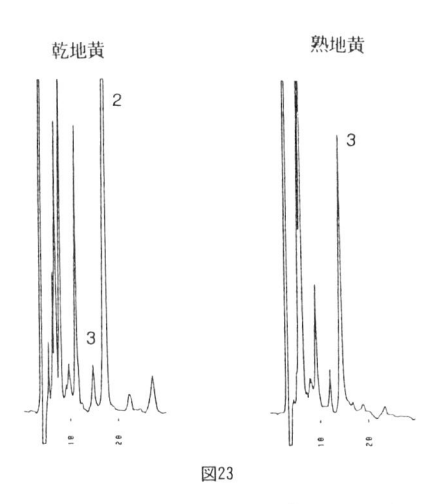

図22

図23

Column : YMC-pack PA-03 (4.6mm i.d.×25cm), Mobile phase : MeCN/H₂O (65 : 35), Detect. : RI, Flow rate : 1.0mL/min, Column temp. : 40℃, Sample : 河南省産ジオウ

伴って生成するmanninotriose（3）を指標とすることができる。

3.13 キョウニン（杏仁），トウニン（桃仁）

日局「キョウニン」はホンアンズ*Prunus armeniaca* Linneまたはアンズ*P.armeniaca* Linne var. *ansu* Maximowicz（*Rosaceae*）の種子，「トウニン」はモモ*P.persica* Batschまたは*P.persica* Batsch var. *davidiana* Maximowicz（*Rosaceae*）の種子である。成分として，共にamygdalin（1）を含み，キョウニンの方が高含量である。1は生薬中に存在するemulsin（β-glucosidase）により，purnasin（3）→mandelonitrile（4）→benzaldehyde（5）の経路で酵素分解することが良く知られている[34]。また，1は水溶液中で可逆的にneo-amygdalin（2）にラセミ化し，高いpHでは反応が促進される[35]。以上の知見から，試料調製法として，水を使用しないメタノールでの加熱還流抽出法[34]は妥当性がある。1および2の分離についてはメタノールを組成とする移動相では分離しないが，アセトニトリル系の移動相でカラム温度を低くすることにより分離が可能である（図25）。

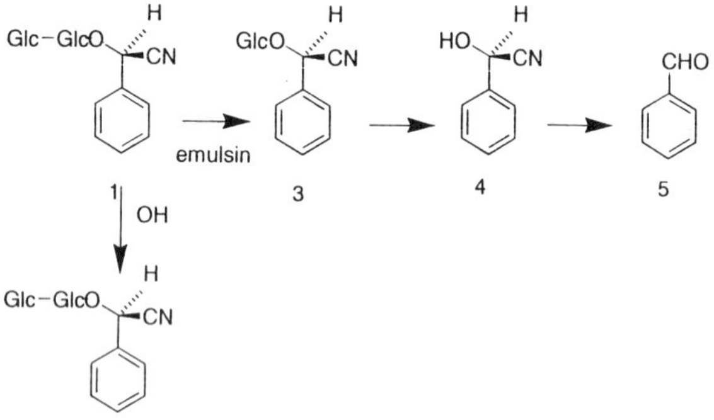

図24

3.14 サイコ（柴胡）

日局「サイコ」はミシマサイコ*Bupleurum falcatum* Linne（*Umbelliferae*）の根である。成分としてはsaikosaponin a（1），saikosaponin c（2），saikosaponin d（3）が良く知られ，定量法についても種々検討されている[36]。また，漢方製剤などでは夾雑成分が多く，低波長域（203nm）での測定は困難であるので，酸処理により，UV感度に優れるジエン体，saikosa-

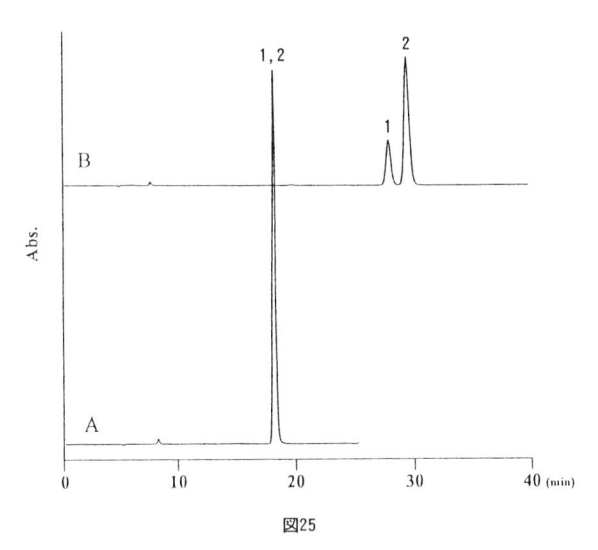

第7章　液体クロマトグラフィーによる局方生薬の品質評価

図25

Column : YMC-pack ODS A-303 (4.6mm i.d.×25cm), Mobile phase : A : H_2O/MeOH (4 : 1), B : H_2O/MeCN (10 : 1), Detect. : UV210nm, Flow rate : A : 0.6, B : 0.8mL/min, Column temp. : A : 40℃, B : 15℃

ponin b_1 (4), saikosaponin b_2 (6) に変換する方法[37]が繁用される。さらに，1，3についてはmalonylginsenoside類と同様にmalonylsaikosaponin a (7), malonylsaikosaponin d (8) が報告[38]されているので，試料調製法の設定には考慮が必要である。

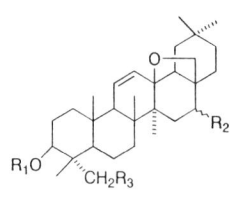

	R_1	R_2	R_3
1:	Glc-Fuc-	β-OH	OH
2:	Glc-Glc(Rham)-	β-OH	H
3:	Glc-Fuc-	α-OH	OH
7:	malonyl-(6)Glc-Fuc-	β-OH	OH
8:	malonyl-(6)Glc-Fuc-	α-OH	OH

	R_1	R_2	R_3
4:	Glc-Fuc-	β-OH	OH
5:	Glc-Glc(Rham)-	β-OH	H
6:	Glc-Fuc-	α-OH	OH

図26

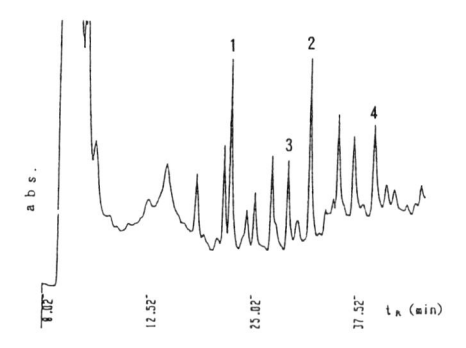

図27 HPLC of MeOH Extract of Bupleuri Radix[38]

Column : Lichrosorb RP-18 (4mm i.d.×25cm, particle size, 7μm), Eluent : MeCN/0.05M (NH$_4$) H$_2$PO$_4$ (3:7) →liner grad./15min→MeCN : 0.07M (NH$_4$) H$_2$PO$_4$ (1:1), Detect. : UV205nm, Flow rate : 1.0mL/min, Oven temp. : 40℃

3.15 サンシュユ（山茱萸）

日局「サンシュユ」はサンシュユ*Cornus officinalis* Siebold et Zuccarini (*Cornaceae*) の偽果の果肉である。morroniside (1), loganin (2) が単離されている[39]。1について は7α, 7β-体の混合物で，移動相Aでは分離しないが，移動相Bでは分離する傾向が示されて いる[40]。それらの生薬中での含量，異性化の挙動などの詳細は明らかでない。

図28

3.16 クジン（苦参）

日局「クジン」はクララ*Sophora fravescens* Aiton (*Leguminosae*) の根で，しばしば周皮 を除いたものである。ルピン系アルカロイドmatrine (Ⅰ), matrine N-oxide (oxymatrine, Ⅱ), sophocarpine N-oxide (Ⅲ), sophocarpine (Ⅳ) についての報告では市場品（中国産） ではⅠ～Ⅲは検出されるが，採取品（和産）ではⅢは検出されていない。また，Ⅰが主アルカロ

図29[40]

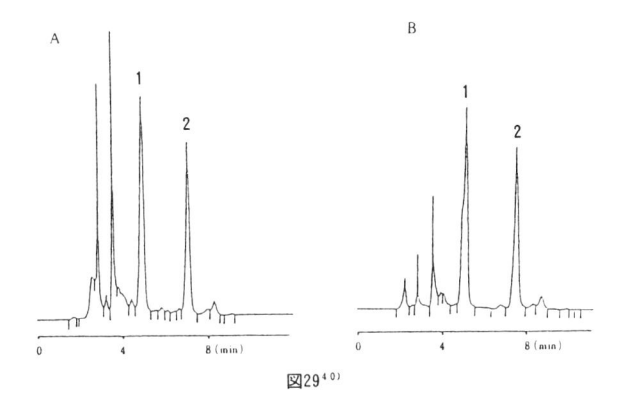

Column : YMC-pack ODS A-312 (6.0mm i.d.×15cm), Mobile phase : A : 0.05M NaH$_2$PO$_4$/MeCN (6 : 1), B : H$_2$O/MeCN (6 : 1), Detect. : UV240nm, Flow rate : 1.0mL/min, Column temp. : 40℃

イドとされているが, II の方が含量が高く, 抽出, 単離過程での II から I への変換があることを確認している (図31)[41]。

図30

3.17 センキュウ (川芎)

日局「センキュウ」はセンキュウ Cnidium officinale Makino (Umbelliferae) の根茎を, 通例, 湯通ししたものである。成分として,「トウキ」と同じく, ligustilide (1) を含み, また, 安定性の検討では, 1 は butylidenephthalide (2) などに分解することが GC 法により, 測定されている[42]。センキュウ末 (sample : A) をガラス瓶 (密栓, 遮光) で 40℃, 6 カ月間保管した場合 (sample : B), 1 は約 50％程度に減少し, 2 は増加した (図33)。精油など揮発性成分の分析については GC 法が多用されるが, HPLC 法では有機溶媒での分配抽出, 減圧濃縮などを回避でき, 試料溶液調製が緩和な条件で行えるなど長所も多い。

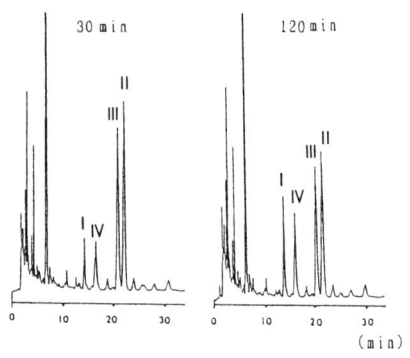

図31 HPLC Chromatograms on Conversion of Matrine N-oxide (II) to Matrine (I) during Extraction of Sophora Root (sample D/China) in H_2O at 100℃[41]

Column : YMC-ODS A-312 (6.0mm i.d.×15cm), Mobile phase : 0.05M NaH_2PO_4 (H_3PO_4 2mL/L) /MeCN/MeOH/$NaClO_4$ (940 : 50 : 10 : 20), Detect. : UV220 nm, Flow rate : 1.5mL/min, Column temp. : 40℃

図32

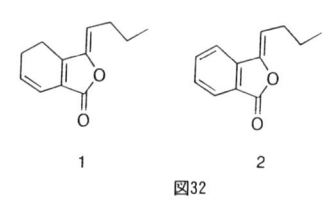

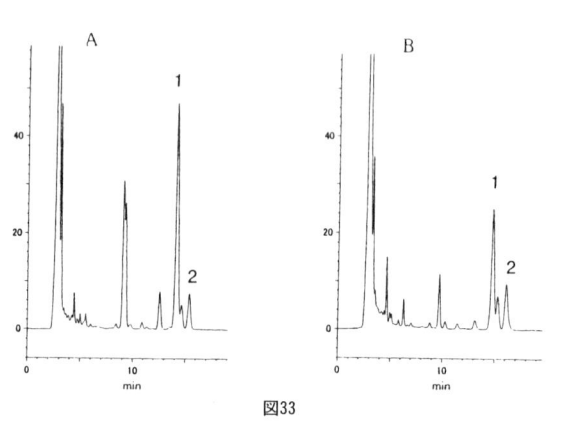

図33

Column : YMC-pack ODS A-312 (6.0mm i.d.×15cm), Mobile phase : MeOH /0.05M NaH_2PO_4 (65 : 35), Detect. : UV254nm, Flow rate : 1.0mL/min, Column temp. : 40℃

第7章 液体クロマトグラフィーによる局方生薬の品質評価

文　　献

1) 原田正敏編,「繁用生薬の成分定量」, 廣川書店 (1989); 糸川秀治監修,「生薬の開発と評価」, シーエムシー (1993)
2) K.Sagara, T.Osima, T.Misaki, Chem.Pharm.Bull., 31, 2359 (1983)
3) 人見信之, 清水袈裟光, 山本惠一, 三浦　治, 弓岡栄三郎, 分析化学, 35, 202 (1986)
4) Y.M.Liu, S.J.Sheu, S.H.Chiou, H.C.Chang, Y.P.Chen, Planta Medica, 59, 376 (1993)
5) 田中俊弘, 大場幸次, 川原一仁, 酒井英二, Natural Medicines, 49, 418 (1995)
6) 中村英雄, 和田盛隆, 内田　勝, 日本薬学会第100年会講演要旨集, p.258 (1980)
7) 西本和光, 安田一郎, 現代東洋医学, 2, 56 (1981)
8) 相楽和彦, 齋藤文孝, 平山総良, 須藤桂一, 岩崎英樹, 鈴木英世, 尾崎幸紘, 佐竹元吉, 第26回生薬分析シンポジウム講演要旨, p.64 (1997)
9) 米田該典, 山形悦子, 辻村美津子, 生薬, 44, 202 (1990); 米田該典, 山形悦子, 照屋美穂, 生薬, 45, 220 (1991)
10) 川合　保ら, 第25回生薬分析シンポジウム講演要旨, p.15 (1996); 有本恵子ら, Natural Medicine, 53, 80 (1999)
11) 上田條二, 大澤啓助, Natural Medicine, 53, 1 (1999)
12) 米田該典, 山形悦子, 宮浦雅子, 華　龍津, 水野瑞夫, 生薬, 41, 205 (1987); 米田該典, 山形悦子, 華　龍津, 水野瑞夫, 生薬, 42, 116 (1988)
13) 米田該典, 山形悦子, 神保みずほ, 成戸俊介, 生薬, 43, 129 (1989)
14) 土佐政二, 石原朗子, 野瀬康代, 牛川　務, 吉田節也, 中澤裕之, 富松利明, 生薬, 43, 28 (1989)
15) Y.Ohshima, T.Okuyama, K.Takahashi, T.Takizawa, S.Shibata, Planta Medica, 54, 250 (1988)
16) 土田貴志, 東郷由賀里, 山本惠一, 人見信之, 弓岡栄三郎, 王徳群, 第18回生薬分析シンポジウム講演要旨, p.24 (1989)
17) 土佐政二, 石原朗子, 豊田正仁, 吉田節也, 中澤裕之, 富松利明, 生薬, 43, 41 (1988)
18) 土田貴志, 山本知枝, 山本惠一, 人見信之, 小坂　昇, 岡田正道, 小松かつ子, 難波恒雄, Natural Medicines, 51, 205, 231 (1997)
19) 布目慎勇, 岡田　稔, 羽野芳生, 深井俊夫, 野村太郎, 三橋　博, Natural Medicines, 48, 71 (1994)
20) 布目慎勇, 近藤健児, 寺林　進, 佐々木　博, 成　暁, 郝　小江, 岡田　稔, Natural Medicines, 54, 33 (2000)
21) 邱　峰, 川崎香奈子, 小松健一, 斉藤健一, 鹿野美弘, 姚　新生, 日本生薬学会第42回年会講演要旨集, p.229 (1995)
22) F.Yoshizaki, M.Koyanagi, M.Madarame, S.Hisamichi, Shoyakugaku Zasshi, 39, 243 (1985)
23) 米田該典, 須磨一夫, 山形悦子, 畠山好雄, 熊谷健雄, 生薬, 43, 59 (1989); 米田該典,

西　章嘉，前平由紀，畠山好雄，飯田　修，*Natural Medicines*, 48, 28 (1994)
24) 布目慎勇，岡田　稔，三橋　博，生薬, 45, 40 (1991)
25) 橋本和則，岡田　稔，丸野政雄，*Natural Medicines*, 48, 39 (1994)
26) Y.Kumekawa, H.Itokawa, M.Fujita, *Chem.Pham.Bull.*, 22, 2294 (1974) ; R.Higuchi, T.Kawasaki, *Chem.Pham.Bull.*, 24, 1314 (1976)
27) 中島嘉次郎，林　千晶，伊東　宏，伊田喜光，庄司順三，日本生薬学会第34回年会講演要旨，p.44 (1987)
28) 吉川雅之，山口祥子，茶谷展安，西野由貴江，松岡敏郎，山原條二，村上啓寿，久保道徳，松田秀秋，第22回生薬分析シンポジウム講演要旨，p.102 (1993)
29) T.Murata, M.Shinohara, M.Miyamoto, *Chem.Pharm.Bull.*, 18, 1369 (1970)
30) Y.Takino, M.Koshioka, M.Kawaguchi, T.Miyahara, H.Tanizawa, Y.Ishii, M.Higashino, T.Hayashi, *Planta Medica*, 38, 351 (1980)
31) 北川　勲，谷山登志男，渋谷博孝，野田　透，吉川雅之，薬誌, 107, 495 (1987)
32) T.Nagasawa, T.Yokozawa, Y.Nishino, H.Oura, *Chem.Pharm.Bull.*, 28, 2059 (1980) ; 西本喜重，正木志津子，林　信一，竹本常松，林　輝明，辻　仁孝，生薬, 40, 345 (1986) ; H.Yamaguchi, R.Kasai, H.Matsuura, O.Tanaka, T.Fuwa, *Chem. Pharm.Bull.*, 36, 3468 (1988) ; 金沢秀子，永田佳子，松島美一，友田正司，高井信治，生薬, 43, 121 (1989)
33) 大塩春治，成瀬義知，井上博之，生薬, 35, 291 (1981)
34) 赤堀　昭，香川清水，生薬, 37, 241 (1983)
35) Y.Takahashi, S.Kawai, *Chem.Pharm.Bull.*, 32, 778 (1984)
36) 寺内正裕，金森久幸，坂本征則，鶸池昭二三，加藤睦子，神田博史，生薬, 47, 213 (1993)
37) H.Kimata, C.Hiyama, S.Yahara, O.Tanaka, O.Ishikawa, M.Aiura, *Chem. Pharm.Bull.*, 27, 1836 (1979) ; 山路　昭，前田義美，大石雅子，廣谷芳彦，紀氏汎恵，平岡栄一，米田該典，薬誌, 104, 812 (1984)
38) N.Ebata, K.Nakajima, H.Taguchi, H.Mitsuhashi, *Chem.Pharm.Bull.*, 38, 1432 (1990)
39) 遠藤　徹，田口平八郎，薬誌, 93, 30 (1973)
40) 原田正敏編，「繁用生薬の成分定量」，p.185 (1989)
41) 山本惠一ら，*Natural Medicines*, 48, 180 (1994)
42) 本間正一，山岸　喬，昭和51年度厚生科学研究報告，p.200 (1976)

第8章 生薬の微生物限度試験法について

関田節子*

1 はじめに

　医薬品の微生物汚染による感染症は，1920年代から1960年代にかけて，緑膿菌，ブドウ球菌，*Pseudomonas*菌に汚染した点眼剤の事故が頻発していたが，1966年にはスウェーデンで，輸入甲状腺粉末の錠剤が*Salmonella muenchen*, *S.bareilly*に汚染されていたことにより237名もが罹患した例が報告された。この製剤からは，同時に10^6cfu/gの大腸菌も検出されている。

　近年，漢方薬は，従来から使用されている疾患に加えて高齢者疾患，ガン治療等への適用が増えていて，免疫力の低下した患者に投与される機会が多くなっている。しかし，漢方薬原料である生薬は天然由来であるため細菌の付着，貯蔵期間中の増殖を避けえず，生薬と同基原のハトムギや外国では甘草から真菌の代謝する発ガン物質アフラトキシンを検出した例もある[1]。また，乳糖等の添加物を用いる製剤では加工条件によっては耐熱性菌の活動を誘導することもあり，微生物汚染が懸念されている。海外での医薬品の微生物汚染による感染症報告を受けて厚生省は1974年に生薬の，1977年には生薬製剤の生菌数実態調査を行っている[2]。また，米虫，横山ら[3]の製剤についての微生物汚染調査，宇田川ら[4]，金子ら[5]のアフラトキシン生産菌の分布調査，山崎らによる国内外の市場生薬についての真菌汚染調査[6]，著者らの海外の市場生薬についての真菌汚染調査[7]等が行われており国外でも様々な調査[8]が行われている。

　生薬類の微生物汚染に対する規制は，冒頭に記載した多くの事故をきっかけにWHOが1974年に「MICROBIOLOGICAL PURITY OF NON-COMPULSORILY STERILE PHARMACEUTICAL PREPARATIONS」を発表した時に始まり，ドイツ薬局方は1989年に試験法と共に微生物限度値を設定した（表1）。

　さらに，WHOは1990年のドラフトを経て1998年発行のガイドライン「Quality control methods for medicinal plant materials」の中に「Determination of microorganisms」の章を設けた。この中では，特定微生物試験法，生菌数試験法，アフラトキシン試験法，使用方法によるカテゴリー別の微生物限度値を収載している。イギリス，フランスも同様な動向をとって

---

　*　Setsuko Sekita　国立医薬品食品衛生研究所　筑波薬用植物栽培試験場

表1 ドイツ薬局方DAB9, 1989追補におけるherbal drugsの微生物限度値

微 生 物	カテゴリーにおける限度値	
	カテゴリー4a	カテゴリー4b
細 菌	$10^7/g$	$10^5/g$
酵母と真菌	$10^4/g$	$10^3/g$
大腸菌	$10^2/g$	$10^1/g$
その他の腸内細菌	$10^4/g$	$10^3/g$
サルモネラ菌	非検出	非検出

カテゴリー4a:使用前に熱湯等で加熱処理を行う生薬と生薬製剤
カテゴリー4b:その他の生薬と生薬製剤

いたが,限度値については各国の判断で異なった値を設けていた。しかし,ヨーロッパ薬局方(1997年)として限度値を統一した規格が作られている。

一方,アメリカ薬局方24, National formula 19(1999年)は,生薬それぞれに個別に限度値を設けていて,例えば,ジギタリス末,Rauwolfia Serpentina,アカシアはサルモネラ菌を非検出,カモミール,Feverfew(ナツシロギク),ショウガ,イチョウ,ニンジン,マリアアザミ,セイヨウオトギリソウ,ノコギリヤシ,セイヨウカノコソウは,総細菌数10^4(CFU/g,以下同)以下,総真菌数10^2以下,サルモネラ菌,大腸菌,黄色ブドウ球菌それぞれを非検出。また,セイヨウカノコソウ末とセイヨウカノコソウエキスにはさらに大腸菌群10^3以下,腸内細菌10^3以下としている。中国薬典(中国の薬局方)では,2000年版で製剤の剤型別に,片剤,丸剤,顆粒剤,散剤は大腸菌非検出,細菌数10^3以下,真菌・酵母菌10^2以下,外用散剤は黄色ブドウ球菌菌,緑膿菌を非検出,細菌数,真菌・酵母菌数共に10^2以下と限度値を設けたが,個々の生薬には設定していない。

日本薬局方は,日・米・EU間の医薬品承認審査に関する国際調和会議(ICH)の動きを受けて1994年12月公布の第12改正日本薬局方第二追補に非無菌医薬品の微生物限度試験法を収載し,1996年4月公布の第13改正版においてトコンシロップ等6種の医薬品に微生物限度値を設定した(表2)。

これに関連して第2部収載生薬への同試験法の適用が求められたことから,現状把握のために市場生薬,製剤の調査を行った[9]。その結果,生薬の細菌出現率は10^3までが77%,10^4が19%,10^5以上が4%で,真菌検出率は10^2までが86%,10^3が10%,10^4以上が4%であった。細菌数が多く検出されたカンゾウ,ニンジン,真菌数が多く検出されたオウゴン,オウレン,ケイヒ,トウキは形状が複雑で土を落とし難いことが一因と考えられるが,調製時,保管時,輸送時等の

第8章 生薬の微生物限度試験法について

表2 第13改正日本薬局方における微生物限度法を適用する医薬品

品　目	微生物限度値
ステアリン酸マグネシウム	細菌数：1000／g以下 真菌（かび及び酵母）数：500／g以下 サルモネラ及び大腸菌：非検出
結晶セルロース 粉末セルロース	細菌数：1000／g以下 真菌（かび及び酵母）数：100／g以下 大腸菌，サルモネラ，緑膿菌及び黄色ブドウ球菌：非検出
トコンシロップ	細菌数：1000／mL以下 真菌（かび及び酵母）数：100／mL以下 大腸菌，サルモネラ，緑膿菌及び黄色ブドウ球菌：非検出
乳糖	細菌数：100／g 以下
無水乳糖	真菌（かび及び酵母）数：50／g以下 サルモネラ及び大腸菌：非検出

諸条件が影響すると思われた。粉末生薬の細菌検出率は10^3までが56％，10^4が38％，10^5以上が6％で，真菌検出率は10^2までが72％，10^3が22％，10^4以上が6％であった。生薬と同様にカンゾウ末は細菌数，真菌数が多く，オウゴン末は真菌数が多く検出された。さらに，細菌数ではセンナ末，ヨクイニン末が，真菌数ではダイオウ末，ヨクイニン末に多く検出された。なお，試料に用いた粉末生薬の原料生薬は今回検討した生薬とは異なるものである。生薬製剤163検体の細菌検出率はNDが9％，10^3までが60％，10^4が22％，10^5以上が9％で，真菌検出率はNDが95％で最高でも10^2が2％であった。また，細菌数については剤形間での違いは認められなかったが，真菌は8試料で検出され，その内訳は散剤2試料，丸剤6試料で散剤の検出率が高い結果を示した。なお，生菌数が検出されなかった丸剤のうち3試料にはフェノール類の配剤が推定された。特定微生物の大腸菌群，黄色ブドウ球菌，緑膿菌は全試料で確認されなかった。エキス剤の細菌検出率は10以下が84％で16％が10^2であり，真菌数については1試料に10が検出されたのみで残りは全て20以下であった。また，4試料に大腸菌群試験によるガスの発生が認められた。これらの加熱製剤について細菌の検出された試料については今後耐熱性菌の菌種の同定が必要であると考えられた。この過程で，生薬は多成分系の医薬品であるため，抗菌作用を持つ物質や多量の有機酸等の含有成分の影響，また，付着菌の多様性や特定微生物の付着菌との競合作用等についての検討が必要とされた[10]。そこで，生薬に適した試験法を設定するために薬局方委員会・生薬等委員会に小委員会が設けられ，検討を続けた結果，第14改正日本薬局方一般試験法において生薬の微生物限度試験法が，参考情報における非無菌医薬品の微生物学的品質特性

で，生薬及び生薬を配合した製剤の微生物限度基準値が収載された。

生薬の微生物限度試験法並びに微生物限度基準値は第13改正日本薬局方の微生物限度試験法，USP24・NF19，EP（3rd Edition）を参考に検討が加えられた。試験法の設定にあたっては，生薬に含まれる成分の影響や特定微生物の付着菌との競合作用などについて実験を重ねた。試験法の構成は微生物限度試験法に準じ，試験は中温性の好気的条件下で増殖しうる好気性細菌と真菌（かびと酵母），並びに特定微生物として腸内細菌とその他のグラム陰性菌，大腸菌，サルモネラ，黄色ブドウ球菌を設定した。試料の採取と調製，試料液の調製，生菌数試験での集落の観察方法，特定微生物試験での大腸菌，黄色ブドウ球菌試験について生薬の特性を考慮して微生物限度試験法に改良を加えた。尚，アフラトキシン試験法についても改良法を検討し，ヨクイニン，トウニン，キョウニン等数種の生薬についてアフラトキシン試験を行ったが，いずれの検体からも検出されなかったため収載を見送った。しかし，2001年7月に行われたWHO伝統薬会議[11]で，海外では毎時ではないが甘草から検出されることが報告され，今後はアフラトキシン試験法についても考慮すべきかと思われる。

1.1 生薬の微生物限度試験法の要点

生薬の微生物限度試験法を考える場合，つぎの事項を考慮した。
① 使用している培地が付着している微生物を増殖させうるか
② 発育阻止物質の存在による微生物の増殖阻害はないか
③ 付着している微生物間での増殖阻害はないか
④ 多種の性状に対応する試料採取と調製法

なお，非無菌医薬品の微生物学的品質特性では，微生物管理計画書の作成を述べている。すなわち，試料の採取方法，試料の処理方法（微生物の回収方法），生菌数の測定方法，特定微生物の検出方法など妥当性を検証した上での計画書である。

1.2 生薬の微生物限度試験法

生薬の微生物限度試験法は，生薬に存在する増殖能力を有する特定の微生物の定性，定量試験法である。本試験法には生菌数試験（好気性細菌と真菌）及び特定微生物試験（腸内細菌とその他のグラム陰性菌，大腸菌，サルモネラ及び黄色ブドウ球菌）が含まれる。試験を遂行するに当たって，外部からの微生物汚染が起こらないように，細心の注意を払う必要がある。また，被検試料が抗菌作用を有する場合または抗菌作用を持つ物質が混在する場合は，希釈，ろ過，中和または不活化などの手段によりその影響を除去しなければならない。試料は任意に選択した異なる数箇所（または部分）から採取したものを混和し用いる。試料を液体培地で希釈する場合は，速

やかに試験を行う。また，本試験を行うに当たっては，特にサルモネラを扱う場合，バイオハザード防止にじゅうぶん留意する。

2　生菌数試験

　本試験は，好気的条件下において増殖しうる中温性の好気性細菌と真菌（かび及び酵母）を測定する試験である。本試験では低温菌，高温菌，好塩菌，嫌気性菌，特殊な成分を増殖に要する菌などは，大量に存在しても陰性となることがある。本試験法には，カンテン平板混釈法，カンテン平板表面塗抹法，液体培地段階希釈法（最確数法）及びメンブランフィルター法の4つの方法がある。試験を行うときは，その目的に応じて適当と思われる方法を採用する。なお，ここに示した方法と同等以上の検出感度と精度を有する場合は，自動化した方法の適用も可能である。好気性細菌と真菌では使用培地及び培養温度が異なる。液体培地段階希釈法（最確数法）は細菌のみに用いうる試験法である。

2.1　試料の採取と調製

　別に規定するもののほか，次の方法によって試料を採取し，測定用の試料を調製する。
(1)　小形の生薬，切断生薬及び粉末生薬は，よくかき混ぜた後，試料50～250gを採取する。
(2)　大形の生薬はよくかき混ぜた後，試料250～500gを採取し，切断生薬を調製する。
(3)　1個の重量が100g以上の生薬は5個以上を採取し，試料とするか，または生薬を適当な大きさに切断してよくかき混ぜた後，試料500g以上を採取し，必要に応じて切断生薬を調製する。
(4)　液状の生薬または製剤は混和したのち採取する。
(5)　不溶性固形剤は不溶性物質をできるだけ細かく磨砕したのち採取する。

2.2　試料液の調製

　試料の分散または希釈には，pH7.2のリン酸緩衝液，pH7.0のペプトン食塩緩衝液または使用する液体培地を用いる。別に規定するもののほか，通例，試料10gまたは10mLを量り，上記の緩衝液または液体培地90mL中に振り混ぜ分散または溶解し，分散した試料は，さらに，10分間振り混ぜる。なお，付着菌の回収率の低い生薬については同様の操作を繰り返し，試料液とする。ただし，試料の性質によっては，規定された量よりも大量の緩衝液または液体培地中に分散させるか，異なる量の試料を使用しなければならない場合がある。試料液は，pH6～8に調整する。試料液は調製後1時間以内に使用しなければならない。
　液状製剤：10mLを量り，上記の緩衝液または液状培地90mL中に振り混ぜ試料溶液とする。

ただし，試料の性質によっては，規定された量よりも大量の緩衝液または液体培地中に分散させるか，異なる量の試料を使用しなければならない場合がある。

不溶性固形剤：10gを量り，不溶性物質をできるだけ細かく磨砕して，上記の緩衝液または液体培地90mL中に振り混ぜ試料液とする。ただし，試料の性質によっては，規定された量よりも大量の緩衝液または液体培地中に分散させるか異なる量の試料を使用しなければならない場合がある。必要に応じてブレンダーなどで浮遊液を均一に分散させることも可能である。適当な界面活性剤（例えば，0.1w/v%ポリソルベート80）を加えて可溶化させてもよい。

2.3 試験の手順
2.3.1 カンテン平板混釈法

本法では，直径9～10cmのペトリ皿を使用する。一希釈段階につき2枚以上のカンテン培地を使用する。1mLの試料液または試料液を希釈した液を無菌的にペトリ皿に分注する。これにあらかじめ45℃以下に保温されて融けた状態にある滅菌したカンテン培地15～20mLを加え混和する。カンテン培地としては，好気性細菌の検出を目的とする場合はソイビーン・カゼイン・ダイジェストカンテン培地を使用する。試料中に混在する生薬の組織片などへの対応や真菌の増殖をできるだけ抑制する目的から，好気性細菌染色色素TTC試液や抗真菌剤アムホテリシンB試液を培地に添加することができる。TTC試液及びアムホテリシンB試液は，滅菌したカンテン培地へ使用直前に1L当たりTTC試液2.5～5mL，アムホテリシンB試液2mLを添加し，混和する。真菌の検出を目的とする場合は抗生物質添加サブロー・ブドウ糖カンテン培地，抗生物質添加ポテト・デキストロースカンテン培地または抗生物質添加GPカンテン培地のいずれかを使用する。かびがカンテン培地上に拡散する場合は，ローズベンガル試液を培地に添加することができる。ローズベンガル試液は，カンテン培地1L当たり5mLを添加し，混和後，121℃で15分～20分間高圧蒸気滅菌する。カンテンの固化後，好気性細菌の試験は30～35℃，真菌の試験は20～25℃で少なくとも5日間培養する。多数の集落が出現するときは，好気性細菌の場合は一平板当たり300cfu以下の集落を持つ平板から，真菌の場合は一平板当たり100cfu以下の集落を持つ平板から得られる計測結果を用いて生菌数を算出する。信頼性の高い集落数の計測値が得られたと判断される場合に限り，培養後5日以前の計測値を採用してもよい。

2.3.2 カンテン平板表面塗抹法

本法は，固化させ表面を乾燥させたカンテン培地上に0.05～0.2mLの試料液をのせ，コンラージ棒などで均等に塗抹する方法である。ペトリ皿の大きさ，使用カンテン培地の種類と量，添加試液，培養温度と時間及び生菌数算出法などは，カンテン平板混釈法と同様である。

2.3.3 液体培地段階希釈法（最確数法）

本試験法では，9～10mLのソイビーン・カゼイン・ダイジェスト培地を入れた試験管を使用する。各希釈段階において3本の試験管を使用する。最初の試験管3本の各々に1mLの試料溶液（0.1gまたは0.1mLの試料を含む）を加えて10倍希釈試験管とする。次いでこの10倍希釈試験管の各々から1mLをとり，3本の試験管の各々に混和し，100倍希釈試験管とする。さらに100倍希釈試験管の各々から1mLをとり，3本の試験管の各々に混和し，1,000倍希釈試験管とする。なお，希釈が必要な場合には同様な操作を繰り返す。対照として各希釈段階の希釈液1mLを1本の試験管にそれぞれ加える。これらの試験管は30～35℃で少なくとも5日間以上培養する。対照の試験管で微生物の増殖が観察されてはならない。結果の判定が難しい場合またはあいまいな結果の場合は，カンテン培地または液体培地に約0.1mLを移植し，30～35℃で24～72時間培養し，増殖の有無を判定する。表3から1gまたは1mL当たりの最確数を求める。

第一カラム（0.1gまたは0.1mLの試料を含む）において増殖を示した試験管数が2以下の場合，0.1gまたは0.1mL当たりの微生物の最確数は100以下の可能性が高い。

2.3.4 メンブランフィルター法

本法では，メンブランフィルターは，孔径0.45μm以下の適当な材質のものを使用する。フィルターの直径は，約50mmのものが望ましいが，異なる直径のものも使用できる。フィルター，フィルター装置，培地などはすべてじゅうぶんに滅菌されていなければならない。通例，20mLの試料液（2gの試料を含む）を量り，2枚のフィルターで10mLずつろ過する。必要に応じて試料溶液を希釈して試験してもよい。菌濃度が高い場合は1枚のフィルター当たり10～100cfuの集落が出現するように希釈することが望ましい。試料溶液をろ過した後，各フィルターはpH7.0のペプトン食塩緩衝液，pH7.2のリン酸緩衝液または使用する液体培地などを洗浄液として用いて，3回以上ろ過洗浄する。1回のろ過洗浄に使用する洗浄液の量は約100mLとするが，フィルターの直径が約50mmと異なる場合には，大きさに従って洗浄液の量を調整する。脂質を含む試料の場合には，洗浄液にポリソルベート80などを添加してもよい。ろ過後，好気性細菌の試験を行うときはソイビーン・カゼイン・ダイジェストカンテン培地の，真菌の試験を行うときはサブロー・ブドウ糖カンテン培地，ポテト・デキストロースカンテン培地またはGPカンテン培地（いずれも抗生物質添加）のいずれかの表面にフィルターを置く。好気性細菌の試験は30～35℃で，真菌の試験は20～25℃でそれぞれ少なくとも5日間培養後，集落数を計測する。信頼性の高い集落数の計測値が得られたと判断される場合に限り，培養後5日以前の計測値を採用してもよい。

表3 微生物の最確数表

下記の量の試料を加えた場合に微生物の増殖が観察された試験管の数			試料1g当たりまたは1mL当たりの微生物の最確数
試験管当たり 0.1gまたは0.1mL	試験管当たり 0.01gまたは0.01mL	試験管当たり 1mgまたは1μL	
3	3	3	>1100
3	3	2	1100
3	3	1	500
3	3	0	200
3	2	3	290
3	2	2	210
3	2	1	150
3	2	0	90
3	1	3	160
3	1	2	120
3	1	1	70
3	1	0	40
3	0	3	95
3	0	2	60
3	0	1	40
3	0	0	23

2.4 培地の性能試験及び発育阻止物質の確認試験

次に記す菌株，若しくはこれらと同等と考えられる菌株を使用することができる。ソイビーン・カゼイン・ダイジェストカンテン培地を用い，細菌は30～35℃，Candida albicansは20～25℃で培養する。

Escherichia coli　　IFO 3972, ATCC 8739, NCIB 8545など

Bacillus subtilis　　IFO 3134, ATCC 6633, NCIB 8054など

Staphylococcus aureus　　IFO 13276, ATCC 6538, NCIB 8625など

Candida albicans　　IFO 1393, IFO 1594, ATCC 2091, ATCC 10231など

培養液のそれぞれをpH7.0のペプトン食塩緩衝液またはpH7.2のリン酸緩衝液で希釈し，1mL当たり50～200cfu前後の生菌を含む菌液を調製する。使用する培地は菌液を1mL接種し，指定された温度で5日間培養したときに，じゅうぶんな増殖または接種菌数の回収が認められなければならない。試料の存在下と非存在下での比較において菌数の差異が1/5以下の場合，希釈，ろ過，中和または不活化などの手段によってその影響を除去しなければならない。培地，希釈液の無菌性または試験が無菌的に遂行されているか否かを検証するために，使用したpH7.0のペプトン食塩緩衝液またはpH7.2のリン酸緩衝液を対照とする。

第8章 生薬の微生物限度試験法について

3 特定微生物試験

本試験は，腸内細菌とその他のグラム陰性菌，大腸菌，サルモネラ及び黄色ブドウ球菌を測定する試験である。

3.1 試料の採取と調製
生菌数試験の試料の採取と調製の項を適用する。

3.2 試料液の調製
別に規定するもののほか，生菌数試験の試料溶液の調製法を適用する。試料の調製において液体培地を使用する場合は，別に規定するもののほか，それぞれの試験で規定されている培地を使用する。なお，試料の発育阻止物質の除去や分散性を考慮して，試料量と培地量を適宜，調整することができる。

3.3 試験の手順
3.3.1 腸内細菌とその他のグラム陰性菌
(1) 定性試験

試料10gまたは10mLを量り，乳糖ブイヨン90mLを加えて振り混ぜて分散または溶解し，10mLをモーゼル腸内細菌増菌ブイヨン培地90mlに接種し35〜37℃で18〜24時間培養する。培養液を軽く振った後，1白金耳をとり，ブドウ糖添加VRBカンテン培地上に塗抹し，35〜37℃で18〜24時間培養する。通例，赤または赤味がかった集落が検出された場合，陽性と判定する。

(2) 定量試験

定性試験で腸内細菌とその他グラム陰性菌が認められた場合，試料10gまたは10mLを量り，乳糖ブイヨン培地90mLに振り混ぜて分散または溶解し，試料液1mL（0.1gまたは10mLの試料を含む）をモーゼル腸内細菌増菌ブイヨン培地9mLに接種し，振り混ぜる。ついでこの希釈試料液から1mLをとり，モーゼル腸内細菌増菌ブイヨン培地9mLに接種し，振り混ぜる（0.01gまたは0.01mLの試料を含む）。さらに，希釈試料液から1mLをとり，モーゼル腸内細菌増菌ブイヨン培地9mLに接種し，振り混ぜる（1mgまたは1μLの試料を含む）。なお，さらに希釈試料液が必要な場合には同様な操作を繰り返す（0.1mgまたは0.1μLの試料を含む）。これらの調製した液を35〜37℃で18〜24時間培養した後，1白金耳をとり，ブドウ糖添加VRBカンテン培地上に塗抹し，35〜37℃で18〜24時間培養する。赤または赤味がかった集落が検出された場合，陽性と判定し，表4に従って菌数を求める。

表4 定量試験判定基準

各試料溶液における結果				判定（cfu/gまたはmL）
0.1g	0.01g	1mg	0.1mg	
＋	＋	＋	－	10^3以上
＋	＋	－	－	10^2以上〜10^3未満
＋	－	－	－	10^1以上〜10^2未満
－	－	－	－	10^1未満

3.3.2 大腸菌

(1) 定性試験

試料10gまたは10mLを量り，乳糖ブイヨン90mLを加え，振り混ぜて分散または溶解した液1mLを9〜10mLのEC培地を入れた発酵試験管にとり，44.5±0.2℃の恒温水槽中で24±2時間培養し，ガス発生が認められない場合は大腸菌陰性と判定する。ガス発生が認められた時は，ガス発生の発酵試験管から1白金耳をEMBカンテン培地上に塗抹し，30〜35℃で18〜24時間培養する。EMBカンテン培地で金属光沢を持つ集落または透過光下で青黒色を帯びたグラム陰性菌の集落が見出されない場合は大腸菌陰性と判定する。上記の平板で大腸菌が疑われる集落についてはIMViC試験（インドール産生試験，メチルレッド反応試験，フォーゲス・プロスカウエル試験及びクエン酸利用試験）を行い，パターンが「＋ ＋ － －」または「－ ＋ － －」のものを大腸菌と判定する。また，大腸菌迅速同定用培地やキットの使用も可能である。

(2) 定量試験

液体培地段階希釈法（最確数法）

定性試験で大腸菌の存在が認められた場合，9〜10mLのEC培地を入れた発酵試験管を使用する。各希釈段階において3本の試験管を使用する。試料10gまたは10mLを量り，乳糖ブイヨン90mLを加え，振り混ぜて分散または溶解し，最初の発酵試験管3本の各々に1mLの試料液（0.1gまたは0.1mLの試料を含む）を加えて10倍希釈発酵試験管とする。次いでこの10倍希釈発酵試験管の各々から1mLをとり，3本の発酵試験管の各々に混和し，100倍希釈発酵試験管とする。さらに，100倍希釈発酵試験管の各々から1mLをとり，3本の発酵試験管の各々に混和し，1000倍希釈発酵試験管とする。対照として各希釈段階の希釈液1mLを1本の試験管にそれぞれ加える。これらの試験管は44.5±0.2℃の恒温水槽中で24±2時間培養し，ガス発生が認められた発酵管から1白金耳をEMBカンテン培地上に塗抹し，30〜35℃で18〜24時間培養する。EMBカンテン培地で金属光沢を持つ集落または透過光下で青黒色を帯びたグラム陰性菌の集落の出現した発酵管数から，表3より最確数を求める。

3.3.3 サルモネラ

試料10gまたは10mLを量り，乳糖ブイヨン90mLを加え，振り混ぜて分散または溶解し，30～35℃で24～72時間培養する。増殖が見られた場合は，培養液を軽く振った後，1mLずつを10mLのセレナイト・シスチン液体培地及びテトラチオネート液体培地に接種し，12～24時間培養する。なお，セレナイト・シスチン培地に代えて，ラパポート液体培地を使用することができる。培養後，それぞれの液体培地からブリリアントグリーンカンテン培地，XLDカンテン培地及び亜硫酸ビスマスカンテン培地のうちの少なくとも2種類以上の培地に塗抹し，30～35℃で24～48時間培養する。表5に適合する集落が見出されない場合はサルモネラ陰性と判定する。表5に適合するグラム陰性桿菌の集落が見出された場合は白金耳を用いてTSI斜面カンテン培地の深部と斜面に疑われる集落を接種し，35～37℃で18～24時間培養する。サルモネラが存在する場合は深部が黄となり，斜面部は赤色のまま変化しない。通常，深部でガスの産生が見られるが，硫化水素は産生される場合とされない場合がある。キット使用を含むさらに詳細な生化学試験と血清学的試験を併用することで，サルモネラの同定，型別試験を必要に応じて実施する。

表5 選択培地上におけるサルモネラの形態学的特徴

培　　地	集　落　の　特　徴
ブリリアントグリーンカンテン培地	小型で無色透明または不透明で白色～桃色 （しばしば周囲に桃色～赤色の帯が形成される）
XLDカンテン培地	赤色，中心部に黒点が現われる場合とそうでない場合がある。
亜硫酸ビスマスカンテン培地	黒色または緑色

3.3.4 黄色ブドウ球菌

試料10gまたは10mLを量り，ソイビーン・カゼイン・ダイジェスト培地または抗菌性物質を含まない適当な培地90mLを加え，振り混ぜて分散または溶解する。この試料を含む液体培地を30～35℃で24～48時間培養する。培養後，1mLを9mLの7.5％食塩加ソイビーン・カゼイン・ダイジェスト培地に加え30～35℃で24～48時間培養する。増殖が見られた場合は，培養液から1白金耳をフォーゲル・ジョンソンカンテン培地，ベアード・パーカーカンテン培地またはマンニット・食塩カンテン培地のいずれかの上に塗抹し，30～35℃で24～48時間培養する。表6に示す特徴を持ったグラム陽性菌が見出されない場合は黄色ブドウ球菌陰性と判定する。黄色ブドウ球菌が疑われる集落についてはコアグラーゼ試験を行う。哺乳類由来の0.5mLの血漿（ウサ

表6 選択培地上における黄色ブドウ球菌の形態学的特徴

培　　地	集落の特徴
フォーゲル・ジョンソンカンテン培地	黄色の帯に囲まれた黒色
ベァード・パーカーカンテン培地	透明な帯に囲まれた黒色，光沢あり
マンニット・食塩カンテン培地	黄色の帯に囲まれた黄色

ギまたはウマ由来のものが望ましい；適当な添加物が加えられたものでもよい）を含む試験管に白金耳などを使って疑われる集落を接種し，37±1℃の恒温槽中で培養する。3時間後に凝固の有無を調べ，その後，適当な時間ごとに24時間まで凝固の有無を調べる。コアグラーゼ反応陽性と陰性の対照についても同時に試験を行う。凝固が観察されない場合は，黄色ブドウ球菌陰性と判定する。

3.4 培地の性能試験及び発育阻止物質の確認試験

試験には，表7に掲げられている菌株を規定された培地中で30～35℃で18～24時間培養して使用する。次に，pH7.0のペプトン食塩緩衝液，pH7.2のリン酸緩衝液またはそれぞれの菌株で指定された培地などを用いて，1mL当たり約1000cfuの生菌を含む溶液を調製する。必要に応じて約1000cfu/mLの生菌を含む大腸菌，サルモネラ及び黄色ブドウ球菌の各0.1mLを混和して，試料の存在下，非存在下において，培地の有効性及び抗菌性物質の存在などを試験する。

表7 培地の有効性確認と特定微生物試験法の検証のために使用される菌株と培地

微生物	菌　株　名	培　　地
大腸菌	IFO 3972, ATCC 8739, NCIB 8545若しくはこれらと同等の菌株	乳糖ブイヨン
サルモネラ	特定せず*	乳糖ブイヨン
黄色ブドウ球菌	IFO 13276, ATCC 6538, NCIB 8625若しくはこれらと同等の菌株	ソイビーン・カゼイン・ダイジェスト培地

＊サルモネラの場合，非病原性または病原性の弱い菌株が望ましい。
　Salmonella Typhiは使用しないほうがよい。

第8章 生薬の微生物限度試験法について

3.5 再試験

不確定な結果やあいまいな結果が得られた場合は，試料量を最初の試験の2.5倍を使って再試験を行う。方法は最初の試験法と同じであるが，試料の増加に比例して，培地などの量を増加させて行う。

4 緩衝液，培地と試薬

微生物限度試験用の緩衝液，培地と試薬の使用を基本とするが，他の培地でも類似の栄養成分を含み，かつ試験対象となる微生物に対して類似の選択性及び増殖性を持つものは使用して差し支えない。なお，生薬の微生物限度試験法に特に採用している試薬は，（ⅰ）アムホテリシンB，（ⅱ）胆汁酸塩，（ⅲ）TTC試液，（ⅳ）ローズベンガルで，（ⅰ）は真菌の細胞質膜に作用する抗生物質であり，人の深在性感染症に使用され，また，細菌に対しては一定濃度以下では影響がない。主に動物細胞の液体培地における真菌の汚染防止あるいは除去を目的に使用されている。また，食中毒の一つであるカンピロバクター（Campylobacter）分離カンテン培地に添加することがある。（ⅱ）は，動物の乾燥胆汁より製した黄褐色の粉末で，タウロコール酸ナトリウムやグリココール酸ナトリウムからなり，コール酸として45％以上を含む。5％水溶液のpHは5.5～7.5の範囲にある。（ⅲ）は，比較的安定で毒性も弱く，生菌内では呼吸鎖（脱水素酵素反応）によって還元され，赤色不溶性のtriphenylformazanとして沈着する。TTCは菌体内に取り込まれてはじめて還元されるため，集落のみを限定して着色する利点を持つ。また，この還元はpH6以下では妨げられるため，酸産生集落では無色，非産生集落では赤色となる。（ⅳ）は，菌糸の生育を抑える作用があり，土壌など多種類の真菌が含まれている検体からカンテン平板混釈法により個々の菌を単離する際，生育の速い菌がシャーレの表面を覆ってしまい分離出来ない場合に極めて有効な試薬である。生育の速い菌のより小さなコロニーとして出現するので通常の培地よりも分離できる菌の種類は増え効果的である。なお，ローズベンガルの作用は，培地中の酸素を減少させる働きがあると考えられる。

5 参考情報

5.1 非無菌医薬品の微生物学的品質特性－生薬及び生薬を配合した製剤の微生物限度基準値

生薬及び生薬製剤の微生物限度の目安を基準値として表8に示す。カテゴリー1は，熱湯で処理して用いる生薬及びその製剤，カテゴリー2は，その他の生薬及びその製剤である。本指針では，生薬及び生薬製剤に対する特定微生物として，腸内細菌とその他のグラム陰性菌，大腸菌，

表8 生薬及び生薬を配合した製剤の微生物限度基準値

微生物(cfu/gまたはmL)	カテゴリー1	カテゴリー2
好気性細菌	10^7	10^5
真菌	10^4	10^3
腸内細菌とその他のグラム陰性菌	*	10^3
大腸菌	10^2	非検出
サルモネラ菌	非検出	非検出
黄色ブドウ球菌	*	*

*:限度値は設けていない

サルモネラ菌及び黄色ブドウ球菌をかかげているが,生薬原料の由来や生薬を配合した製剤の製法によっては,これら以外の微生物(例えば Bacillus cereus, Clostridium, Pseudomonas, Burkholderia, Aspergillus 属や大腸菌群の一部の菌種)についても注意を払わなければならない場合がある。

文　献

1) A.K.Roy, K.K.Sinha and H.K.Chourasia : Aflatoxin Contamination of Some Common Drug Plants, Appl.Env.Microbil., 54, 842-845 (1988)
2) 倉田　浩,石関忠一,宇田川俊一:医薬品の微生物汚染の現状と微生物的規制への課題,衛生試験所報告, 96, 1-26 (1978)
3) 横山　浩 他:生薬漢方製剤の微生物学的な品質確保の現状と今後の課題,防菌防黴誌, 24, 489-498 (1996)
4) 宇田川俊一 他:生薬類におけるアフラトキシン生産菌の分布について,Proc.Jap.Assoc. Mycotoxicol., 3/4, 35-37 (1976)
5) 金子　力 他:生薬類から分離した Aspergillus について,Proc.Jap.Assoc.Mycotoxicol., 7, 19-21 (1978)
6) 堀江義一 他:インド産生薬の菌類相とマイコトキシンの生産性,Trans.Mycol.Soc. Japan, 20, 203-210 (1979);山崎幹夫ら:生薬を汚染する有害糸状菌について(第1報)市販生薬類における糸状菌分布と有害糸状菌におけるマイコトキシン生産性,薬学雑誌, 100, 61-68 (1980)
7) 田中敏嗣 他:インドネシア産伝承薬のアフラトキシン汚染,マイコトキシン, 28, 33-37 (1988)

第8章 生薬の微生物限度試験法について

8) J.Lutomski and B.Kedzia : Mycoflora of Curude Drugs, Planta Medica, 40, 212-217 (1980) ; Krisganthi Abeywickrama and George A.Bean : Toxigenic *Aspergillus flavus* and aflatoxina in Sri Lankan medicinal plant material, Mycopathologia, 113, 187-190 (1991)
9) 佐竹元吉 他：生薬の微生物限度に関する研究, 医薬品研究, 27, 706-709 (1996)
10) 清水袈裟光 他：生薬・漢方製剤の微生物学的品質保証の現状, 防菌防黴誌, 25, 467-473 (1997)
11) Third WHO Consultation on Selected Medicinal Plants, WHO Informal Meeting on Methodologies for Quality Control of Finished herbal Products, Ottawa, Canada, 16-21 July 2001

第9章 生薬の品質評価と遺伝子

水上 元*

1 生薬の品質評価と「品種」の確認

　生薬の品質評価とは，生薬の品質の良否の判断であり，最終的には生薬が一定以上の生理活性を示すことを確認することである。生薬の生理活性を決定しているのは，その生薬の含有する複合化学成分であり，それらの成分が一定の含量比をもって存在することが望ましい。このような条件を満たすための最大の前提条件は，生薬が正しい基原植物の正しい部位から得られていることである。したがって，生薬を医療や医薬品生産に実際に使用する場合においてはもとより，生薬を対象とした種々の化学的，薬理学的研究を実施する場合においても，対象とする生薬の品種を確認すること，すなわち，その生薬が正しい基原植物の正しい部位に由来するものであることを同定したり，あるいは類縁の生薬と鑑別することが不可欠の前提である。

1.1 品種確認のための形態学的，化学的方法

　生薬のこのような品種確認の方法としては，経験に裏打ちされた感覚を用いる官能試験法や，形態学的な方法，化学的な方法が用いられてきた。形態学的な方法は，基原植物と生薬の外部形態と内部組織の構造における特性をマクロに，または顕微鏡を用いてミクロに観察，比較することによって，生薬の基原（品種）を確認しようとするものである。日本薬局方における生薬各条の「性状」項は，このような形態学的評価の基準を記載したものである。この分野では，走査型電子顕微鏡の使用による表面微細構造の比較や画像解析など新しい技術も取り入れられている。

　化学的な方法は，特定の生薬（基原植物）に特徴的な含有成分を種々の化学的な方法（呈色・沈殿反応，薄層クロマトグラフィー，高速液体クロマトグラフィーなど）によって検出することによって，その生薬の品種を確認しようとするものである。日本薬局方での「確認試験」はこのような化学的方法による生薬の品種確認の方法を示したものである。特定の含有成分に着目するのではなく，TLCやHPLCクロマトグラム（特にHPLCの3次元クロマトグラム）のパターンを比較することによって生薬を確認しようとする試みも行われている。品種同定のための化学的方法は形態学的方法の補助的な手段として考えられているが，組織や細胞が著しく破壊されてい

---

　*　Hajime Mizukami　名古屋市立大学　大学院薬学研究科　分子資源学研究室　助教授

第9章 生薬の品質評価と遺伝子

る粉末生薬では，化学的な方法が生薬の同定のための唯一の方法となる場合もある。

形態学的方法であれ化学的方法であれ分析の対象となる特性は生薬または基原植物の表現形質であり，種々の環境要因によって変化する。環境要因によって一定の範囲で変異する形質の中から，その「種」に固有な形質を見いだすこと，言い換えると，特定の生薬が環境によって示す様々な変異の範囲をあらかじめ充分に把握しておくことが重要になる。また，もとの基原植物の環境による形質変化に関する情報が必要だが，植物によってはそのような情報を得ることが困難なものも多い。また，異なる基原植物由来の生薬であっても，その形態学的，化学的形質が極めて類似しているために，鑑別が困難を極める生薬も存在している。

1.2 遺伝子情報を利用した生薬の品種確認[1]

生薬は生物（の遺骸）であり，生薬の鑑別・同定は生物の種鑑別・同定にほかならない。生物の持つ表現型の変異は，遺伝子型（genotype）の変異と環境型（ecotype）の変異の和である。形態学的な方法であれ，化学的な方法であれ，従来の方法は，表現型の違いから遺伝子型の異同を類推しようとするものである点に生物の種鑑別法としては本質的な欠点を有している。

近年における分子生物学技術の飛躍的な発展によって，生物の持つ遺伝子型の違いを遺伝子の塩基配列の差として直接検出することが可能になった。遺伝子塩基配列という形質に基づく生物の鑑別，すなわちDNA鑑別という方法は，これまでの表現型に基づく鑑別法と比較して以下のような利点を有している。

(1) 何よりも，生物の持つ遺伝子型の違いを直接検出する方法である。したがって，その結果は環境による影響を受けない。
(2) 得られる結果は一義的に解釈することができる。ある遺伝子のある部位の塩基がAであるかGであるかという結果には解釈の余地はない。
(3) 遺伝子進化の中立説によれば，近縁の生物間に見られる遺伝子塩基配列の僅かな変化は自然選択に対して中立的であり，塩基配列の違いは集団の分岐後の時間経過を反映している。したがって，塩基配列の差を検出することによって，集団間の系統学的な関係も推定することが可能になる。
(4) 遺伝子またはゲノム内のある領域の塩基配列の変化速度は，それぞれ異なっている。したがって，特定の鑑別や同定課題（属間で異同を見るのか，種間の違いを検出するのか，など）に最もふさわしい変化速度を有する遺伝子を解析の対象として選択することができる。

これらの原理的な長所に加えて，技術的にも次のような利点を上げることができる。

(5) 分析に必要な試料が少量でよい。特に，PCRを含む方法を用いるならば，数mg程度の生薬試料から，解析に充分な量の遺伝子を増幅することが可能である。したがって，貴重な試

料の解析には極めて好適である。また，カット生薬の1片からでも充分にDNAを調製することができる。

(6) 形態学的方法による粉末生薬の鑑定は特別な困難を伴うことが多いのに対して，DNA鑑別では全く問題はない（というよりも，DNAの調製のためには粉末とすることが必要である）。

(7) 技術的に特別な熟練や経験は必要とせず，プロトコールを確立すれば，短期間の基礎的訓練を経て信頼性のある結果を出すことができる。また，実験ステップの多くは自動化が可能である。

2 遺伝子鑑別の方法と対象となる遺伝子

生物の遺伝子鑑別とは，その生物（植物，生薬）を同定し，あるいは類似のものと鑑別することができる特異的なDNAの塩基配列を検出することである。そのための最初のステップは，対象となる材料から目的とする遺伝子を取り出すことである。1980年代末に開発されて以来急速に改良が加えられてきたPCR法を用いることによって，この部分は極めて容易に行うことが可能になっている。次のステップでは，取り出した遺伝子の塩基配列を直接に解読することによって，または間接的な方法を用いて分析し，その生物種が本来もっている配列との異同を検出する。

本節では，遺伝子鑑別の対象とされる遺伝子領域とその解析方法の主要なものを紹介する。

2.1 遺伝子鑑別の方法

生物の遺伝子鑑別法としては，大きく分けてPCR法を用いる方法と用いない方法に分けることができる。また，解析にあたって塩基配列情報を必要とするものと必要としないものがある。生薬鑑別への応用という視点の下に，いくつかの方法について解説する（表1）。

表1 主なDNA鑑別法

	PCRを用いるか	必要とするDNA量	塩基配列情報	プローブ	労力・時間	薬鑑別への適用
RFLP解析法	用いない	多い（5〜10μg）	不要	必要	大	困難
RAPD分析法	用いる	少ない（1〜10ng）	不要	不要	小	困難
直接シークエンス法	用いる	少ない（1〜10ng）	必要	不要	やや大	可能
MASA-PCR法	用いる	少ない（1〜10ng）	必要	不要	小	可能
PCR-RFLP法	用いる	少ない（1〜10ng）	必要	不要	小	可能
PCR-SSCP法	用いる	少ない（1〜10ng）	必要	不要	小	可能
AFLP分析法	用いる	少ない（10〜50ng）	不要	不要	やや大	困難

第9章 生薬の品質評価と遺伝子

2.1.1 RFLP (Restriction Fragment Length Polymorphism；制限酵素断片長多型)
の解析

ゲノムDNAを制限酵素で切断後，プローブ（対象となる遺伝子と相補的に結合する＝ハイブリダイズする特定の配列を有するDNAの断片）とハイブリダイゼーションを行い，制限酵素による切断で生じ，プローブと結合した断片の数とサイズをゲル電気泳動によって比較する。生物の分類群間での塩基配列の差がその制限酵素の認識部位にあれば生じるバンドのゲル電気泳動パターンが異なるので，生物の同定や鑑別が可能になる。ゲノムDNAの断片と結合したプローブを高感度で検出するためにはプローブを標識しておく必要がある。かつては，放射性の^{32}Pで標識し，オートラジオグラフィーによって検出することが多かったが，最近では蛍光色素やジゴキシゲニンでプローブを標識するnon-RI検出もよく行われている。この方法は原理的に明快であり，またプローブとして核遺伝子を用いたときには，バンドパターンは共優性遺伝をするので雑種の検出などには非常に優れた方法である。著者らも，トロパンアルカロイド原料植物である*Duboisia*属植物の雑種の同定[2]やミシマサイコの地理的変異の解析[3]にこの方法を適用して報告している。

RFLP解析法の欠点としては，(1) 制限酵素で切断したゲノムDNA断片をアガロースゲル電気泳動で分離後にナイロン膜に転写するブロッティングとよばれる操作やハイブリダイゼーション操作が含まれていて，実験操作がやや複雑で，時間と労力を要すること，(2) 実験にはゲノムDNAが比較的多量に必要であり（μgオーダー），かつ制限酵素で切断したパターンを比較するので，抽出過程で機械的な切断を受けていない高品質なDNAを調製する必要があること，などをあげることができる。一般に生薬中のDNAは乾燥や保存の過程でランダムな切断を受けており，またDNA収量も比較的低いために，生薬のDNA鑑別にこの方法を適用することは困難である。

2.1.2 RAPD (Random Amplified Polymorphic DNA) 分析法

ゲノムDNAを鋳型とし，任意の塩基配列を持つ10〜12塩基の長さを有する単一のプライマーを用いてPCRを行い，ゲノム中にあって，このプライマーとたまたま同じ配列を持つ部分で挟まれた領域を増幅して，その増幅断片をアガロースゲル電気泳動によって比較する方法である。

この方法は，プライマーの設計に必要な塩基配列情報を必要とせず，手軽に行うことができる点に最大の利点がある。しかしながら，短いプライマーを低いアニーリング温度で鋳型と結合させてPCRを行うために，様々な要因によって増幅の効率が変化し，増幅パターンの再現性が低いという問題がある。鋳型DNAの品質，PCRに用いる耐熱性ポリメラーゼの購入先，サーマルサイクラーの機種，PCRバッファーの塩濃度などの要因について，充分な検討が必要である。さらに，得られる情報は，増幅バンドのサイズだけなので，2種の生物間で同じサイズのバンド

が検出されたからといって,それらが同じであるという保証がない(ゲノムの全くちがう場所から増幅されてきているという可能性を否定できない),1本のバンドに見えるものに複数の増幅産物が含まれていることがある,など多くの問題点が指摘されている。いずれにしても,その使用は目的に応じて慎重に行う必要がある。

すでに述べたように,生薬中のDNA断片は無作為に切断されている。RAPDでは,鋳型DNAの切断の受け方によって増幅バンドのパターンが異なることは当然に予想されるので,RAPDを生薬の同定に適用することは困難である。

2.1.3 直接シークエンス法

特定の遺伝子領域をPCRによって増幅し,その産物の塩基配列を直接シークエンスして,解読する方法である。特定の遺伝子領域をPCRによって増幅するためにはプライマーの設計のための塩基配列情報が必要であるが,生物の分類群間でよく保存された配列をプライマーにして,その中間の部分(イントロンやスペーサーなど)を増幅し解析するというアプローチをとれば,広範な生物で使用可能な共通プライマーを用いることができる。また,DNAデータバンクから対象とする生物に近縁の生物における配列情報を検索し,それを並べて比較することによってよく保存された部分を特定してプライマーを設計することもできる。シークエンスの解読のためには蛍光シークエンサーというやや高価な機器が必要であるが,得られる情報量が桁違いに多いこと(300bpのPCR産物だと300の情報が得られる),決定した配列に基づいて,塩基配列の違いを間接的に検出する種々の方法(MASA-PCRやPCR-RFLPなど,後述)を開発できることなど,利点も多い。

PCR産物を適当なベクタープラスミドに組み込んでから大腸菌中で増幅し,シークエンスすることもかつてはよく行われていたが,PCRのプロセスで誤って取り込まれた塩基を排除するために,少なくとも数クローンを解読する必要があり,遺伝子鑑別などの目的のためには現在ではあまり用いられない。

2.1.4 MASA (Mutant Allele Specific Amplification)-PCR

ある生物分類群の塩基配列にのみ特異的に結合するPCRプライマーを設計してPCRを行う。その生物由来のDNAを鋳型にした場合にだけ,PCR産物が得られるので,これを検出することによってその生物を同定する方法である。

RAPD分析を行うことによってある生物に特徴的なバンドを見出した場合に,このバンドをゲルから精製して,その塩基配列を決定する。この塩基配列に基づいて,そのバンドのみを増幅できるような特異的なプライマーを設計する。次に,このプライマーを用いてPCRを行い,そのバンドの増幅の有無で生物を鑑別するRAPDマーカー法は,MASA-PCRの一種である。RAPDマーカー法は,再現性もよく,生薬にも適用可能である。これらの方法は,STS (Sequence

Tagged Site）またはSCAR（Sequence-Characterized Amplified Region）分析法と呼ばれることもある。いずれにしても，まず最初にPCR産物のシークエンスを決定し，これらの方法を用いるためのプライマーを設計することが必要である。

このようにPCR産物の有無によって生物の同定・鑑別を行う方法の場合，通常はゲル電気泳動によってPCR産物の検出を行うが，96穴のマイクロタイタープレート内での発色（発光）反応を利用して検出するPCR-ELISA法も開発されている。

2.1.5 PCR-RFLP

特定の遺伝子領域を増幅できるようにプライマーを設計してPCRを行い，その産物を制限酵素で分解して，そのバンドパターンから生物の同定や鑑別を行う方法である。ゲノム全体を用いるRFLP法に比べて，プローブの標識やハイブリダイゼーションなどが不要で，簡便であること，少量のDNAを用いて実験ができること，同時に多検体の処理を行うことができることなど，生薬の同定・鑑別にも容易に応用可能な優れた方法である。PCR産物に対して種々の制限酵素で切断してみて，生物の分類群間で多型の生じる制限酵素を試行錯誤的に見出すという方法もあるが，PCR産物をシークエンスして，その塩基配列情報から鑑別・同定に最適な制限酵素を検索するのが結局は早道である。

2.1.6 PCR-SSCP（Single-Strand Conformation Polymorphism）法

PCR産物を熱変性させて一本鎖とし，ポリアクリルアミドゲルを用いて電気泳動する。一本鎖DNAは，分子内で水素結合を形成して二次構造を作る。この二次構造は一本鎖DNAの塩基配列によって異なっているので，PCR産物の塩基配列の差はゲル中での移動度の違いとなって検出できる。PCR産物の二本鎖のそれぞれがゲル中で分離されるので，各サンプルは二本のバンドを持っている。この方法では，塩基配列の違いの検出感度は非常に高く，数100bpのPCR産物中の1塩基の違いでも検出することが可能である。また，PCR産物の塩基配列に関する情報が全くなくても，用いることができる。一方，ポリアクリルアミドゲル電気泳動中の温度を一定に保つ必要があること，検出対象が一本鎖DNAであるので染色剤として通常用いられる臭化エチジウムでは検出感度が低く，銀染色を行う必要があること，が欠点であるといえるかもしれない。

2.1.7 AFLP（Amplified Fragment Length Polymorphism）解析

ゲノムDNAを制限酵素を用いて分解した後に，その中から特定の断片を選択的にPCRによって増幅して，その電気泳動パターンから生物を鑑別・同定する方法である。制限酵素認識部位，制限酵素断片内側数塩基の配列の違いなどを電気泳動によって分離されたバンドの有無として検出できる。普通のRFLP分析法と異なって，解析に使用するDNA量が少なくてよい，塩基配列情報を必要としない，1回の解析で得られる情報が多いなどの利点があるが，得られる結果は用

いるDNAの品質に作用される（物理的な切断を受けていないことが必要）ので，断片化がランダムに進んだ生薬の鑑別・同定に応用することは困難である。

2.2 どの遺伝子領域を分子マーカーとして用いるか

解析方法と並んで，どの遺伝子領域を用いるかも重要な問題である。植物の場合には核，葉緑体，ミトコンドリアという3種類の異なったゲノムを対象とすることができる。それぞれのゲノムの特徴を理解した上で，目的に最適な遺伝子を選択することが必要である。表2にそれぞれのゲノムの特徴と，植物の遺伝子鑑別に用いられる代表的な遺伝子領域，および各領域をPCR増幅するのに用いるプライマーの情報に関する文献をまとめた。

表2　高等植物のゲノムとDNA鑑別のための遺伝子領域

ゲノムの種類	ゲノムサイズ (bp)	遺伝子突然変異率	遺伝様式	その他の特徴	DNA鑑別に用いられる領域	プライマー
核	$10^8 \sim 10^{10}$	大	両性遺伝		25S rDNA, 18S rDNA	(a)
					rDNA遺伝子のITS領域	(a)
ミトコンドリア	$10^5 \sim 10^6$	小	母性遺伝	マツ科以外の針葉樹では父性遺伝	$nad1$のイントロン領域	(b)
					$nad4$のイントロン領域	(b)
					$rps14$-cobスペーサー領域	(b)
葉緑体	$1.2 \sim 1.7 \times 10^5$	小	母性遺伝	裸子植物では父性遺伝	$rbcL$	(c)
					$trnK$	(c)
					$matK$	(d)
					$rpoC1$-$rpoC2$スペーサー領域	(e)
					$trnT$-$trnF$スペーサー領域	(f)
					$rpl14$-$rpl16$スペーサー領域	(g)
					$chlB$	(h)

(a) Hillis,D.M., Dixon,M.T., *Quart.Rev.Biol.*, 66, 411 (1991)
(b) Demesure,B., Sodzki,N., Petitt,R., *J.Mol.Ecol.*, 4, 129 (1995)
(c) Tsumura,Y., Yoshimura,K., Tomaru,N., Ohba,K., *Theor.Appl.Genet.*, 91, 1222 (1995)
(d) Ooi,K., Endo,T., Yokoyama,J., Murakami,N., *J.Jpn.Bot.*, 70, 328 (1995)
(e) Liston,A., *Am.J.Bot.*, 79, 953 (1992)
(f) Talbert,P., Gielly,L., Paurtou,G., Bouvet,J., *Plant Mol.Biol.*, 14, 1105 (1991)
(g) Nakamura,I., Kameya,N., Kato,Y., Yamanaka,S., Jomori,H., Sato,Y., *Breeding Sci.*, 47, 387 (1997)
(h) Boivin,R., Richard,M., Beauseigle,D., Bousquet,J., Bellemare,G., *Mol.Phylogenet.Evol.*, 61, 19 (1996)

2.2.1 核ゲノム上の遺伝子

植物の核ゲノム上の遺伝子で，生物の鑑別や同定のために最もよく利用されているものはribosome RNA (rRNA) をコードしている遺伝子である。高等植物の核ゲノムには，18S，5.8S，25Sの各RNAをコードしている遺伝子（それぞれ18S rDNA，5.8S rDNA，25S rDNAと略記する）がごく短いITS (intergenic transcribed spacer) をへだてて並んだ一つのブロックを形成し，このようなブロックがIGS (intergenic spacer) をはさんで何百個も縦列に配置した構造を形成している。また，これとは別に5S rRNAをコードする遺伝子もスペーサーを介して同様に多数が縦列した状態で存在している。これらのrDNAの配列はconcerted evolution（協調進化）と呼ばれる機構によって，変化するときにはいっせいに変化することが知られている。これらの遺伝子領域は，ゲノム中での存在量（コピー数）が多いためにPCRによる増幅が容易である。また，rDNAの塩基配列は生物の種間でよく保存されているのに対して，ITSや5S DNAのスペーサー部は比較的変化しやすい。したがって，対象とする生物での塩基配列情報がない場合でも，他種での情報に基づいてプライマーを設計することが可能である（このように，生物の種を超えて特定の遺伝子領域を増幅することができるプライマーは共通プライマーと呼ばれている）。このような理由から，rDNAおよびそのスペーサー部が解析の対象として好んで用いられている。

しかしながら，協調進化の機構があるとはいえ，同じゲノム内で配列に多型性がある可能性を全く否定することはできない。事実，5S rDNAスペーサーでは同じゲノム内に長さの異なるものが存在している場合も報告されている。したがって，このような同一ゲノム内での多型の可能性を念頭においておくことが必要である。

2.2.2 ミトコンドリアゲノム上の遺伝子

植物のミトコンドリアゲノムの大きさは200〜2000kbで動物に比べると非常に大きい。植物では，NADH dehydrogenaseのいくつかのサブユニット，apocytochrome B，リボゾームタンパク質の一部をコードする遺伝子などがミトコンドリアゲノム上にあり，これらのイントロンやスペーサー領域が解析の対象とされている。

2.2.3 葉緑体ゲノム上の遺伝子

植物の鑑別，同定に使われる遺伝子の多くは葉緑体ゲノム上に存在するものである。この細胞内小器官は根や根茎などの地下部にも色素体として存在しており，これらを材料として用いることもできる。葉緑体DNAに関してはタバコやイネをはじめ多くの植物で全ゲノムの塩基配列が決定されており，これらの配列情報はデータベースから取得することが可能である。ミトコンドリアの場合と同様に細胞内には多数の葉緑体が存在しており，したがって遺伝子の存在量も多くて増幅が容易である。

葉緑体ゲノム上の遺伝子として最も解析が進んでいるものはribulose bisphosphate cocarboxylase large subunitをコードする遺伝子（$rbcL$）であるが，この遺伝子は塩基配列の保存性が高く，種間などでの鑑別・同定には不適であることも多い。この他には，リジンを運搬するtransfer RNAをコードする遺伝子（$trnK$）の2つのエクソンに挟まれたイントロン領域や，このイントロン領域に存在し$matK$と呼ばれる領域，スレオニンのtRNA遺伝子（$trnT$）とフェニルアラニンのtRNA遺伝子（$trnF$）の間のスペーサー部分，RNA polymeraseのサブユニット遺伝子（$RpoB, RpoC$），リボゾームを構成するタンパク質をコードする遺伝子（$rpl14$, $rpl16$など）とそれらのスペーサー領域など，極めて多数の遺伝子領域が解析の対象となってい

る。中村らは，これらのうち$rpl16$と$rpl14$のスペーサー領域が植物の種鑑別に特に適している[4]とし，この領域をPS-ID（plastid subtype identification）領域と呼ぶことを提唱している。われわれの経験では，この領域が特に種の鑑別において解像力に富んでいるという結果は得られていない。また，進化のレベルが裸子植物以下のものでは，light-independent protochlorophyllide reductase subunit B遺伝子（$chlB$）が$rbcL$などよりも進化速度が数倍大きく，種の鑑別マーカーとして適している。

これらの遺伝子領域に関しては，増幅のための共通プライマーが多数報告されており，この情報を利用することが可能である。

3 研究例

ここでは，生薬のDNA鑑別に関するいくつかの研究例を取り上げて紹介する。

3.1 朮類生薬

朮には蒼朮と白朮の2種類があり，これらは作用が異なるために漢方処方によって使い分けられている。日本薬局方では，蒼朮をホソバオケラ（$Atractylodes\ lancea$）またはシナオケラ（$A.chinensis$）の根茎，白朮をオケラ（$A.japonica$）またはオオバナオケラ（$A.ovata$）の根茎であると規定している。また，オケラを基原とする白朮を和白朮，オオバナオケラを基原とする白朮を唐白朮と呼んで区別することもある。

我々は，これらのオケラ属植物から葉緑体ゲノムに存在する$trnK$を増幅し，約2.5kbpの大きさを有するその全領域の塩基配列を決定して比較した。その結果，この遺伝子内のいくつかの部分で塩基配列が種によって異なっており，その配列から種鑑別が可能であることを明らかにした[5]。生薬から2.5kbのサイズの全遺伝子を増幅することは困難であるので，種鑑別に必要な情報を含む2つの領域（領域1＝$trnK$の5'側260bp，その塩基配列から唐白朮とその他の朮の鑑別が可能な領域；領域2＝$trnK$のイントロン内の約440bpの断片，蒼朮，和白朮，唐白朮の鑑別が可能）を選び，それぞれをPCRによって増幅した。領域1の塩基配列に差がある部分は制限酵素$Hinf$ Iの認識部位内にあった。そこで，領域1の増幅断片を$Hinf$ Iで処理することにより，オオバナオケラを基原とする唐白朮を他の朮類生薬から容易に鑑別できることを明らかにした（図1）。領域2の塩基配列に差がある部分はどの制限酵素の認識部位にも含まれていなかったため，増幅産物を直接シークエンスした。増幅断片のサイズは約400bpと短いために短時間でシークエンスが可能であり，その配列を基原植物の塩基配列と照合することにより各生薬の基原植物を明確に同定することができた[6]。なお，この研究の過程で朮類生薬からのDNA調製法に

第9章 生薬の品質評価と遺伝子

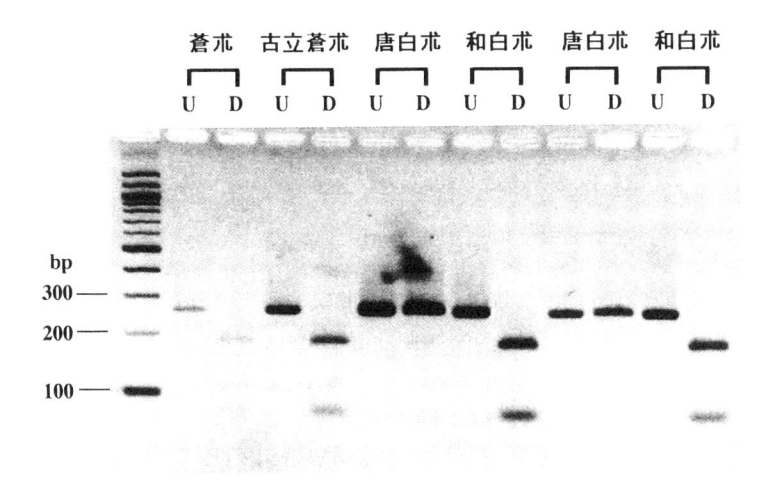

蒼朮　古立蒼朮　唐白朮　和白朮　唐白朮　和白朮
U D　U D　U D　U D　U D　U D

bp
300 —
200 —
100 —

図1　朮類生薬のPCR-RFLP法による鑑別

生薬から調製したDNAを鋳型にして，trnK遺伝子の内部の約440bpの領域を増幅し，制限酵素Hinf Iで切断を試みた。オオバナオケラを基原とする唐白朮から増幅した断片だけが，Hinf Iによる切断を受けていない。U＝制限酵素処理前の増幅産物；D＝制限酵素処理後の増幅産物

ついても検討し，わずか1mgの粉末生薬から400回程度のPCR実験の鋳型に使えるだけの量のDNAを得る方法を確立した[7]。

　市場の蒼朮には白朮の特異的な成分であるとされるアトラクチロンをかなりの含量で含むものが存在しており，これらはホソバオケラとオケラまたはオオバナオケラの交雑植物に由来する生薬ではないかとする説がある。我々が分析の対象としたtrnKは葉緑体ゲノム上にあり，したがってキク科植物では母性遺伝するので，このような交雑種の同定はできない。しかしながら，核の遺伝子をプローブとするRFLP法を用いて各地で採集したオケラ属植物を分析したところ，アトラクチロン含量の高低にかかわらずホソバオケラと同定された植物に遺伝子レベルで交雑種と確認される個体は存在していなかった[8]。現在ではさまざまなデータからアトラクチロン含量の高低はホソバオケラの個体変異に基づくものであることが明らかにされつつある。一般的には交雑は起こりえるとしても，市場品の蒼朮に交雑種が存在している可能性は高くはないと考えられる。

3.2　人参類生薬

　小松らは，人参，竹節人参，広東人参の基原植物であるオタネニンジン（Panax ginseng），トチバニンジン（P. japonicus），P. quinquefoliusの18S rRNA遺伝子の塩基配列を比較して，

3種間で塩基置換の起こっているサイトを検出した[9]。これらのサイトは，制限酵素*Ban* IIと*Dde* Iの認識配列内に存在していたので，これを利用して人参，竹節人参，広東人参をPCR-RFLPによって鑑別することが可能であることを示している。また，塩基置換の起こっている場所が3′側にくるように設計したプライマーを用いてPCRを行い，増幅産物の有無から人参類生薬を鑑別するMASA-PCR法も開発している[10]。

3.3 甘 草

林らは，甘草の基原植物である*Glycyrrhiza*属植物の*rbcL*遺伝子の塩基配列を比較して，グリチルリチンを含有し，日本と中国で甘草の基原植物として用いられている*G.glabra*，*G.uralensis*，*G.inflata*のグループと，グリチルリチンを含まない*G.echinata*，*G.macedonica*，*G.pallidiflora*のグループに区別できることを明らかにした[11]。さらに，近藤らは，生薬からの増幅を考えて，これらの置換サイトを含む約160bpの短い領域を設定してこれをPCRで増幅し，その塩基配列をシークエンスすることによって甘草の基原種を鑑別することができることを明らかにしている[12]。

3.4 当 帰

我々は，当帰の基原植物であり栽培種のオオブカトウキ，ホッカイトウキおよび各地で採取した野生の*Angelica acutiloba*，および生薬当帰から5S-rRNA遺伝子のスペーサー領域を増幅してその塩基配列を決定し，これらの植物間で塩基配列にまったく差はないことを示した[13]。千葉大学の斎藤らも，これらの植物についてrDNAをプローブとしてRFLPを解析したところ，RFLPパターンに差がないことを報告している。一方，RAPDパターンにはオオブカトウキとホッカイトウキで差が認められることから，両者の遺伝的背景は全く同一ではないと考えられる[14]。RAPD分析を生薬に適用することは困難であるので，今後，両種の鑑別に適切な遺伝子領域を見出すか，あるいはRAPDマーカー法を用いることによって，生薬の大深当帰と北海当帰の遺伝子鑑別が可能になるものと期待される。

3.5 半 夏

近藤らは，半夏，掌葉半夏，水半夏，天南星の基原植物である*Pinellia*属植物および*Arisaema*属植物の*rbcL*遺伝子の塩基配列を比較し，形態的に鑑別の困難な半夏と天南星が*rbcL*遺伝子の塩基配列に基づいて容易に鑑別できることを示している[15]。

3.6 その他

その他，前述のものを含めて現在までに学会などでの報告に見られる生薬のDNA鑑別についての研究を表3にまとめた。

表3 生薬のDNA鑑別に関する研究例

生薬名	遺伝子領域	方 法	文 献
朮類生薬	trnK	シークエンス，PCR-RFLP	6)
人参類生薬	18S rDNA	PCR-RFLP, MASA-PCR	9, 10)
甘草	rbcL	シークエンス	11, 12)
半夏	rbcL	シークエンス	15)
当帰	5S-rDNAスペーサー	シークエンス	13, 14)
麻黄	chlB	シークエンス，PCR-RFLP	水上ら：A
肉蓯蓉	rps2, rpl16-rpl14スペーサー	シークエンス，PCR-RFLP	泊ら：B
桂皮	trnL-trnKスペーサーなど	シークエンス，PCR-SSCP	高上馬ら：B

A 日本薬学会第47年会（2000）
B 日本薬学会第121年会（2001）

4 生薬の品質評価と遺伝子

すでに述べたように，生薬の品質の良否を決めるのは，生薬に含まれる種々の生理活性物質の含量と組成である。これらは，その基原生物の生育環境によって大きな影響を受けるために，生薬の品質とその基原生物の「種」とが密接に結びついている場合（例えば，大深当帰など）を除いては，遺伝子プロファイリングによる品質の良否の判定は現状では困難であると考えられる。

さまざまな疾患の病因や病態が遺伝子発現の変動と関連していることが明らかにされ，遺伝子発現の調節作用（発現の誘導や抑制）をもつ生理活性物質の探索，開発がゲノム創薬の名のもとに活発に行われている。生薬や漢方方剤についても，遺伝子発現に対する作用を検討したり[16]，そのような効果を指標にして天然生理活性化合物を探索する[17]研究も進められている。さらに最近では，differential display，SAGE（serialanalysis of gene expression）法，cDNA microarray解析など，遺伝子発現の変動をゲノムのほぼ全遺伝子にわたって網羅的に探索することも可能になっている。生薬は複数の生理活性物質からなる多成分系であり，このような網羅的な解析技術を用いることは，その生薬の活性プロファイルとでもいうものを明らかにする上で極めて有力であると考えられる。すでに端緒的な研究[18]は報告されているが，今後の研究の一層の展開が楽しみである。将来的には，DNAチップを用いて数千の遺伝子の発現量を一斉に解析することによって生薬の品質を評価することが可能になるかもしれない。

5 おわりに

今後,さまざまな生薬について遺伝子鑑別法を確立していくためには次のような課題を解決していくことが必要である。

(1) 遺伝子鑑別法を確立するためには,形態学的な方法も用いる場合と同じように,正しく同定された基原植物標本や生薬標本について,その遺伝子塩基配列を解析することが必要である。このような基準標本の確保が困難な場合が多い。重要な生薬については,分類学的に正しく同定された基原植物,生薬標本,遺伝子情報をワンセットにしたデータバンクを産・官・学の協力によって設立することが望まれる。

(2) 技術的には,PCRの鋳型となりえる純度を有するDNAを生薬から簡便に調製する方法を確立することが重要な課題である。生薬の種類やあるいは標本によって含まれている多糖やフェノール成分の組成や含量が異なるために,現状では個々のケースについて最適な方法を開発せざるを得ないが,将来的には多くの生薬に一般的に適用可能な調製法の開発が望まれる。

遺伝子の塩基配列に基づいて生薬の同定,鑑別を行う方法は,それが生物の遺伝子型を直接解析するものであるという点で,本質的に最も優れた方法であり,またもっとも客観的な情報を提供するものである。また,分子生物学的な技術は文字通り日進月歩の速度で発展しており,今後さまざまな新しい手法が開発されてくるであろう。これらの進歩をとりいれながら,遺伝子情報による生薬の同定法が一般的な方法として普及することを期待したい。

文　　　献

1) 生物の遺伝子鑑別に関する解説書としては,Hillis,D.M., Moritz,C., Mable,B.K. (eds.), "*Molecular Systematics 2ⁿᵈ. Ed.*", Sinauer, Sunderland, 1996が,基礎理論から実験プロトコールまで取り扱った,最も包括的な教科書である。また,Henry,R.J. Practical, "*Applications of Plant Molecular Biology*", Chapman & Hall, London, 1997の第1章が分子生物学技術を用いた植物の同定についてわかりやすく解説している。日本語のものでは,種生物学会(編)「森の分子生態学　遺伝子が語る森林のすがた」,文一総合出版,東京,2001が,植物個体群解析への分子マーカーの活用を主題としたものであるが,種々の手法についてわかりやすく解説している。

2) Mizukami,H., Ohbayashi,K., Ohashi,H., Kitamura,Y., Ikenaga,T., *Biol.Pharm.*

Bull., 16, 388 (1993)
3) Mizukami,H., Ohbayashi,K., Ohashi,H., *Biol.Pharm.Bull.*, 16, 729 (1993)
4) Nakamura,I., Kameya,N., Kato,Y., Yamanaka,S., Jomori,H., Sato,Y., *Breeding Sci.*, 47, 387 (1997)
5) Mizukami,H., Shimizu,R., Kohhjyouma,M., Kohada,H., Kawanishi,F., Hiraoka,N., *Biol.Pharm.Bull.*, 21, 474 (1998)
6) Mizukami,H., Okabe,Y., Kohada,H., Hiraoka,N., *Biol.Pharm.Bull.*, 23, 589 (2000)
7) Mizukami,H., Okabe,Y., *Biol.Pharm.Bull.*, 22, 765 (1999)
8) Mizukami,H., Shimizu,R., Kohhjyouma,M., Kohada,H., Kawanishi,F., Hiraoka,N., *Biol.Pharm.Bull.*, 19, 577 (1996)
9) Fushimi,H., Komatsu,K., Isobe,M., Namba,T., *Biol.Pharm.Bull.*, 19, 1530 (1996)
10) Fushimi,H., Komatsu,K., Isobe,M., Namba,T., *Biol.Pharm.Bull.*, 19, 765 (1997)
11) Hayashi,H., Hosono,N., Kondo,M., Hiraoka,N., Shibano,M., Kusano,G., Yamamoto,H., Tanaka,T., Inoue,K., *Biol.Pharm.Bull.*, 23, 602 (2000)
12) 近藤健児, 孟艶清, 佐野朋子, 寺林 進, 樋口正規, 佐々木 博, 亀井英夫, 岡田 稔, 日本生薬学会第47年会（東京）, 講演要旨集, p.227 (2000)
13) Mizukami,H., Hao,B.S., Tanaka,T., *Natural Medicines*, 51, 376 (1997)
14) Watanabe,A., Araki,S., Kobari,S., Sudo,H., Tsuchida,T., Uno,T., Kosaka,N., Shimomura,K., Yamazaki,M., Saito,K., *Plant Cell Rep.*, 18, 187 (1998)
15) Kondo,K., Terabayashi,S., Higuchi,M., Komatsu,Y., Okada,M., *Natural Medicines*, 52, 253 (2000)
16) Hakamatsuka,T., Tanaka,N., *Biol.Pharm.Bull.*, 20, 464-466 (1997)
17) Kawahara,N., Nozawa,M., Kurata,A., Hakamatsuka,T., Sekita,S., Satake,M., *Chem.Pharm.Bull.*, 47, 1344-1345 (1999)
18) Kojima,K., Mizukami,H., Tazawa,T., Nose,M., Inoue,M., Ogihara,Y., *Biol.Pharm.Bull.*, 21, 426-428 (1998)

第10章 生薬の品質と薬用植物の成分の変動

指田 豊*

1 はじめに

　生薬，および生薬の組み合わせからなる漢方薬は今後ますます重要な医薬品になると思われる。しかし，生薬は煎じた後の大量の抽出滓を見れば分かるように大部分は薬効に関係のない植物の組織等であり，有効成分は生薬のごく一部にすぎない。しかも天然物であるため，有効成分の量が種々の条件で変わるという問題点がある。この点に注意を払い，常に一定の品質の生薬を医療に用いないと，治療の度に効果に差が出て，生薬の信用を失いかねない。ところが，生薬を扱う人の中に同じ名前の生薬なら品質は同じと安易に考えている人がいる。

　医療には出来るだけ品質の一定の生薬を用いるべきであるが，そのためには生薬を取り扱う人たちは生薬の品質はばらつくのだという認識を持って，常に品質をチェックする姿勢であってほしい。そんな気持ちから著者は本稿の執筆を引き受けた。生薬の品質のばらつきを紹介するためには具体的なデータが必要であるが，著者のこの方面の研究はごく一部であるので，多くの研究者が専門誌，シンポジウム等で発表されたデータをそのまま引用させて頂き，その方々のお名前は文献の項に載せさせて頂いた。ここに，生薬の品質に関して貴重な研究をされた各位に敬意を表するとともに，引用させて頂いたことに厚く御礼を申し上げます。

　図1は肝炎患者に対する小柴胡湯の二重盲検比較試験の結果を示したものである。肝細胞の破壊に伴って血清中に移行するALT（aspartate aminotransferase＝GOT），AST（aranine aminotransferase＝GPT）の酵素活性を測定したもので，アンケートで患者の改善傾向を聞くのと違って客観性が高い方法である。この方法で小柴胡湯はプラセボに対して統計学的に有意に肝炎患者の改善効果を示している[1]。

　この図から，プラセボでもかなり肝炎の改善効果があり，中には著効の患者さえ居ることが分かる。このような傾向は漢方薬の小柴胡湯だけではない。たとえば鎮咳薬，鎮痛薬，解熱薬，抗ヒスタミン薬などのはっきりした対症療法薬の組み合わせで出来ている総合感冒薬も全く同様な傾向を示すし，新薬の試験結果の傾向も同じである。

　これは①ヒトには自然治癒力があり，かなりの病気が自然に改善される傾向にあることと，②

＊　Yutaka Sashida　東京薬科大学　薬学部　薬用植物学教室　教授

第10章 生薬の品質と薬用植物の成分の変動

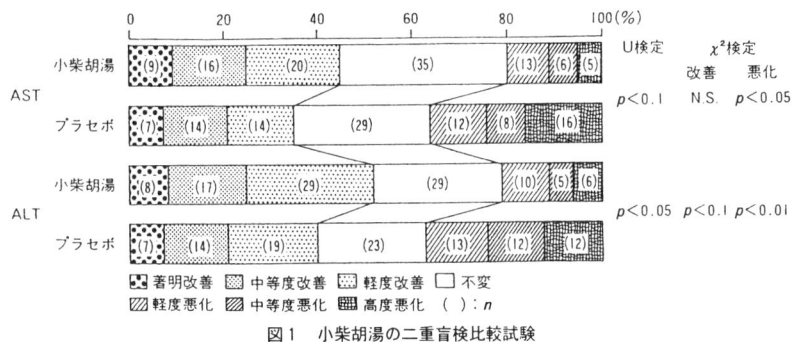

図1 小柴胡湯の二重盲検比較試験

薬に対する感受性がヒトによって違うためである。この例の場合，もし，小柴胡湯の証に合致する患者のみで試験を行えば改善効果はずっと向上したと思われる。

このように薬が効くかどうかの判断は意外と難しい。特に症状のはっきりしない病気や治療に長期間を要する慢性病はなおさらである。

2　生薬の宿命，品質のばらつき

このような薬効検定の難しさに加えて，生薬には合成薬や純粋な成分からなる薬にはない厄介な問題がある。それは品質のばらつきである。純粋な成分であればどの会社のどの1gも原則として効き目は同じである。ところが生薬の場合は同じ名前の生薬でも購入先やロットによって成分に10倍の差のあることさえある。

刻みの生薬を用いて漢方薬を自製する臨床家や生薬の薬理を研究している人にとっては煎じる度に効き目が違うことになり，これは由々しき問題である。このようなばらつきのある生薬を使っていたのでは微妙な二重盲検比較試験で正しい結果を得ることは不可能である。生薬を扱っていながらこのことに無関心な人もいるが，生薬は天産品で品質がばらつくものであるという認識に立って常に品質に関心を持つ必要がある。優れた生薬とは成分含量が高い生薬ではなく，常に品質が一定の生薬である。以下，生薬の品質に影響を及ぼす要因とその問題点について述べる。

3　生薬の品質に影響を及ぼす要因

生薬の品質（成分の種類と量）に影響を及ぼす要因としては同一名生薬に基原の異なる植物

（種）を使う，種内の成分変異（個体差，生育地），採取時期による違い，植物の部位による違い，植物の年齢による違い，加工法（修治）による違い，保存中の変化が考えられる。これら各項目ごとにその具体例を紹介する。

3.1 同一名生薬に基原の異なる種を使う例

種は生物を分類する時の基本単位である。かなり不正確であることを恐れずに言えば，植物図鑑などに出ている個々の植物が種である。種が異なれば成分も違うのは当然と言える。ところが日本と中国で同じ生薬名でありながら基原が異なるものも多い。その例をいくつか示す。（日）は日本，（中）は中国産である。

葛根　（日）クズ*Pueraria lobata*
　　　（中）*P.lobata, P.thomsonii*
川芎　（日）センキュウ*Cnidium officinale*
　　　（中）*Ligusticum chuanxiong*
山薬　（日）ヤマノイモ*Dioscorea japonica*又はナガイモ*D.batatas*
　　　（中）*D.opposita*＝*D.batatas*
紫根　（日）ムラサキ*Lithospermum erythrorhizon*
　　　（中）紫草*L.erythrorhizon, Arnebia euchroma, A.guttata*
辛夷　（日）タムシバ*Magnolia salicifolia*, コブシ*M.kobus, M.biondii*又はその他近縁植物
　　　（中）*M.biondii*, ハクモクレン*M.denudata, M.sprengeri*
陳皮　（日）ウンシュウミカン*Citrus Unshiu*又はその他近縁植物
　　　（中）ポンカン*C.reticulata*又はその栽培変種
当帰　（日）トウキ*Angelica actiloba*又はホッカイトウキ*A.actiloba* var. *sugiyamae*
　　　（中）*A.sinensis*
白朮　（日）オケラ*Atractilodes japonica*又はオオバナオケラ*A.ovata*
　　　（中）*A.macrocephala*
木通　（日）木通：アケビ*Akebia quinata*又はミツバアケビ*A.trifoliata*
　　　（中）関木通：*Aristolochia manshuriensis*；川木通：*Clematis armandii*

このような場合は臨床経験あるいは成分定量等で同等なのか，どのような差があるかを明らかにした上で使うべきである。最後に示した木通関連の3生薬は基原植物が全く異なっている。関

第10章 生薬の品質と薬用植物の成分の変動

木通の基原植物はウマノスズクサ科でアリストロキア酸（Aristolochic acid）を含み，ときにアレルギー性腎炎をおこす。そのために名前の似ている日本の木通（アケビ科，無毒）を含む製剤がヨーロッパで輸入禁止になった例もある。この場合，この3種の生薬はたまたま名称が似ているだけで全く別の生薬と見なすべきである。

表1に各種黄連の成分を示す。薬用に用いているものは主成分としてベルベリン（berberine）を含んでいるが，種によりかなり成分に違いがあることが分かる[2]。

表1 各種黄連の成分

	BRS	PAL	BER	EPI	COP	COL	GRO	JAT
C.trifolia	±	+	+	+	++	±	+++	+
C.chinensis	+	+	+++	+	++	+	+	+
C.dertoides	+	+	+++	+	++	+	+	+
C.quinquefolia	+	+	+	−	+++	+	−	+
C.ramosa	+	+	+++	−	++	+	−	+
C.japonica	±	+	+++	−	++	+	−	+
C.teetoides	±	+	+++	−	++	+	−	+
C.teeta	+	+	+++	−	++	+	−	+
C.asplenifolia	−	+	+	−	++	+	−	+++

BRS : berberastine　　PAL : palmatine
BER : berberine　　　EPI : epiberberine
COP : coptisine　　　COL : columbamine
GRO : groenlandicine　JAT : jateorrhizine

3.2 種内の成分変異（個体差，生育地）

植物は同じ種の中にも形態学的な変異があるように，成分にも変異がある。分かり易い例をあげればシソとアオジソがある。前者は葉に紫色の色素を含み，生薬，蘇葉の原料であるが，後者は緑色で生薬にしない。この両者の違いは分類学的にはごく些細な違い（品種）であるが，色素の有無と言う点では大きな違いになる。甘柿と渋柿も同じカキであり分類学的には些細な差に過ぎないが，タンニン含量という点から見れば極端に違う。このような違いは上の2例のように遺伝的に異なるグループが存在する場合，個体差の場合，全く同じ植物なのに生育地の影響を受けて成分が変わる場合などがある。その幾つかの例を紹介してみる。

図2はシロツメクサ（*Trifolium repens*）の葉の中の青酸配糖体の量を示している。ヨーロッパの東北部に産するものは青酸配糖体が少なく，西南に行くと増えるという傾向が見られる[3]。これが単なる気温などの影響なのか東から西に少しずつ違った変異体が生育しているのかは不明である。もし薬用植物に同じ現象があったら東と西では効き目が全く違うことになる。

表2は異なる産地のミシマサイコのサポニン含量を示したものである。産地によって4倍以上

薬用植物・生薬開発の最前線

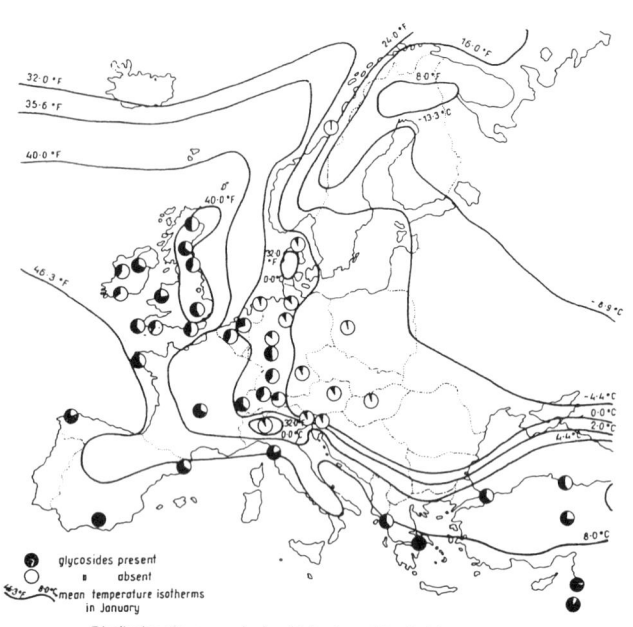

Distribution of cyanogenetic glycoside-bearing and free *Trifolium repens* L. populations
(Daday, 1954)

図2　シロツメクサ（*Trifolium repens*）中の青酸配糖体の分布

表2　異なる産地のミシマサイコの成分

項目 系統	草丈 (cm)	葉長 (cm)	葉幅 (cm)	風乾 主根重 (g)	サイコサポニン*			
					a (%)	c (%)	d (%)	Total (%)
えびの高原	79.0	11.0	1.0	0.6	0.551	0.167	0.491	1.029
高知産	75.6	14.9	0.8	0.4	0.576	0.144	0.544	1.264
平尾台	72.3	10.2	1.8	1.0	1.535	0.434	0.928	2.897
秋芳台	63.3	16.4	1.2	1.0	0.788	0.130	0.678	1.596
茨城栽培品	89.0	15.1	1.6	0.7	0.309	0.099	0.269	0.677
筑波系統　No.3	未抽	18.2	2.1	2.2	0.280	0.081	0.363	0.724
No.11	72.9	17.7	2.0	1.9	0.441	0.113	0.444	0.998
No.32	79.3	15.9	1.5	1.9	0.507	0.261	0.630	1.398
組織培養林	61.9	18.6	1.1	1.3	0.535	0.289	0.727	1.551
ホソバミシマサイコ （中国産）	94.0	12.6	1.4	1.5	0.365	0.199	0.575	1.139

（*）HPLC法による

第10章　生薬の品質と薬用植物の成分の変動

の差が認められる[4]。

図3は各地産麻黄のエフェドリン（ephedrine）（実線），プソイドエフェドリン（pseudoephwdrine）（点線），表3は大黄中のセンノサイドA.B（sennisaide A, B）の量を示している。エフェドリンとプソイドエフェドリンの薬理作用はかなり異なるが，この含量が逆転している例もあり，同じ生薬ではないとさえ思える違いがある[5]。大黄でも瀉下作用を示すセンノサイドの含量に大きな差がある[6]。これらのばらつきには基原植物の違い，生育地の影響，さらには加工

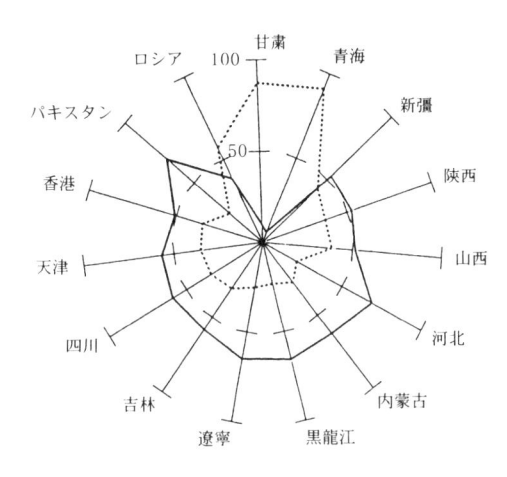

Comparison of the Mean Value of the ratio of Ephedrine and Pseudoephedrine contents to the Total Alkaloid Contents in Ephedra Herbs from Various Countries

―：E/Total（％），　…：PE/Total（％）

図3　各地産麻黄の成分

表3　各種大黄の成分

sample	sennoside A	sennoside B	A：B
錦紋大黄1（Rheum palmatum）	6.74mg/g	3.17mg/g	2.13：1
錦紋大黄2（R.palmatum）	2.02	1.42	1.42：1
市場品（雅黄）1	11.64	5.58	2.09：1
市場品（日本薬局方大黄）2	3.11	0.97	3.21：1
市場品（日本薬局方大黄）3	11.44	4.65	2.46：1
市場品4	7.05	4.53	1.56：1
市場品5	11.19	5.29	2.12：1
市場品6	6.34	3.27	1.94：1
市場品7	9.16	3.89	2.35：1
市場品8	6.95	3.69	1.88：1

薬用植物・生薬開発の最前線

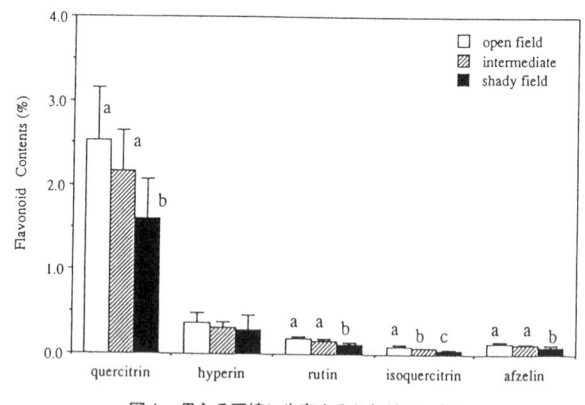

図4 異なる環境に生育するドクダミの成分

法の影響等も関係していると思われる。

さらに同じ生育地でのちょっとした違いが成分に与える影響を調べたのが図4である。ドクダミの緩下、利尿作用を示すフラボノイド含量が日向か日陰かだけで違ってくることが分かる[7]。

3.3 採取時期による違い

生薬にするための最適の採集時期は植物によって決まっている。これは皮を剝ぎ易いとか輸送の都合とかも関係するが、有効成分の最高の時期を経験的に知っているからである。例えばゲンノショウコは土用の頃に採集するという習慣はこの時期に有効成分のゲラニイン（geraniin）が多いからである。図5にはミカンの果皮中の交感神経作動成分のシネフリン（synephrine）の含量の季節変化を示している[8]。ミカン類は若い時期から順に枳実、枳殻、青皮、陳皮と言う生薬の原料になるが、若いほど作用が強いという使用上の経験とシネフリン含量の季節変化がよく一致している。キシュウミカンはウンシュウミカンより性が強いという昔の記載とも一致していて興味深い。また、シュウトウ、ナツミカン、ブンタンのように果実の大きな初生柑橘亜属の果皮と後生柑橘亜属に属するその他ミカン類の果皮では含量に明瞭な差があるのも興味深い。図6はミカン類の果皮中のフラボノイドのヘスペリジン（hesperidin）とナリンジン（naringin）含量を調べたものであるが、季節変化の傾向はシネフリンとよく似ている[9]。

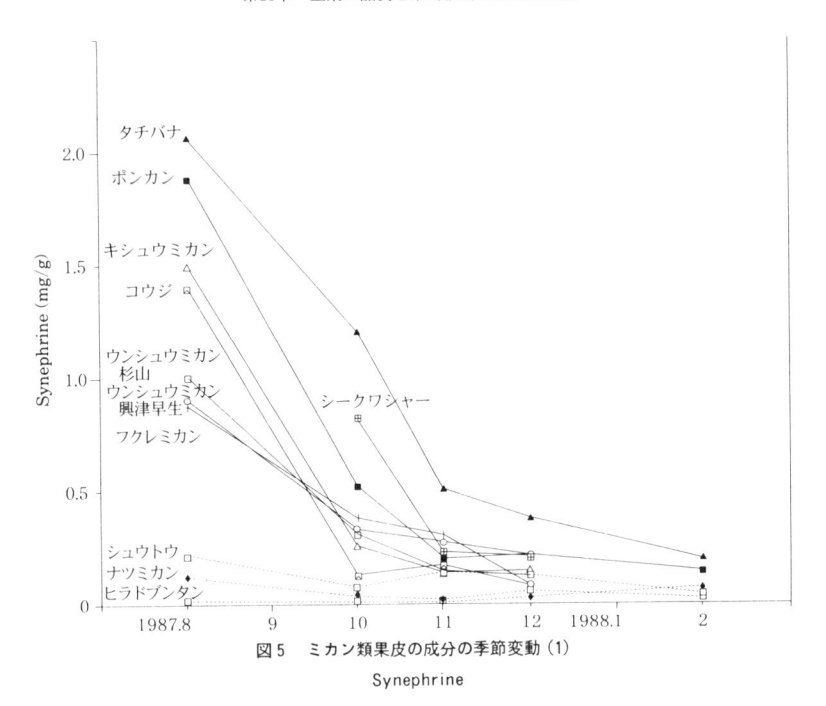

第10章　生薬の品質と薬用植物の成分の変動

図5　ミカン類果皮の成分の季節変動 (1)
Synephrine

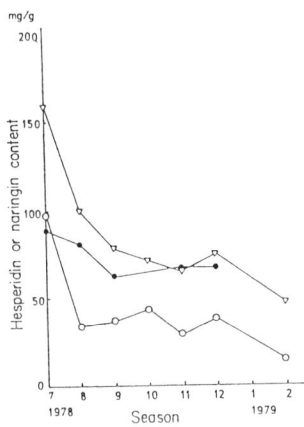

Monthly Variation in Hesperidin and Naringin Contents in the Dried Citrus Peels ●, the dried peel of C. unshiu; ▽, the dried peel of C. aurantium subsp. amara; ○, the dried peel of C. natsudaidai; The contents was expressed as mg of hesperidin or naringin per 1.0 g of the dried peel.

図6　ミカン類果皮の成分の季節変動 (2)
Hesperidin, Naringin

3.4 植物の部位による違い

同じ植物でも根,根茎,茎,樹皮,葉,花,果実などの器官が異なれば,当然成分も大きく異なっている。例えば中国では麻黄の地上部と地下部は薬理作用が逆であることが経験的に分かっている。器官が異なっていれば同じ基原植物でも別の生薬として扱うのが原則である。

しかし同一器官でも部位によって,成分の種類に差はないものの,含量の差が大きいことはしばしばある。例えば葛根は澱粉の多い部位より繊維質の部位の方がイソフラボノイドの含量が高いし,人参は主根(局方の人参)より側根(毛人参)の方がサポニン含量が高い。

3.5 植物の年齢による違い

植物成分の含量は植物の年令により変化する。人参は5-6年で収穫するが播種後2-3年の

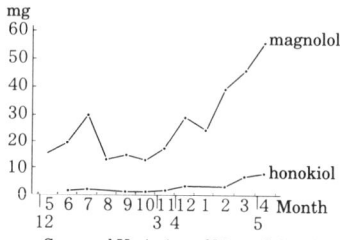

Seasonal Variation of Magnolol and Honokiol Contents in Branches of *M. obovata* in Their 1st year (mg in 10g of Dried Bark)
1 : Leaves were unfolded. 2 : came into flower
3 : Leaves turned brown. 4 : Leaves were shed.
5 : put forth leaves

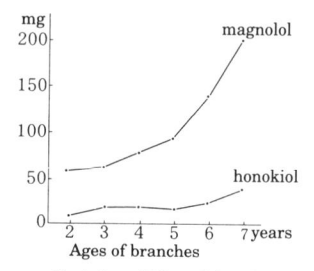

Variation of Magnolol and Honokiol Contents in Branches of *M. obovata* (mg in 10g of Dried Bark)

Magnolol (-○-), Honokiol (-●-)
唐厚朴の樹皮の年齢とmagnolol, honokiolの含量

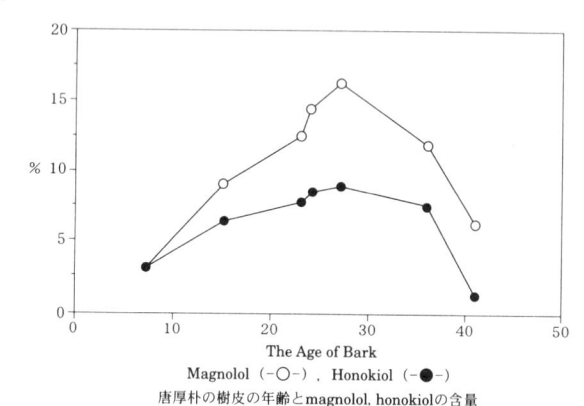

図7　厚朴中のMagnolol, Honokiol量の樹皮の年齢による変動

間引き人参のサポニン含量はかなり低い。一般に薬用植物の有効成分となっているいわゆる二次代謝産物の蓄積には植物の成熟と一定の年月が必要である。しかし，年を経れば良いと言うわけではなく，自ずと採集適期がある。図7に厚朴の原植物の枝の年令と有効成分であるマグノロール（magnolol），ホオノキオール（honokiol）の含量を示す。これは樹齢ではなく，一本の樹のそれぞれの場所の年令と成分の関係を示している。これによると20－30年を経た枝が品質的に優れていることが分かる[10, 11]。

3.6　修治（加工法）による違い

生薬に特殊な加工をすることを修治といい，これは生薬の品質を高めたり，副作用を減じたり，場合によると薬効を変えるための大事な処理である。例えば附子は猛毒で古来から毒性を減弱するために種々の修治が行われて来た。現在では加圧下で加熱して有毒なアルカロイド類を加水分解して無毒化した加工附子が一般に使われている。

中国と異なり日本では修治にあまり関心が払われていないが，修治は成分の変化を伴っているので，生薬の品質，薬効を考える上でかなり意識すべきである。

表4は桔梗の修治によるサポニン成分，プラチコヂンD（platycodin D）の含量変化を示したものである[12]。

皮付きは皮去りと比べてのplatycodin D含量が著しく高い。このことは桔梗を西洋医学でサポニンの去痰作用を期待して使う場合は皮付きを使うべきであることを示している。しかし，漢

表4　桔梗の加工法によるPlatycodin-D量の変動

	青花			白花		
	皮付	皮去		皮付	皮去	
	温風		天日	温風		天日
	0.123	0.030	0.006	0.181	0.025	0.009
	0.123	0.020	0.003	0.143	0.017	0.008
	0.061	0.014	0.010	0.195	0.017	0.010
	0.083	0.017	0.005	0.162	0.007	0.013
	0.070	0.012	0.010	0.124	0.013	0.012
	0.061	0.007	0.003	0.136	0.009	0.006
	0.092	0.014	0.005	0.128	0.015	0.005
	0.139	0.012	0.012	0.192	0.016	0.004
	0.103	0.011	0.011	0.134	0.013	0.011
	0.056	0.013	0.006	0.150	0.011	0.005
平均	0.091	0.015	0.007	0.155	0.014	0.008
標準偏差	0.0299	0.0063	0.0033	0.0266	0.0050	0.0032

方で排膿薬として使う場合については,桔梗に含まれる多糖類のイヌリンに免疫賦活作用があるという研究はあるが,未だ有効成分が十分に解明されていないので,何とも言えない。なお,表4では温風乾燥の方が天日乾燥よりサポニン含量が高いが,これは迅速な乾燥によりサポニンの加水分解が進まなかったためと考えられる。このことは配糖体を含む生薬を乾燥するときは迅速に処理すべきことを示している。

図8は大黄の乾燥法の違いによる遊離アントラキノン類の量の変動を示している。日陰で自然乾燥したものでは含量が低いが,凍結後乾燥すると著しく高くなる[13]。

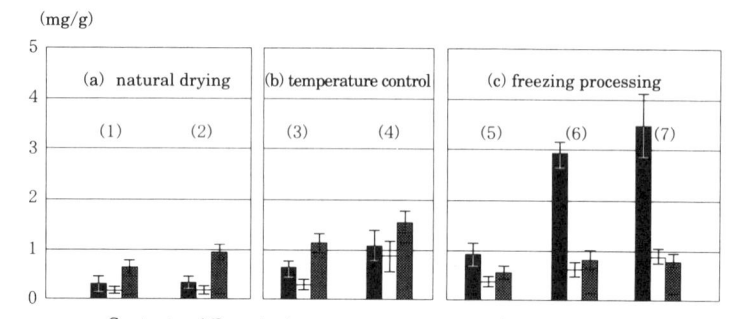

Contents of Free-Anthraquinones in Rhubarb (Rhizome of R. palmatum) after Drying with Various Conditions
■: Rhein, □: Emodin, ▨: Chrysophanol.
Mean±S.D. ($n=4$).
Conditions
(a) natural drying: (1) drying in the shade, (2) drying in the sun.
(b) temperature control: (3) drying at 60°, (4) drying at 90°.
(c) freezing processing: (5) drying at 60° quickly after freezing ($-80°$), (6) drying at 60° after freezing ($-80°$) and melting in the shade (2 days), (7) drying in the shade after freezing ($-80°$).

図8 大黄の乾燥法による遊離アントラキノン量の変動

3.7 保存中の変化

生薬の中には六陳と呼ばれて古い方が良いとされる狼毒,半夏,呉茱萸,陳皮,枳実,麻黄があり,大黄も同じように古い方が良いといわれているが,一般には生薬は新しい方が良い。特に精油を含むものは古ければ精油が揮散している。なるべく新鮮なものを使うべきであるが,流通経路が複雑な外国産の生薬や,稀用生薬ではときとしてかなり古いものが使われている。生薬を染色に使う草木染めでは染めむらが出ないように新鮮な生薬を使っているが,人の命に関わる薬の世界でそのことに無頓着なのはおかしい。保存期間に対する考慮もされるべきである。

4 生薬の品質評価の難しさ

常に確実な医療効果を得るためには品質の一定の生薬を使わなければならない。ところが流通の過程では単なる商品であるために医薬品としてのチェックが働かず，うっかりすると品質の悪いものが出回る。医師，薬剤師はもとより，流通過程の要所で「生薬の品質の差は大きい」ことを知っている人がチェックする必要がある。しかし，生薬の品質評価には以下のような難しい問題もある。

4.1 官能，形態による品質評価

生薬を手早く鑑別するには外形，色，香り，味などで判断するのが良い。しかし，これには昔からの経験と臨床家からの情報を基にかなりの訓練を積む必要がある。

4.2 成分による品質評価

生薬が効くのはその中に含まれる有効成分のためであるので，その量を測ることによって品質評価が可能である。しかしこれにも問題があり，薬効を単一の成分あるいは成分グループで説明できる生薬は少ない。漢方系の生薬となると極めて少ない。

麻黄のephedrineとpseudoephedrine，黄連，黄柏のberberine，陳皮，青皮，枳実，枳殻のsynephrine，甘草のglycyrrhizin，遠志，桔梗のサポニン類，大黄のanthrone誘導体とanthraquinone誘導体，牡丹皮のpaeonol等はほぼその生薬の西洋医学における薬効を代表しているが，漢方的な薬効を説明できるものは少ない。

また，成分定量には多くは高額の機器を必要とし，試料調製の時間等を考えれば流通現場で直ぐ使えるものではない。

5 実際の対応と将来の課題

一定の治療効果を得るためには一定の品質の生薬を使う必要があるが，今まで述べてきたように生薬はその特性として，成分含量にばらつきがあり，常に均質の生薬を入手することはなかなか難しい。一方で簡便な品質評価法も多くはない。今取り得る方法は信頼できる業者に，産地のはっきりした良質のものを指定して入手することである。薬理実験，臨床試験で使うときは，その研究が終了するまでに必要な生薬を一括購入してあらかじめ製剤を予製しておく必要がある。医師，薬剤師は生薬は品質にばらつきがある医薬品であるという認識をつねに持って生薬を取り扱うことが肝要である。

植物の成分含量にばらつきがある一方で，農産物にいくらでも例が見られる様に，遺伝的に一定の苗を一定の条件で育てれば，品質は安定する．薬用植物についてもメリクロン苗等の均質な苗を提供し，産地を限定して統一した栽培法，調製法を取り入れることによって，一定の品質の生薬を提供できる．中国では昔からの伝統的な生薬産地で，一定の方法で栽培・調製した生薬を道地薬材といい，これを生薬のスタンダードにしようとしている．

　＜中国の道地薬材の例＞

吉林	人参，鹿茸，五味子，細辛
内蒙古	甘草，黄耆，麻黄
青海	大黄
山東	金銀花，北沙参
福建	澤瀉
広東	縮砂，良姜，陳皮
貴州	杜仲，呉茱萸
江西・湖南	枳実
四川	黄連，川芎，川母
河南	菊花，地黄，山薬
浙江	白朮，麦門冬
安徽	白芍，牡丹皮，菊花
甘粛	当帰
雲南	三七，雲木香
西蔵	サフラン

　高齢化社会を迎えて，漢方に用いる生薬は益々重要になっていくと思われるが，常に安定した医療効果を示さない限り，漢方薬は人々の信頼を失う．数千年の経験の中で選び抜かれてきた貴重な人類の遺産である漢方薬を活用するためにも，品質の安定した生薬の供給が必要である．そのためには国が資金的に強力なバックアップをして，生薬の品質評価試験法の開発とそれを用いた流通過程での検査の実施，薬剤師の生薬鑑別力の強化が求められる．この点で2000年から始まった「漢方薬・生薬認定薬剤師制度」の発展に期待したい．

第10章 生薬の品質と薬用植物の成分の変動

文　　献

1) 菊池清公，第3回白樺湖シンポジウム要旨，p6 (1998)
2) 生田安喜良，第1回生薬に関する懇談会記録集（黄連・柴胡），p20 (1985)
3) P.Tetenyi, Infraspecific Chemical Taxa of Medicinal Plants (1970)
4) 飯田　修，第1回生薬に関する懇談会記録集（黄連・柴胡），p30 (1985)
5) 大場幸次，第11回生薬に関する懇談会記録集（麻黄），p30 (1995)
6) K.Sagara et al., Journ.Chromatogr., 403, 253 (1987)
7) 酒井英二ら，Natural Medicines, 50, 45 (1996)
8) 進藤和也，東京薬科大学修士論文 (1989)
9) T.Namba et al., Shoyakygaku Zasshi, 39, 52 (1985)
10) 藤田路一ら，薬誌，93, 429 (1973)
11) Z.-Z.Zhao et al., Shoyakugaku Zasshi, 45, 143 (1991)
12) 東　照夫ら，第24回生薬分析シンポジウム講演要旨集，p91 (1995)
13) 米田該典ら，Natural Medicines, 49, 6 (1995)

163

【薬用植物，機能性食品，甘味編】

第11章 生薬・生薬製剤の品質と食薬区分

佐竹元吉*

1 生薬・生薬製剤の品質（日本薬局方の歴史と生薬の基原植物）

1.1 日本薬局方の歴史とその漢方薬・生薬

1.1.1 日本薬局方の歴史

筆者が薬学の大学に入学して，最初に知らされたのが薬局方という厚い本であった。それから37年間，薬局方に関連ある仕事をするとは思わなかった。当時の薬局方は第7改正で，漢方薬の原料植物が一部と二部に記載され，漢方処方も収載されていた。

（日本薬局方ができるまでの局方）

薬局方以前の局方は徳川家康の使った「和剤局方」で，明治の初めまでは局方とはこの本を指していた。

「和剤局方」は中国の北宋の時代（1100年頃）に，皇帝が命令して作られたもので，297処方が収載されている。適応症，薬剤名，処方量，調製法，用法用量が記載されている。江戸時代の後期にオランダ医学が導入され，宇田川榕菴等によりオランダ薬局方の翻訳として，「遠西医方名物考」(1825)，「和蘭薬鏡」(1835) が出版された。

（薬局方作成の動き）

明治になってからの医薬品の品質確保は1873年に東京司薬場，1875年京都，1876年横浜，神戸，大阪司薬場が設立され，ここで薬の専門家の養成のための製薬学の実習が行われ，薬舗開業の認可を行った。京都司薬場監督官Geertsゲールツおよび大阪教師Dwarsドワルツが薬局方の草案作成を始めた。1874年に医制が公布され，新しい医師による治療が開始された。治療に用いる医薬品の品質試験が司薬場で開始され，1877年に薬局方ができるまでの取締として，ジギタリス，キナ皮，トコン，モルヒネ，ストロキニーネ，アトロピン，キニーネ等の試験法を作り，取締を行った。

（日本薬局方初版）

欧米では1871年にオランダ薬局方Ⅱの改定が行われ，1882年にはアメリカ薬局方Ⅵ，ドイツ薬局方Ⅱの改定が行われた。1883年には日本薬局方の稿本が完成していたが，アメリカとドイツも

---

* Motoyoshi Satake 日本薬剤師研修センター；元 国立医薬品食品衛生研究所 生薬部長

新しい改訂部分を盛り込むために公布が1886年と遅れた。初版の日本薬局方（1886年）はオランダ薬局方を主体としているがアメリカとドイツの局方の内容も盛り込んだもので世界で最も進んだ薬局方となった。原文はドイツ語で記載し，この日本語に翻訳されて公布された。

1886年の収載品目は468品目（有機薬品 59，無機医薬品 80，生薬 89，油脂，揮発油 37，製剤 177，製剤原料 19，衛生材料 7）であった。

（日本薬局方の改正）

生薬の収載数は1891年第二版は生薬75品目，1906年第三版は生薬144品目，1920年第四版は生薬108品目，1932年第五版は生薬96品目であった。

1948年には医薬品が不足しているために，代用となる医薬品を収載した国民医薬品集が出版された。戦後の改正はアメリカ薬局方の影響が強く，1949年第六版は生薬72と減少した。

（漢方薬と薬局方）

1950年代のはじめは，化学薬品中心であったが，1960年代になると漢方薬が見直されてきた。

1955年には漢方薬の内容を多く取り入れた国民医薬品集（第二改正）が出版された。

1957年には漢方エキス製剤が認められ，1961年第七版の一部には生薬43品目，二部には115品目が収載された。1970年にはかぜ薬の承認基準制定ができ，生薬類が一部認められた。1971年第八版での生薬は一部33品目，二部138品目と増えて国内で用いられる漢方処方がほぼ処方できるようになった。1972年に解熱鎮痛薬の承認基準制定でも生薬が含まれた。1975年に一般用漢方処方の手引き（210処方）が出され，エキス製剤の基本的な取り扱い方法が決められた。

1976年第九版では生薬は総て二部となり，163品目が収載された。また，医療用漢方エキス製剤の保険適用が認められ，多くの病院で漢方エキス剤が使われるようになった。また，鎮咳去痰薬の承認基準制定のなかに生薬が含まれた。1987年に210処方に必要な局方にない生薬を収載した日本薬局方外生薬規格集が出版された。漢方以外の分野では一般医薬品再評価の検討が開始され，鎮咳去痰薬，解熱鎮痛薬，催眠鎮静薬，かぜ薬が対象となった。1980年には医療用漢方エキス製剤の取り扱いについて（定義等）が出された。胃腸薬の承認基準制定がなされ生薬が一部含まれた。

1981年第十版では生薬は二部で160品目であった。漢方エキスの製剤許可に関して，1984年に局方生薬の品質規格研究がなされ，1985年には（医療用漢方エキス製剤の取り扱いについてが出され，標準湯液を用いる方法が規定された。1986年の第十一版の生薬は160品目であった。特にワシントン条約の関連でジャコウが削除された。この年に医療用漢方エキス製剤の品質規格化の通知が出され，漢方製剤企業の製品の規格が統一された。1988年には　医療用漢方エキス製剤のGMPの基準が漢方製剤企業で作られ，その中に生薬管理責任者を置き品質全体を見ることとされた。1989年には日本薬局方外生薬規格集改定が行われた。

1991年第十二版では生薬165品目，1992年には一般用漢方・生薬製剤のエキス製剤のGMPの

第11章 生薬・生薬製剤の品質と食薬区分

基準もできた。1993年第十二版第一追補では通則の改定等，1994年の第十二版第二追補ではリュウコツのヒ素試験法が規定された。

　1996年第十三版では生薬172品目，1997年第十三版第一追補では残留農薬と基原が改正された。1999年第十三版第二追補では有害溶媒を除いた確認試験法が設定された。

　2001年第十四改正日本薬局方では微生物汚染の対策として，生薬微生物試験法を記載し，微生物限度値も参考情報に入れた。このほか，アリストロキア酸の定量法も参考情報に入れた。

1.2　日本薬局方に収載されている生薬

1886年6月25日　初版（97種類の生薬の中で第十四改正にも収載されている25品目）
　アセンヤク，アヘン末，アラビアゴム，アンソクコウ，ウイキョウ（茴香），ウワウルシ，カノコソウ，カンゾウ（甘草），ケイヒ（桂皮），コロンボ，サフラン，ジギタリス，シュクシャ（縮砂），ショウキョウ（生彊），セネガ，センナ，ダイオウ（大黄），チョウジ（丁字），トウヒ（橙皮），トコン，トラガント，ハチミツ，ハッカ，ホミカ，リュウタン（龍胆）

1891年　第二版（91品目）
　追加品目　オウレン，キョウニン，ロートコン

1906年　第三版（135品目）
　追加品目　ガジュツ，キジツ，ゲンチアナ，コンズランゴ，トウガラシ

1920年　第四版（120品目）
　追加品目　オンジ，キキョウ，ケンゴシ，センブリ

1932年　第五版（98品目）
　追加品目　キササゲ，コウギデンプン，コメデンプン，バレイショデンプン

1948年　国民医薬品集

1949年　第六版（87品目）
　追加品目　オウバク，ゲンノショウコ，サンショウ，シャクヤク，ソウジュツ，トウモロコシデンプン，ニンジン，ビャクジュツ，マオウ（新収載され第十四改正にも収載）

1955年　国民医薬品集（第二改正）（生薬68品目）（参考参照）

1961年　第七版（第一部46品目，第二部133品目の179品目）生薬総則が記載される。
　追加品目　アマチャ，エイジツ，オウギ，オウゴン，カゴソウ，カロコン，キジツ，クジン，ケツメイシ，コウジン，コウブシ，コウボク，ゴオウ，ゴシツ，ゴシュウ，ゴミシ，サンキライ，サイコ，サイシン，サンシシ，ジオウ，シコン，シャゼンシ，シャゼンソウ，ジュウヤク，シュクシャ，ショウマ，セッコウ，センキュウ，センコツ，ソウハクヒ，タイソウ，

タクシャ，チクセツニンジン，チモ，チョレイ，トウキ，トウニン，バクモントウ，ハマボウフウ，ブクリョウ，ベニバナ，ベラドンナコン，ボウコン，ボウフウ，ボタンピ，ボレイ

1971年　第八版（第一部35品目，第二部141品目の合計176品目）

削除品目　カンショウデンプン，鯨ロウ，ラウオルフィア

1976年　第九版（169品目生薬が総て第二部に記載された）

追加品目　ケイガイ，サンシュユ，サンヤク，ソヨウ，チンピ，ハッカ，ビャクシ，ボウフウ，リュウコツ，レンギョウ

削除品目　カマラ，ザクロヒ，トウヒ末，バッカク，脱脂バッカク，オウギ末，カイカ，ガイシ，ガジュツ末，カスカラサグラタ，カンタリス，グアヤク脂，クズデンプン，ショウズク末，ビンロウジ末，ベラドンナヨウ，モッコウ末

1981年　第十版（166品目）

削除品目　キナ，キナ末，サイカク（野生動物の保護のため）

1986年　第十一版（165品目）

削除品目　ジャコウ（ワシントン条約のため）

1991年　第十二版（生薬165品目）

1996年　第十三版（生薬171品目）

追加品目　アカメガシワ，インチンコウ，ウイキョウ末，サンヤク末，チョレイ末，トウニン末

1997年　第十三版（生薬171品目）第一追補

1999年　第十三版（生薬171品目）第二追補

2001年　第十四版（生薬171品目）

（参考）

1955年　国民医薬品集（第二改正）（生薬68品目）

アマチャ，ウコン，エイジツ，オウギ，オウゴン，カイカ，カゴソウ，カロコン，カンボウイ，キジツ，グアヤク脂，クジン，クレンピ，ケツメイシ，コウジン，コウブシ，コウボク，ゴオウ，ゴシツ，ゴシュウ，ゴミシ，サイカウ，サイカチ，サイコ，サイシン，サンザシ，サンシシ，サンソウニン，ジオウ，シコン，ジャコウ，シャゼンシ，ジュウヤク，シュクシャ，ショウマ，ジョチュウギク，セッコウ，センキュウ，センコツ，ソウハクヒ，ソリシ，タイソウ，タクシャ，チクセツニンジン，チモ，チョレイ，トウキ，トウニン，バクモントウ，ハズ，ハマボウフウ，ブクリョウ，ブシ，ベニバナ，ベラドンナコン，ボウコン，ボウフウ，ボタンピ，ホップ，ボレイ，ミルラ，モクツウ，ヤクチ，ヨクイニン，ロベリア

第11章　生薬・生薬製剤の品質と食薬区分

1.3　基原植物の学名

　生薬の品質は基原を学名で明記して，規定している。日本の生薬は輸入されるものが多いので，生薬生産国の基原の調査をしないと正確な学名が記載できない。日中の国交回復以来，中国への調査が可能になり，基原に関する学術交流が盛んになり，種名が明らかになってきた。

　日本薬局方十三改正第一追補で，「その他同属植物」を極力なくし，種名を正確に記載した。

1．インチンコウ（茵蔯蒿）：新収載。カワラヨモギ*Artemisia capillaris Thunberg*の頭花のみを規定し，中国の綿茵陳とは区別した。確認試験法はエスクレチンジメチルエーテルをTLCで規定した。

2．エンゴサク（延胡索）：基原植物の学名は*Corydalis turtschaninovii* Besser forma *yanhusuo* Y.H.Chou et C.C.Hsu, *C.ternata* Nakaiまたはその他同属植物と規定されているが，市場品はほぼ球形である前者のみで，韓国からの輸入品である突起のある多角形をした*C.ternata* Nakaiの塊茎は市場には見られない。その他同属植物と思われるものもないので，基原植物の学名を*Corydalis turtschaninovii* Besser forma *yanhusuo* Y.H.Chou et C.C.Hsuの1種にした。

3．オウゴン（黄芩）：市場には細長い円錐形のもの（尖黄芩）および板状のもの（片黄芩）がある。板状のものには内面が黒褐色でバイカリンの含有量の少ないものがあるが，これは規格の対象外とし，バイカリンを10.0％以上を含むものに規定した。

4．オウバク（黄柏）：市場品には国内産のものと中国からの輸入品が見られる。国内産のものは*Phellodendron amurense* Rupr.である。中国産には*P.chinense* Schneiderと*P.amurense*の2種がある。*P.chinense*のベルベリン含有量は*P.amurense*に比べて高く，貴州省産のものが最も高い値を示した。

　基原植物のその他同属植物は*P.chinense*と台湾に分布する種類*P.amurense* var. wilsonii (Hayata et Kanehira) Changである。

　成分のベルベリンは1.2％以上含むものに規定した。

5．オウレン（黄連）：中国産の生薬に根茎内部の色が赤色を帯びたものがあるので，木部の色を黄色から黄色〜赤黄色に変更した。ベルベリン4.2％以上に規定した。

6．カンゾウ（甘草）：市場品は東北甘草および西北甘草である。これらには中国で等級が付けられたものが取り引きされている。年々，その等級の規格が緩くなってきたのか，規格が細くなってきている。また，ストロンの細いものは0.5cm以下の局方の規格外のものも見られる。基原植物は*Glycyrrhiza uralensis* Fisherおよび*G.galabra* Linn.である。中国人民共和国薬典では上記2種以外に*G.inflata* Bat.も収載しているが，国内では*G.inflata*を新彊甘草として，グリチルリチンの製造原料に用いている。成分のグリチルリチン酸は2

〜6％としていた記載を2.5％以上含むものと限度値に変更した。

7．コウジン（紅参）：加工調製方法により，国内産と中国産の相違が見られる。国内産のものが中国産に比べて大形で，細根まで良く調製されている。国内では信州，会津，出雲が生産地であり，かつては多くが輸出品であったものが，90年度では輸出65トン，輸入135トンと輸出量が激減した。コウジン末（紅参末）を新たに収載した。

8．コウボク（厚朴）：市場品は国内産のもののみである。コウボクは野生のホウノキ*Magnolia obovata* Thunb.を採取するために，資源的に少なく，資源の確保が必要になってきた。中国の厚朴（*M.officinalis* Rehd. et Wils.または*M.officinalis* var. *biloba* Rehd. et Wils.の樹皮）はかつては高価で入手が困難な生薬であったため，国内ではあまり議論されていないが，中国で広く流通するようになってきた。基原植物としてこの中国の2種類を薬局方に入れることとした。

9．ゴオウ（牛黄）：市場では黄色の色素の添加された贋造品が取り引きされることがある。これは昭和44年に見られたものと同じ物質で贋造してある。このため，純度試験に合成色素の項を規定した。

10．ゴシュユ（呉茱萸）：市場品には外面の色が暗褐色〜灰褐色，緑色の残ったものも見られる。果梗が5％以上のものが見られる。純度試験の「果梗以外の異物」は検討を要する。基原植物は日本産のものはゴシュユ*Evodia ruteocalpa* Benthamで，大粒で果実が果梗ごと落下する。中国産（貴州）のものは*E. officinale* Dodeで，小粒で辛く，果実が自然落下する。大きさを径2.5〜5mmから径2〜5mmに改正した。

11．サイコ（柴胡）：約30年前から栽培化され（昭和40年の栽培生産量は0.8トン，野生採取量は2トン），10年前には栽培品が国内の消費の大部分（昭和58年の栽培生産量は30トン，野生採取量は0.002トン）を占めていたが，最近では中国からの輸入量が急増してきた（国内栽培量400トン，輸入量800トン）。中国産も*Bupleurum falcatum* Linneの種類に入るので植物的には同一と考えられる。しかし，中国産は外面の色が濃褐色であるのに対して，国内の栽培品は淡褐色であるなど品質の違いが見られる。中国産はサイコサポニン含有量が高いものもある。市場品には細いものが多く，小形化の傾向が見られる。今回は改正は行っていない。

12．サンシシ（山梔子）：市場品には卵形のものと長卵形のものの2形がある。中国産の，長卵形で外面の色が黄褐色のものはスイシシ（水梔子）と称し，卵形で外面が黄赤色のものをサンシシ（山梔子）と称して区別することもあるが，色素の成分は類似しているので，区別する必要があるかは今後の問題である。基原植物を*Gardenia jasminoides* Ellisに規定した。

13. シャクヤク（芍薬）：基原植物のその他近縁植物は中国の*Paeonia veitchii* Lynchをその対象にしていたが，国内市場品は国産品と中国の白芍のみであるので，*P. lactiflora* Pallsのみでよいと思われる。表皮を剥く加工方法によって，ペオニフロリンの含有量が異なる。皮を剥いた大和シャクヤクは3～4％である。皮付きの細い根では10％を越えるものもある。しかし，タンニン含有量は細いものに少ない。調製法で湯通しするものとしないものとでペオニフロリンの含有量の差が認められる。ペオニフロリンの含有量を2.0％以上に規定した。

14. シャゼンシ（車前子）：市場品には小形で，色が黒褐色のものが見られる。これは中国産の*Plantago depressa* Willd.（平車前）の種子であるので，規格外である。今回は改正は行っていない。

15. センキュウ（川芎）：水洗い等の調製方法の悪いものが見られる。酸不溶性灰分の規格の1.0％以上のものも見られる。また，市場品が小形化している。日本の植物は*Cnidium officinale* Makinoで，中国薬典の植物の*Ligusticum wallichii* Franchetとは異なる。今回は改正は行っていない。

16. センソ（蟾酥）：市場品には形が大きいものも見られるので径10cm，厚さ2cmのものが規格値の中に入るように検討する。成分定量が確立している。今回は改正は行っていない。

17. ダイオウ（大黄）：国内市場品には雅黄大黄と錦紋大黄の2系統が見られる。外面の色は黄褐色から淡褐色のものが多いが，一部に黒赤褐色のものが見られる。センノシドの含有量3)は雅黄大黄系では総センノシド（A～F）は0.60～1.38％であるのに比べて，錦紋大黄系は0.09～0.13％と低い値を示した。総アントラキノン誘導体含有量は雅黄大黄系で1.14～1.86％，錦紋大黄系で1.58～2.34％と逆の値を示した。今回の改正ではセンノシドAの含有量を0.25％以上に規定した。

18. チクセツニンジン（竹節人参）：市場品には従来のチクセツニンジンの形態と異なるものが見られる。これは中国産のもので，基原植物の解明を要するものである。基原植物の学名*Panax japonicus* C.A.Meyerは国内の植物に付けられた名前で，中国産のものは別種の植物であるか検討を要する。すなわち，湖北省のものは*P. japonicus*の変種であるとされているが，日本の植物との比較研究が未だ十分でなく，学名の検討が終わるまでチクセツニンジンに入れるべきではない。今回は改正は行っていない。

19. チンピ（陳皮）：市場品の基原植物はウンシュウミカン*Citrus unshiu* Maekovichが中心である。市場品に古いものが見られないが，陳皮は古いものが良いとされているので，成分の経時的な変化を考慮して，成分定量を考慮するのも一考である。古いものは黒褐色となるので，色の記載の追加も検討する必要がある。今回は改正は行っていない。

20. トウキ（当帰）：基原植物のトウキ*Angelica acutiloba* Kitagawaの近縁植物は*Angelica*

acutiloba の亜種，変種および品種である。市場の大和当帰（大深当帰や天川当帰）は野生の植物のトウキ*A. acutiloba*の栽培品種であり，北海当帰は変種のホッカイトウキ*A. acutiloba* var. *sugiyamae* Hikinoである。

中国の当帰は日本のものとは別種の*A. sinensis* Dielsである。中国甘粛省産のものは精油成分のフタライド類が多く含まれている。中国産は日本産に比べて匂いが強く，味は辛い。今回は改正は行っていない。

21. ハッカ（薄荷）：市場品として中国産（江蘇省）のものが輸入されているが，中国の基原植物は*Mentha haplocalyx* Briq.で，日本の基原植物は*M. arvensis* Linn. var. *piperascens* Malinvaudであるので，同じ種を指すのか学名の検討が必要である。基原植物の中の種間雑種とは*M. arvensis*とその変種の雑種か，片親が*M. arvensis* var. *piperascens*であればよいのか検討を要する。今回は改正は行っていない。

22. ビャクシ（白芷）：市場品は日本および韓国産である。この基原植物はヨロイグサ*Angelica dahurica* Bentham et Hookerである。中国産の抗白芷は変種の*A. dahurica* var. *formosana* Shan et Yuanであるが市場には見られない。今回は改正は行っていない。

23. ビャクジュツ（白朮）：市場のワビャクジュツは韓国から輸入されるものと国内産のもので，規格に問題はないが，カラビャクジュツは精油含量で規格に達しないものが見られる。オオバナオケラ*Atractylodes* ovata DC.の国内の栽培品にも同様に精油含量0.7mlに達しないものがある。ソウジュツのなかに成分的に類似した生薬が見られるが，薬局方の純度試験で規定している。今回の改正で精油含量を0.5ml以上に規定した。

24. ブクリョウ（茯苓）：国内での採取量は松枯れや宅地開発等で減少し，市場品のうち国内生産量は0.5トンで，中国からの輸入量は700トンである。後者は培養されたものが中心である。今回は英名をHolelenからPoria Sclerotiumに，ラテン名をHOELENをPORIAに変更した。チョレイも同様に英名をChulingからPolyporus Sclerotiumに変更した。

25. ボタンピ（牡丹皮）：国内での生産はほとんどなくなり，中国からの輸入品ばかりになってしまった。根皮の薄いものもみられる。ペオノールの含有量を1.0%以上に規定した。

26. マオウ（麻黄）：市場品は*Ephedra sinica* Stapfが主であるが，これ以外の*E. intermedia* Schrenk et C.A.Meyer, *E. equisetina* Bunge, *E. gerardiana* Wall., *E. distachya* Linn.の各植物も薬用とされているので，その他同属植物を明確にして，種を規定することを検討したが種を限定することはできなかった。総エフェドリン（エフェドリンおよびプソイドエフェドリン）含有量を0.7%以上に規定した。

27. レンギョウ（連翹）：市場品はレンギョウ*Forsythia suspensa* Vahlが主で，*F. viridissima* Lindleyは少なく，*F. koreana* Nakaiは見られない。そのため*F. koreana*を削除した。

第11章　生薬・生薬製剤の品質と食薬区分

1.4　良い生薬とは何を指すのか

　生薬の品質を考えるとき，品質が低下したと言われることがある。この時の基準は例えば，柴胡では，かつてのものは香があり，しなやかで，油が滲み出て，外面は黒褐色で，主根が太く，横皺があった。今のものはこのような特徴がないと言われる。この違いは市場品が野生採取から栽培へと変わったためである。栽培および育種技術が進めば野生品と同様なものが得られるかも知れないが，医薬品としては，薬効があり，品質が均一で，安定された供給量が確保されることが最も大切なことである。柴胡の場合，漢方エキス製剤の再評価で，小柴胡湯の肝炎に対する作用が認められた。この製剤に用いた柴胡は現在の市場のものであり，かつて良いと言われたものではない。このことから小柴胡湯エキス製剤の作用の一部として柴胡は栽培品においても十分な薬効成分が含まれていると言える。

　また，日本と中国，韓国との間で異なる植物を同じ生薬名で使っている同名異物の生薬がある。これらも目的とする薬効を比較して，それぞれの国の処方の配合割合や利用方法を考慮して評価し，有効な生薬は取り入れることも考えなければならない。漢方薬の薬効は用いた生薬の品質によって決まってしまうので，生薬の規格をさらに充実しなければならない。

　一方，まだ検討のされていない点は外からの汚染である。これは人工的な化学物質と微生物が原因と考えられる。前者は栽培に用いる農薬や生薬を保存するときの燻蒸剤等で，後者はカビや細菌である。これらに関しては十分な市場調査を行い，汚染があれば，その対策として生薬の純度試験等に規定することも考える必要がある。ヨーロッパでは薬用植物の栽培条件として，GAP (Good Agriculture Practic) を作っている。

　生薬の品質に問題がなければ漢方薬の薬効評価もさらなるものになると思われる。

1.5　第十四改正日本薬局方

　生薬に関する改正点は一般試験法に生薬微生物試験法を新収載，医薬品各条の改正，一般情報の微生物限度値に生薬を追加およびアリストロキア酸の試験法を記載した点である。

1.5.1　生薬の基原の改正点

　生薬の基原に関して，カンゾウおよびカンゾウ末に関してその他同属植物を削除した。なお，カンゾウエキスおよびカンゾウ粗エキスに関しては製造の項でカンゾウおよびカンゾウ末の規格に合致する同属植物（Leguminosae）も含まれることとした。これは漢方および関連生薬製剤に用いるカンゾウおよびカンゾウ末を*Glycyrrhiza uralensis*および*Glycyrrhiza glabra*に限定したものである。今後，資源の確保の立場から，資源調査および栽培かの必要な品目である。

1.5.2　確認試験

　(1)　TLC法による確認試験を追加したのはウイキョウ（茴香），ウイキョウ油（茴香油），

キョウニン（杏仁），ゴミシ（五味子），サンシュユ（山茱萸），シコン（紫根），チクセツニンジン（竹節人参），トウニン（桃仁），ベラドンナコン，ベラドンナエキス，ビンロウジ（檳榔子）の11品目である。

確認試験の対象とした化合物はウイキョウ（およびウイキョウ油）はアネトール，キョウニンはアミグダリン，ゴミシはシザンドリン，サンシュユはロガニン，シコンはシコニン，チクセツニンジンはチクセツサポニンⅣ，トウニンはアミグダリン，ベラドンナコンおよびベラドンナエキスはヨーロッパ薬局方の展開溶媒との整合性を考慮したドラーゲンドルフ試液でアルカロイドのスポットの確認，ビンロウジ（檳榔子）はアレコリンを確認する試験を追加した。

(2) TLC用展開溶媒の変更

有害試薬を用いていた展開溶媒，特にクロロホルムを他の比較的安全な溶媒に変更する検討を行い，新しい溶媒に変更した。

変更した品目はアロエ，カッコン（葛根），キササゲ，苦味チンキ，ゲンチアナ，ゲンチアナ末，ゲンチアナ重曹散，ケイヒ（桂皮），サンシシ（山梔子），サンシシ末（山梔子末），サンショウ（山椒），トウヒ（橙皮），トウヒチンキ（橙皮チンキ），トウヒシロップ（橙皮シロップ），リュウタン（龍胆），ロートコン，ロートエキス，ロートエキス散の18品目である。

変更した例として，アロエはクロロホルム/エタノール/水混液（30：15：1）を酢酸エチル/アセトン/水/酢酸（100）混液（20：5：2：2）に変更した。トウヒに関しては，マグネシウムリボンを用いた呈色法を削除し，展開溶媒を酢酸エチル/エタノール（99.5）/水混液（8：2：1）とし，呈色試薬は2,6ジブロモ-N-クロロ1,4-ベンゾキノンモノイミン試液で，灰緑色を呈する。

1.5.3　純度試験（十三改正第一追補での改正点）

生薬の残留農薬の恐れが指摘され，副作用の一部がこれに起因すると言われ安全性の立場からこの点を検討した。この結果，汚染されている物は中国産のニンジン類およびインド産のセンナ類であった。共に既に使用が世界的に制限されている総BHCおよび総DDTであった。これらの生薬には農薬以外に重金属，ヒ素の限度値も設定した。

1）重金属限度値の設定（15ppm以下）

　ニンジン（人参），ニンジン末（人参末），コウジン（紅参）

2）ヒ素限度値の設定（2ppm以下）

　ニンジン（人参），ニンジン末（人参末），コウジン（紅参）

3）総BHCおよび総DDT限度値の設定（各々0.2ppm以下）

　ニンジン（人参），ニンジン末（人参末），コウジン（紅参），センナ，センナ末

1.5.4　定量法

生薬成分の研究が進むにつれ，有効成分や生薬を特徴付ける成分が明らかになってきた。これ

第11章 生薬・生薬製剤の品質と食薬区分

らの成果を用いて成分定量法を新設した。成分定量法作成には標準品が必要であるが，国立医薬品食品衛生研究所標準品が毎年作られているのでこれに基づく定量法が作成された品目もある。

(1) 定量法への改正

オウゴン（黄芩）およびオウゴン末（黄芩末）は国立医薬品食品衛生研究所標準品バイカリンを用いた定量法である。限度値は10.0％以上とした。

シャクヤク（芍薬）およびシャクヤク末（芍薬末）国立医薬品食品衛生研究所標準品ペオニフロリンを用いた定量法である。限度値は2.0％以上とした。

センブリおよびセンブリ末は国立医薬品食品衛生研究所標準品スウェルチアマリンを用いた定量法である。限度値は2.0％以上とした。

(2) 成分含量における標準溶液用試薬の変更

サフランは標準溶液用試薬をpotassium bichromateからcarbazochrome sodium sulfonateに変更した。

(3) 成分含量測定法の新規設定

エンゴサク（延胡索）はHPLC法でデヒドロコルダリンが0.08％以上と規定した。

トウガラシ，トウガラシ末はHPLC法で，カプサイシンおよびジヒドロカプサイシンの合計量を総カプサイシンとし0.10％以上と規定し，これに基づき，トウガラシチンキは 0.010W/V％以上と設定した。

(4) 乾燥減量の新規設定

定量試験をするためには乾燥減量が測定される必要があるので，定量法の新設と同時に乾燥減量をエンゴサク（延胡索），センブリ（当薬），センブリ末（当薬末），トウガラシ（蕃椒）およびトウガラシ末（蕃椒末）に新設した。

(5) エンゴサクの定量法の作成の経緯

エンゴサクの成分3級アルカロイドには強い鎮痙作用，デヒドロコリダリンには強い胃酸分泌抑制作用や抗潰瘍作用，テトラヒドロパルマチンに鎮痛作用があることが知られている。また，生のエンゴサクにはコリダリンが多く含まれ，調整，乾燥過程でデヒドロコリダリンに変換することが知られているが，いずれの化合物も延胡索の重要な薬効を担っていることは明らかである。分析のしやすさ，検出感度，漢方処方への応用性，市場品ではデヒドロコリダリンが一番多い傾向にあることなどを考慮して，デヒドロコリダリンの定量法の設定をすることにした。

標準物質はデヒドロコリダリンの塩酸塩と硝酸塩があるが，延胡索エキスからカラムクロマトで精製していくと，硝酸塩の結晶として得られ，純度としては，共に99％以上の純度を確保できる。塩酸塩は吸湿性があり，硝酸塩は吸湿しない等から硝酸塩の方が定量用標準物質に適している。

14局に収載される標準物質の規格としては,融点は分解を伴うが,240℃,吸光度のE値は,7ロットの実測値の±3σの幅で,一般的な日局品と同じレベルの幅になる。純度試験では,ドラーゲンドルフ試液による薄層クロマトグラフ法と,液体クロマトグラフ法を設定した。

成分含量測定法は抽出溶媒に抽出効率の良かったメタノール／希塩酸混液を用い,2回還流抽出とした。

定量結果は日本生薬連合会による延胡索50検体の平均値が0.146％で,含有量の分布がやや広く,変動係数が21.93％になり,最大値が0.203％,最小値が0.082％であった。これらの結果ときれいに調整された延胡索のデヒドロコリダリン含量が比較的低くなることから,成分含量規格として,0.08％以上と規定した。

1.5.5 一般試験法の生薬の微生物限度試験法

生薬の微生物限度試験法は,生薬に存在する増殖能力を有する特定の微生物の定性,定量試験法である。本試験法には生菌数試験（好気性細菌と真菌）および特定微生物試験（腸内細菌とその他のグラム陰性菌,大腸菌,サルモネラおよび黄色ブドウ球菌）が含まれる。試験を遂行するに当たって,外部からの微生物汚染が起こらないように,細心の注意を払う必要がある。また,被検試料が抗菌作用を有する場合または抗菌作用を持つ物質が混在する場合は,希釈,ろ過,中和または不活化などの手段によりその影響を除去しなければならない。試料は任意に選択した異なる数箇所（または部分）から採取したものを混和し用いる。試料を液体培地で希釈する場合は,速やかに試験を行う。また,本試験を行うに当たっては,特にサルモネラを扱う場合,バイオハザード防止に十分留意する。

1.5.6 アリストロキア酸について

1960年代にドイツで製剤化され難治性創傷,下腿潰瘍,骨髄炎の治療薬として販売されていたが,20年後に発ガン性が発表され発売禁止となった。*in vitro, in vivo*での変異原性も報告されている。

1993年にベルギーで痩身療法に用いられた生薬製剤で,配合生薬の取り違いから重篤な腎障害が発生し,誤用された広防己（*Aristolochia fangchi*）の成分aristolochic acidsが原因化合物と推定されchinese herbs nephropathyとして注目を浴びた。国内でも類似の腎障害が報告され摂取していた海外の生薬製剤や健康食品に関木通（*Aristolochia manshuriensis*）が配合されていたことが明らかとなり,aristolochic acidsが検出されている。日本薬局方では「ボウイ：防己」の基原植物は*Sinomenium acutum*,「モクツウ：木通」は*Akebia quinata*または*Akebia trifoliata*,「モッコウ：木香」は*Saussurea lappa*と規定しており,アリストロキア属の生薬は用いていない。本参考情報は,国内で製造または輸入販売される生薬および漢方・生薬製剤中にアリストロキア酸が含まれないことを確認し,品質を保証することを目的としている。

なお，イギリス，アメリカ，カナダはアリストロキア酸を含む生薬，製剤について規制を設けている。さらに，WHOもこれらを受けて世界各地に注意を促している。

2　薬と食品のつながり

2.1　はじめに

日頃食べている食事はなんのこだわりもなく，母親が料理してくれたものを食べてきた。子供の頃は健康に良いなどと思ったことも無かったが，母親は偏食しないように苦労し，バランス良い食事を考えてきた。正しい食生活をすれば，健康で病気にならず，薬などいらない生活ができるわけである。

このバランス良い食事も母親が食事を管理している間だけで，母親の元を離れてからは好きなものを，食べたいときに，食べたいものを食べてしまう。料理が面倒なので同じものを少種類繰り返し食べる。ここで起こる健康障害は，偏った食事により必要なアミノ酸，ビタミンやミネラル等が不足したり，取りすぎたりするためである。自分が太っていると思う人は痩せる方法を考え，血圧が高いと思っている人は血圧降下によい方法を考える。このように健康診断で注意されたことを自己流に直してみたいと考える。自分で注意して病気にならないことが健康維持には最良の方法である。

本当に自分だけの注意で十分な健康管理はできるのだろうか。実際にはそれはなかなか困難である。食品の流通が複雑化してきた現在では，薬と食品との境目に関して十分な情報が得られるようになってはいない。自分の健康に良いと思って，新しいものに手を出すときは，新しいものの中身を確認するようにしたいものだ。

2.2　植物の面から見た薬と食材

2.2.1　自然の食材（山菜）

春の山に行って摘む若菜で美味しいものは「うけら」と「ととき」と言われる。「うけら」はオケラのことである。「ととき」はツリガネニンジンのことである。ともに薬用植物である。オケラは根茎が胃腸薬で，ツリガネニンジンの根は強壮薬である。タラノキの芽やウドも山菜としては有名である。これも薬用植物である。フキ，ワラビやゼンマイ，東北ではコゴミ（クサソテツ）やタケの若芽（チシマザサ），北海道ではアイヌネギ（ギュジャンニク），沖縄ではインチン（カワラヨモギ）等がある。秋のキノコ狩りも食卓をにぎわすものである。キノコは研究すると活性成分が見つけ出されてきている。

今，身の回りにある食材は全て店で買ったものであるが，かつては身の回りの畑の野菜や家畜

179

が食材だったわけである。

2.2.2 身の回りの薬用植物

何時も元気でいればよいのであるが，たまには体をこわすことがある。その時使ったのが，身近な植物である。例えば，お腹が痛いときにはセンブリを飲み，下痢の時にはゲンノショウコを飲み，便秘の時には，ドクダミを飲んで元気を回復してきた。これだけでは口から入って出る消化器系統しか直せない。日本人の知恵に中国の智恵が加わり，多くの薬用植物が使われるようになった。

日本を代表する花のキク（Chrysanthemum）や桜（Cherry）も薬用植物である。キクの花は漢方薬で使われ，サクラの樹皮は小児の咳止めに用いられている。この他，園芸植物ではユリ（Lily）の球根，ボタン（Montan）の根皮，シャクヤク（Peony）の根，キキョウ（Japanese Bellflower）の根，果物類ではモモ（Peach）とアンズ（Pramu）の種（仁），ウメ（Mume）の果実，カキ（Persimon）の蒂（ヘタ），ミカン（Mandarin Orange）の果皮等がある。

2.2.3 外国からの食材

日常の食べ物がどこから来たのか導入ルートを考えてみると近隣のアジアからの米，麦，大豆があるが，南アメリカのインカの食べ物，ジャガイモ，トマト，トウモロコシ，トウガラシやメキシコを中心とした中南米原産のサツマイモ等がある。最近では世界各国の多種類の食材が原産国以外で栽培され輸入されている。

健康食品とされるものも外国から輸入されるものが多くなってきている。

2.2.4 アメリカの新しい動き（ダイエッタリーサップルメント）

アメリカでは1994年に病気にならないための食べ物をダイエッタリーサップルメント（栄養補助食品Dietary Supplement）と名前を付けて，食品と薬品の間の新しい定義を作った。栄養補助食品を摂食して癌，心臓病や骨多孔症のような慢性病の予防に役に立ち，さらに医療費の高い西洋医学の無駄を防げるとして作られた。

連邦政府は安全でないものや偽物に対しては厳しい処置をするが，消費者への正確な情報と安全なものの流通に関して，自由にできるように理由のない規制をしたり，処理を遅延することはしないとされている。

栄養補助食品にはビタミン，ミネラル，ハーブ（薬用植物）が対象となっている。

2.2.5 世界で薬用植物を使っている国

2000年4月に香港でWHOの世界伝統薬会議が開催され，世界の31カ国が参加し，世界各国が薬用植物をいかに多く使っているかが報告された。世界の人達に薬用植物の利用方法を間違えないように有効に使い，さらに注意すべき点等に関してガイドラインを作成した。

薬用植物を使わずに化学薬品のみに頼っている人は世界の人口の20％位に過ぎなく，多くは薬

第11章　生薬・生薬製剤の品質と食薬区分

用植物を用いた治療を行っている。身の回りの植物を薬として用いている国は発展途上国ではほとんどである。一方，製剤として医療に使われている国もある。最も多いのはドイツで，続いて中国や韓国等の日本以外のアジア，日本，フランス，アメリカの順で，1996年現在1兆5,000億円である。今後アメリカの割合が増えると思われる。

2.3　日本で薬と薬品の区別がなぜ必要か
2.3.1　食薬区分の46通知について
　30年前の昭和46年6月1日（1971年）に「無承認無許可医薬品監視指の取り締まりについて」の厚生省薬務局長通知が食薬区分の最初のものである。この当時，効能を表示して薬効のないものが不正に取り引きされていた。また，市場には贋ものが多く見られたので，この通知が出された。
　医薬品といわれているものは食品として売ってはいけないわけであるが，どのような病気に効くかを書くことはできない。病気の治療に用いられるものが薬である。薬にはどのような病気に有効であるかの効能・効果，使うための用法と用量が必ずついている。薬は世の中に出るときには厳しい審査を経てきて，品質も保証されている。
　経口的に服用する医薬品は薬事法で，形状，表示，成分本質を総合的に判断して判定している。食品は食品衛生法で全ての飲食物を指し，薬事法の医薬品および医薬部外品は，これを含まない。

2.3.2　食薬区分改正
　国民の食生活の多様化，健康に対する関心の高さ等，医薬品や食品に対する意識の変化が見られることや，食品衛生法および栄養改善法に基づく保健機能食品制度の創設を踏まえ，必要な事項について見直したものである。
　（1999年度にこの通知の一部改正）
　食品の流通形状も変わり，医薬品だけの特徴であったものが世界的に食品としている普通医薬品の通知では，1）形状による判断を行わないこととした。カプセル剤や錠剤は医薬品だけのものであったのが，食品の分野でもできるようになった。ただし，通常の食品では流通していない形状が医薬品と誤解されるものは医薬品と判断する。2）表示については効能効果の表示と用法用量の表示がある。効能効果に関しては食品と明示した上で，身体や機能に影響を与える表現であっても国際的に認められた栄養素の範囲では医薬品と取り扱わない。ただし，疾病の診断，治療および予防を目的とするものは医薬品とする。
　用法用量については，食品においても過剰な摂取により健康障害が生じるから，1日および1回当たりの摂取量と摂取間隔について記載することは，医薬品的用法用量に該当しないこととした。

181

（2000年4月の成分本質に関しての改定）
　2001年4月の成分本質に関しての改定を行い，これに基づき医薬品の監視が行われるようになった。従来，6段階での区分で行ってきたものを，「専ら医薬品として使用されているもの」と「医薬品的効能効果を標榜しない限り原則として食品とすると認められるもの」の2段階に区分することとした。既存の区分品目以外の新規な成分に関しては個別判断により区分することとした。

2.3.3　食品分野の動き

　2001年3月に食品分野で新しい動きがあった。これは食品衛生法および栄養改善法に基づく保健機能食品制度の創設である。

　また，食品の国際的規格やガイドラインはFAO/WHO合同食品規格計画（コーデックス）の栄養・特定食品規格として検討されている。この国際的合意には未だ時間がかかると思われる。コーデックスの中には栄養強調表示のガイドが示され，エネルギー値，タンパク質，脂質，炭水化物，ビタミンおよびミネラル含有量がその食品の特性として，表示することが認められている。

　自分の健康は自分の責任と言われるが，情報不足で失敗する例もある。誤って有毒植物を食べて中毒になった例や痩せると思って飲んだお茶が下剤の成分が入っていた例がある。健康に良いと言われるものが本当に良いものであるかを科学的に示すことはなかなか困難である。

　バランスの良い食事を取ることが一番の健康法で，もし，病気になってしまえば医師や薬剤師の指示で薬を飲むことが健康回復法である。

　研究所は薬が世の中に出る前に安心して使える薬かどうかの判断をしている。

　また，食品を美味しく，安心して食べるための材料の管理をし，日常生活の食品で中毒や健康障害が起こらないように努力している。

3　おわりに

　日本薬局方の生薬はその改正の度に変更されてきているが，第七改正の時に用いられた基原植物の記載方法がそのまま踏襲されていて，時代の変化にそぐわないものが見られる。生薬は天産物であるものが多く，基原植物および動物が限定されないものが「その他同属植物」，「その他同属動物」，「その他近縁植物」，「その他近縁動物」としてそのまま記載されてきた。最近は生薬の生産国の研究交流が進み，基原植物および動物の種が明らかになってきたので，このような記載をできるだけなくしていくべきであろう。種を限定することが不可能なものに関しては想定される種類を脚注に記載すべきである。また，成分分析法が確立されたものが多いので，できるだけ

第11章　生薬・生薬製剤の品質と食薬区分

薬効成分，主要成分または特異成分を規定することも必要である。

　医薬品全体の品質がより厳密に規定されてきているのに対して，生薬には品質の低下が見られるものがある。その理由として，それは天産物であるから気象条件や生産国の事情に左右されると言われることが多いが，実際には国内の使用量の急増による供給不足と生薬の取り扱いが専門家以外で行われるようになったための，品質鑑定能力の不足であろう。個々の問題点を明らかにして，薬局方の規格を整理し，良質の生薬が安定供給できるようにしてもらいたいものである。

　食薬区分では薬品とされないものにも，病気の予防や健康維持に重要な役割を持つものもあるが，薬効等の作用が表現できないので，このようなものをどう取り扱うかも大きな課題である。

第12章　薬用食物の機能性成分

吉川雅之*

1　はじめに

　近年，食生活の欧米化に伴う動物性食品の増加とともに過食や偏食も手伝って，糖尿病，高脂血症，高血圧，動脈硬化などの生活習慣病やアトピー性皮膚炎や花粉症などのアレルギー性疾患などが深刻さを増してきている。国民の健康指向の高まりに伴って，健康食品や機能性食品，特定保健用食品などの，味や栄養のほかに新しい機能として生体調節効果を有する食品や食品素材の開発が盛んに進められている。このような，食物に生体調節機能といった薬効を期待する考え方は，決して最近現われてきたものではなく，生薬学や漢方医学領域では医食同源（薬食同源）の思想として数千年前から知られている常識と言っても過言ではない。

　中国伝統医学（中医学）や漢方医学で用いられる生薬の原典「神農本草経」には，最も重要な薬（上薬）として食物性要素の強い生薬が数多く収載され，不老，延年，元気増進を目標として方剤に繁用されている。また，中医学では病気予防が重視されており，理想の医療とは"病気になってから薬で治療することではなく，病気にさせないこと"と考えられている。古代中国では，最高級の医師は「食医」と呼ばれ，食物による病気予防や健康維持（食養）および治療（食療）が行われていた。

　実際，中国，明時代の薬物書「本草綱目」（李 時珍著）をはじめ，インドのアーユルヴェーダ医学の薬物書「チャラカサンヒター」や古代ギリシャの医師Dioscoridesの著した「De Materia Medica（ギリシャ本草）」などには現在では食物と考えられる薬物が多数収載されている。今日の「中薬大辞典」や「日本薬局方」に収載されている天然薬物や，漢方方剤に配剤されている生薬の中にも惣菜や果物，甘味料，香料などとして食用にも供されているものが数多く認められる。また，日常食物の多くに興味深い薬効が伝承されており，かつて薬として利用されていたことが窺い知れる。このような薬効が期待できる食物を著者らは"薬用食物"と呼んでいる[1]。薬用食物の成分には，合成医薬品のような切れ味の鋭く作用点や作用機作が単純化された薬効は少ないと考えられるが，副作用の心配がなくホメオスタシス（恒常性）を助長するような病気予防や健康維持，また治癒促進や再発防止などに役立つ多面的で穏やかな効能が期待される。

＊　Masayuki Yoshikawa　京都薬科大学　生薬学教室　教授

さらに，栽培作物の多くは，生薬に比べて安価でかつ大量入手が容易であるとともに，品質が一定しているなど新しい天然薬物資源としても魅力に富んでいる。著者らは，これまでに，甘茶，隠元豆，豌豆，クワイ，コウホネ，三度豆，ショウガ，ゼドアリー，冬瓜，パセリ，フェヌグリーク（コロハ），モロヘイヤなど種々の薬用食物に抗アレルギー，抗炎症，抗潰瘍，抗酸化，免疫増強，肝保護作用やエストロゲン様作用などを見出し，それらの活性成分を明らかにした[2]。本稿では，代表的な生活習慣病の一つで，現在日本人の約1割が発病またはその予備軍と言われている糖尿病の予防に役立つ薬用食物の成分について最近の著者らの研究結果を紹介する。

2 サポニンの血糖値上昇抑制活性[3]

ウコギ科植物のタラノキ（*Aralia elata*）の根皮や樹皮は，中医学で糖尿病に有効とされ，日本でも民間的によく用いられている。その若芽（タラノメ）は山菜の王者として，食用に供されており，また糖尿病にも良いと伝承されている。そこで，タラノメ抽出分画について，alloxan糖尿病モデルなどで検討したが，改善効果は認められなかった。しかし，ブドウ糖やショ糖負荷ラットにおける血糖値上昇が，抽出分画の経口投与（200mg/kg）で7～8割も抑制されることが判明した。この結果，タラノメは糖尿病の治療というよりも，予防や悪化防止効果があると考えられた。同様の活性がトンブリやサトウダイコンなどにも認められた。トンブリは，アカザ科植物のホウキギ（*Kochia scoparia*）の果実で，秋田県の特産品としてその食感から"畑のキャビア"と称されている。「神農本草経」の上薬に，地膚子として収載される生薬でもある。サトウダイコン（*Beta vulgaris*）の根は，ショ糖原料とされるほか野菜や飼料として利用されるが，中医学では種々の薬効が伝承されている。これらの薬用食物について血糖値上昇抑制活性を指標に分離したところ，いずれの場合も新規サポニンが活性成分として得られた。すなわち，タラノメからelatoside類，トンブリからscoparianoside類とkochianoside類およびサトウダイコンからbetavulgaroside類を明らかにした。類縁の野菜でアカザ科植物のホウレンソウ（*Spinacia oleracea*）やツルムラサキ（*Basella rubra*）にも活性が認められ，spinacoside類とbasellasaponin類を明らかにした。これらの薬用食物のサポニン成分の中で，サトウダイコンから得たbetavulgaroside I，II (2)，III，IV (3)，V～IXおよびホウレンソウやツルムラサキのspinacoside C, D (4)，basellasaponin A～Dには，3位に結合したオリゴ糖の末端糖が酸化開裂して生成したと考えられるアセタール型またはケタール型構造を有する特異な置換基を有することが判明した（図1）。新奇な置換基の絶対配置を含めてこれらのサポニン類の全化学構造は，既知サポニンから選択的分解反応などを用いた化学誘導と物理化学的手法を応用して決定することができた。サトウダイコンのbetavulgaroside類をはじめ，顕著な血糖値上昇

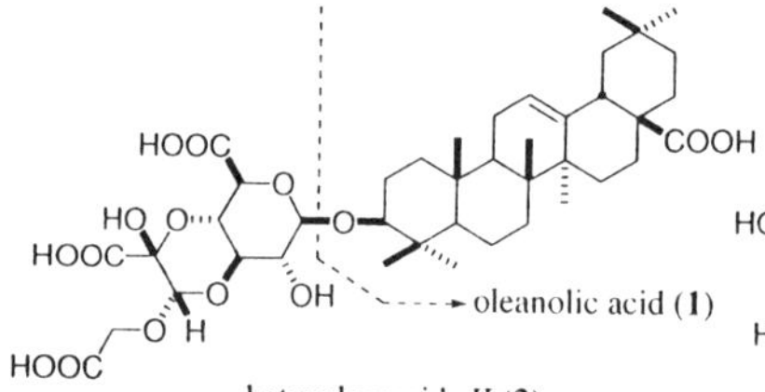

薬用植物・生薬開発の最前線

図1 Saponins with Unique Substituent from Sugar beet and Spinach

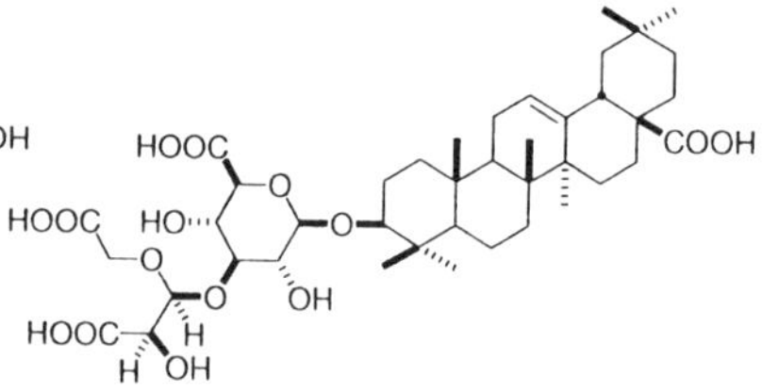

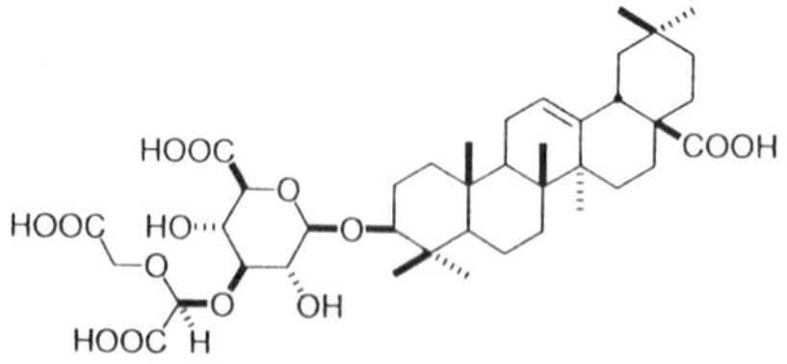

抑制活性を示した成分は，いずれもトリテルペンoleanolic acid (1) などの3位に糖鎖を有するmonodesmoside型サポニン (ex. 2-6) であった (Aタイプ)。一方，oleanolic acid (1) の3位と28位に糖鎖を有するbisdesmoside型サポニンや28位に糖が結合したmonodesmosideおよびトリテルペンoleanolic acid自体には活性が認められなかった。さらに詳細に構造と活性について検討した結果，活性発現には，サポゲノール部分の28位カルボキシル基と3位に結合した糖鎖が必須であるなど血糖値上昇抑制活性の発現に必要なサポニン構造が判明した (図2)。

ついで，トチノキ種子 (escin類, isoescin類)，チャ葉や種子 (theasaponin類, assamsaponin類)，ツバキ種子 (camelliasaponin類)，ギムネマ葉 (gymnemoside類)，セネガ根 (senegasaponin類) にも血糖値上昇抑制活性が認められ，活性成分として種々の新規サポニンを明らかにした[4]。さらに，多くの天然薬物や薬用食物から得たサポニンや化学誘導した関連化合物について，血糖値上昇抑制活性とサポニン構造を比較検討した結果，強い活性を示すサポニンは前述のoleanolic acidなどをサポゲノールとするAタイプを含めて図2に示す3種のタイプ (A～C) に大別されることが判明した。そして，強い血糖値上昇の抑制活性を示すには，トチノミのescin類 (ex. 7, 8) などBタイプのサポニンではトリテルペン部21位，22位のアシル基が必須であり，セネガのsenegasaponin類 (ex. 9) などのCタイプのサポニンではアシル基の結合した28位オリゴ糖鎖が必須であるなどサポニン構造と活性の相関について興味深い知見が得られた。

第12章 薬用食物の機能性成分

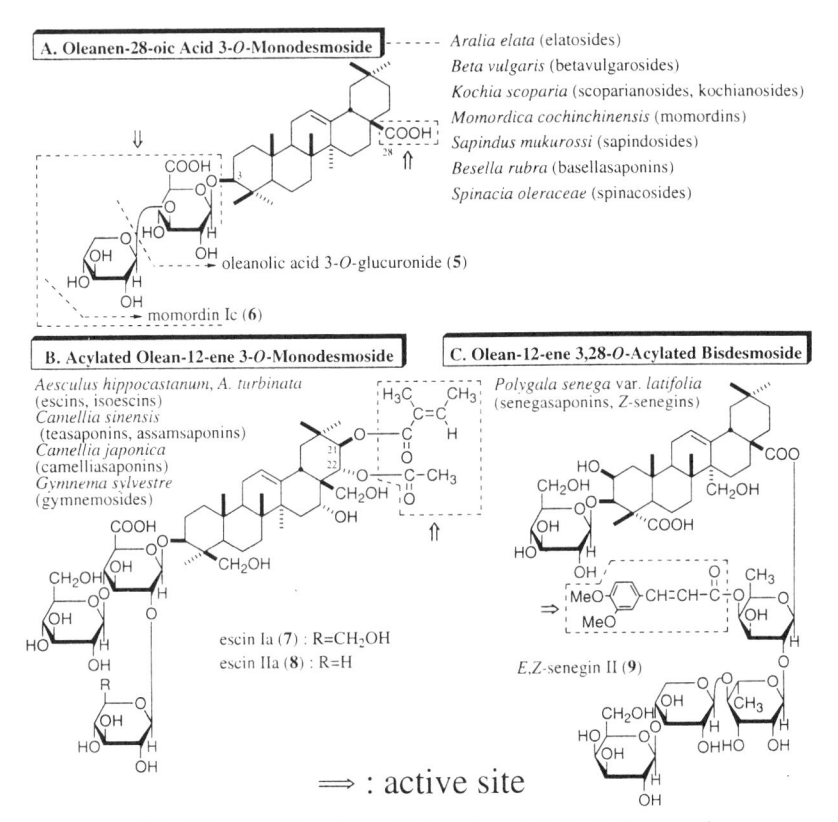

図2 Triterpene Glycosides with Inhibitory Activity on Increase of Serum Glucose Levels in Glucose-loaded Rats

3 血糖値上昇抑制活性の作用機序[3,5]

糖の経口負荷ラットにおいて, 図1と図2で示したサポニン (2〜9) は合成抗糖尿病薬tolbutamideに相当する顕著な血糖値上昇抑制活性を示したが, tolbutamideとは異なり腹腔内投与では全く活性が認められなかった。正常ラットにこれらのサポニンを経口投与すると, やや上昇傾向が認められたものの血糖値への有意な影響を与えなかった。さらに, サポニン (2〜9) はショ糖のみならずグルコースを負荷した場合も血糖値上昇を抑制し, α-グルコシダーゼ阻害活性は認められなかった。また, alloxan糖尿病モデルにはいずれも無効であった。この結果, こ

れらのサポニンには，末梢での糖代謝促進作用は無く，インスリン分泌の促進やインスリン様作用も無いことが判明した。

In vivo実験の過程で，サポニンを投与したラットに摂食抑制の傾向が認められ，開腹すると胃が膨張状態にあることが観測された。詳細に胃内容物の排出速度を検討したところ，これらのサポニン（2〜9）にはatropineに相当する強い胃内容物の排出遅延効果のあることを見出した。さらに，小腸組織片でのグルコース取込み抑制作用を検討したところ，サポニンに用量に依存したグルコース取込み抑制活性が認められた。一方，炭末を用いた小腸内輸送能について検討した結果，胃の場合とは逆にこれらのサポニンには亢進作用が認められた。特に，酢酸による腹膜炎や開腹手術後の小腸内輸送能低下に対する顕著な改善効果のあることが見出された。

さらに，サポニンの作用機序に関して，各種阻害剤処理マウスやstreptozotocin誘発糖尿マウスなどを用いて詳細に検討した。これまでのところ，図3に示すように胃排出能抑制作用にはcapsaicin感受性知覚神経－中枢神経系および交感神経系を介した機序が推察され，dopamine$_2$受容体が強く関与していることを明らかにした。小腸内輸送亢進作用には末梢性のserotonine$_2$受容体および交感神経系の関与が判明した。

以上の結果，糖負荷モデルにおいて血糖値上昇抑制作用を示す薬用食物およびそのサポニン成

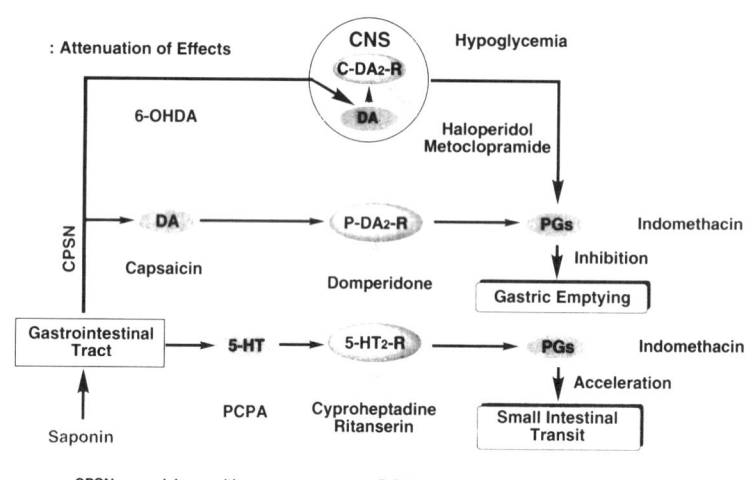

図3 Postulation of Action Mechanisms of Saponins on Gastric Emptying and Small Intestinal Transit in Mice

CPSN: capsaicin-sensitive sensory nerves
DA: dopamine
6-OHDA: 6-hydroxydopamine
CNS: the central nervous system
C-DA$_2$-R: central dopamine$_2$ receptor
P-DA$_2$-R: peripheral dopamine$_2$ receptor
5-HT: 5-hydroxy tryptamine (serotonine)
5-HT$_2$-R: 5-hydroxy tryptamine$_2$ receptor
PGs: prostaglandins

分は，胃から空腸への糖類の移動遅延（胃排出能抑制）と小腸でのグルコースの吸収阻害によって作用発現し，小腸運動の亢進も関与していることが判明した．さらに，図1と図2で示したサポニンを経口投与した場合，吸収代謝されることなく，図3のように消化管表面での神経系や神経メディエーターおよび受容体に作用して胃排出能抑制や小腸運動亢進作用を発現することが明らかとなった．このような作用機序で，サポニンが食後の急激な血糖値の上昇（過血糖状態）を抑制することによって，糖尿病の予防効果を発揮することが判明した．水溶性で高分子量のサポニンは，そのままの形で体内に吸収されることは困難とされ，消化管内での胃酸や微生物による加水分解や構造変換などを経て，代謝吸収されて作用発現すると考えられてきた．しかし，サポゲニンなどの加水分解物は，活性の減弱または消失する場合が多く，また，経口投与後の血中濃度も低いこともあって，サポニンの作用メカニズムは不明なことが多く残されていた．著者らの研究は，サポニン類が代謝吸収されて血中に移行することなく，神経刺激によって各種神経メディエーターと受容体を介して多用な薬理作用を発現することを初めて証明したもので，サポニンの多種多様な薬理作用のみならず，サポニン生薬の複雑な薬効解析へも応用可能と期待している．

4 アルコール吸収抑制活性

アルコールは，高カロリー飲料であるため過剰摂取によっていわゆる"ビール腹"などの肥満の原因になる．さらに，急性および慢性アルコール中毒をはじめ，肝臓，胃腸，循環器障害など生活習慣病の原因ともなっている．しかし，これまでのところアルコール性疾患の安全で有効な予防や治療薬はない．一方，中医学では，アルコールに起因した病疾患の治療や軽減を目的とする生薬や方剤が数多く伝承されており，その中に食物も数多く含まれている．代表的な消酒生薬の一つであるキグシ（枳椇子）は，クロウメモドキ科植物ケンポナシ（*Hovenia dulcis*）の甘い果実で，飲物や果実酒に利用されている．著者らは，キグシからアルコール性筋弛緩の抑制作用や肝障害抑制作用を示す新規フラボノイドhovenitin類やヒスタミン遊離抑制活性を示す新規骨格のトリテルペン配糖体hovenidulcioside類を明らかにした[6]．また，西洋ハーブの月桂樹（*Laurus nobilis*）葉には，アルコール吸収抑制活性が認められた．その活性本体はα-methylene-γ-butyrolactone構造を有するcostunolideなどのセスキテルペン類であり，経口投与（25～50mg/kg，ラット）でほぼ完全にアルコール吸収を抑制した．さらに，その作用機序として，胃液分泌の亢進や胃排出能抑制作用などの関与していることが判明した．また，costunolideなどのセスキテルペンには，マクロファージからの一酸化窒素（NO）の産生抑制活性が認められ，その作用メカニズムとして，誘導型NO合成酵素（iNOS）や熱ショックタンパク質HSP-72の関与を明らかにした[7]．

前述の糖吸収抑制活性を示すサポニンにも，月桂樹のセスキテルペンと同等の顕著なアルコール吸収抑制活性のあることが判明した[8]。さらに，これらのサポニンには，胃液分泌を抑制することなくアルコールおよびインドメタシンによる胃粘膜損傷の抑制効果（胃保護作用）が認められるほか，抗炎症作用，抗掻痒作用，抗アレルギー作用，鎮痛作用およびMgの吸収促進作用のあることも判明した[4,9]。サポニンのエタノールからの胃保護作用は，omeprazoleやcimetidineなどの合成医薬品よりも非常に強いものであった。その作用機序として，胃粘膜への攻撃因子である胃液分泌を抑制せず，内因性の保護因子として知られているprostaglandinや一酸化窒素などを介した機序の関与を明らかにするとともに，他の作用も神経メディエーターや生体物質を介する共通するメカニズムによることが推察された。

　タラノメなどの薬用食物に含有されているサポニンは，糖やアルコールの吸収を抑制して肥満や糖尿病の予防効果を示すとともに，胃粘膜保護作用，抗炎症作用，抗掻痒作用，抗アレルギー作用，鎮痛作用，Mg吸収促進作用を有しているなど多面的な作用を示すことが判明し，薬用食物の薬効の奥深さが垣間見れた。

5　α-グルコシダーゼ阻害活性成分SalacinolとKotalanol[10]

　ニシキギ科またはデチンムル科植物に分類される*Salacia reticulata*は，スリランカ北部およびインド南部などのごく限られた地域に自生する蔓性の多年性木本で，スリランカ（シンハラ語）では"Kotala himbutu"と呼ばれている。その茎や根がリュウマチ，淋病，皮膚病の治療に有効と伝承されており，飲料や茶剤として用いられるほか，インドやスリランカなどの伝統医学であるアーユルヴェーダ医学において糖尿病初期の特効薬として薬用に供されてきた。*Salacia*属植物の含有成分として，これまでに根皮や葉部からトリテルペンやキサントン配糖体などが明らかにされている。また，根皮の水抽出エキスにalloxanまたはstreptozotocin誘発の糖尿病ラットにおける改善効果が報告されているが，この薬理作用成分や伝承薬効を支持する化合物は明らかになっていない。

　著者らは，本植物の水可溶部エキスにはブドウ糖負荷ラットやalloxan糖尿病モデルでの血糖値上昇の抑制効果のないことを確認するとともに，ショ糖負荷での血糖値上昇の抑制作用はα-glucosidase阻害作用によることを見出した。ラット小腸由来のsucraseとmaltaseに対する阻害作用を指標に活性成分の探索を進め，新奇なチオ糖スルホニウム硫酸分子内塩構造のsalacinol（10）とkotalanol（11）を単離し，それらの化学構造を明らかにした（図4）。10や11は，sucrase, maltaseに対して市販のα-glucosidase阻害薬acarboseと同程度の活性を示し，isomaltaseに対してはacarboseよりも非常に強い阻害作用を示した（表1）。さらに，10

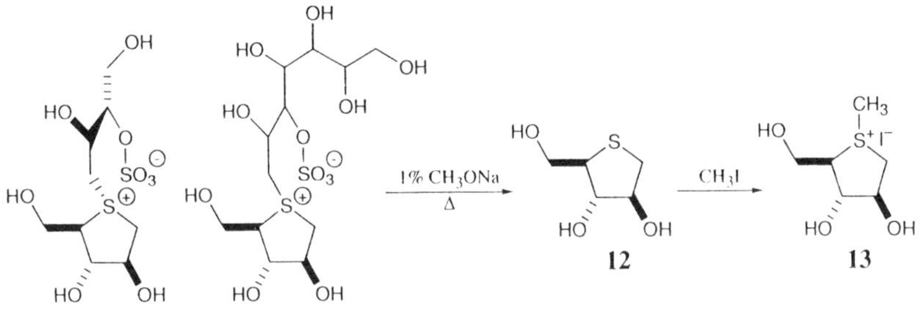

図4 Structures of Salacinol, Kotalanol, and Related Thiosugar Derivatives

表1 K_i Values of Salacinol (10), Kotalanol (11), and Acarbose for Rat Small Intestinal Disaccharidase

Substrate	K_m (M)	K_i (μg/ml)		
		Salacinol (10)	Kotalanol (11)	Acarbose
Sucrose	2.0×10^{-2}	0.32	0.18	0.37
Maltose	2.7×10^{-3}	0.31	0.23	0.12
Isomaltose	4.5×10^{-3}	0.47	1.8	75

Rat small intestinal brush border membrane vesicles were used for the preparation of small intestinal α-glucosidase such as maltase, sucrase, and isomaltase. Reaction was performed by slight modifications of the procedure of Dahlqvist. The substrate (maltose : 3-37mM, sucrose : 3-37mM, isomaltose : 0.46-3.7mM), test compound, and enzyme in 0.1M maleate buffer (pH 6.0) were incubated together for 30min at 37℃. The glucose concentration was determined by the glucose oxidase method.

や11をアルカリ分解して得られる1-deoxy-4-thio-D-arabinofuranose (12) やそのmethyl sulfonium iodide (13) などの関連化合物の阻害作用を比較したところ，活性発現にはスルホニウム硫酸分子内塩構造が必須であることが判明した．また，10はショ糖や麦芽糖負荷ラットにおける血糖値上昇を濃度依存的に抑制し，その作用はacarboseよりも非常に強いことも判明した（図5）．

その後，さらにS. reticulataの活性成分を探索したところ，トリテルペン成分に糖尿病合併症に関連したアルドース還元酵素に対する阻害作用や，mangiferinなどのフェノール性成分に弱いながらα-glucosidase阻害活性が認められた．また，mangiferinなどが抗酸化作用や肝保護作用，抗潰瘍作用および抗肥満作用などを示すことを明らかにした．

スリランカ産のS. reticulataのほかに，インド産のS. reticulataやS. oblongaおよびタイ産の

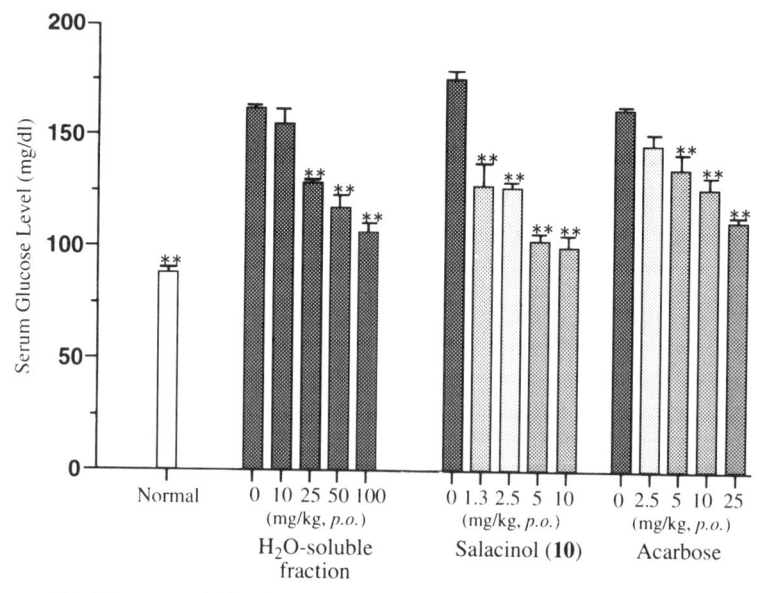

図5 Inhibitory Effects of H$_2$O-soluble Fraction from *S.reticulata* and Salacinol (10) on the Increase of Serum Glucose Levels in Glucose-loaded Rats

Male Wistar rats weighing 130-170 g were fasted for 20-24 h and the test compounds were given orally. Thirty minutes thereafter, sucrose (1 g/kg b.w.) was given orally. Each column represents the mean with S.E.M. of serum glucose levels 30 min after sucrose administration. ($**p$ <0.01, N=5-7)

*S.chinensis*にもα-glucosidase阻害作用などの活性が認められ,10,11,トリテルペンおよびmangiferinなどが活性本体であることが確認された。インシュリン非依存性糖尿病の主原因のひとつが,食後の過血糖状態の繰り返しであると言われている。顕著なα-glucosidase阻害作用を有する*S.reticulata*とその成分は,肥満や糖尿病の予防に有用な素材と期待される。

6 アルドース還元酵素阻害活性フラボノイド[11]

フトモモ科植物の*Myrcia multiflora*は,4～10mの亜高木でブラジル,ペルーなど中南米地域に広く分布する。ブラジルでは"Pedra-ume-caa"や"Cambui"と呼ばれ,葉部が飲料とされるほか糖尿病の特効薬として広く用いられ"植物インシュリン"の俗称がある。しかし,含有成分や薬理活性についてこれまで全く検討されていない。著者らは,*M.multiflora*葉部のメタノール抽出エキスや分画にショ糖負荷ラットにおける血糖値上昇の抑制作用のほか

第12章 薬用食物の機能性成分

に，非常に強いアルドース還元酵素阻害作用のあることを見出した。酵素阻害活性を指標に分離精製を進めたところ多数の既知成分のほかに新規成分としてmyrciacitrin I〜V（14〜18）およびmyrciaphenone A（19），B（20）を単離して構造を明らかにした。これらの成分についてアルドース還元酵素阻害作用を検討したところ，新規成分を含む多数の成分に強い活性が認められた（図6）。その中に合成医薬品epalrestatと比べて遜色ない強いアルドース還元酵素阻害作用を示す種々のフラボノイドの存在が明らかになるなど，薬用食物に糖尿病の予防や治療に有効

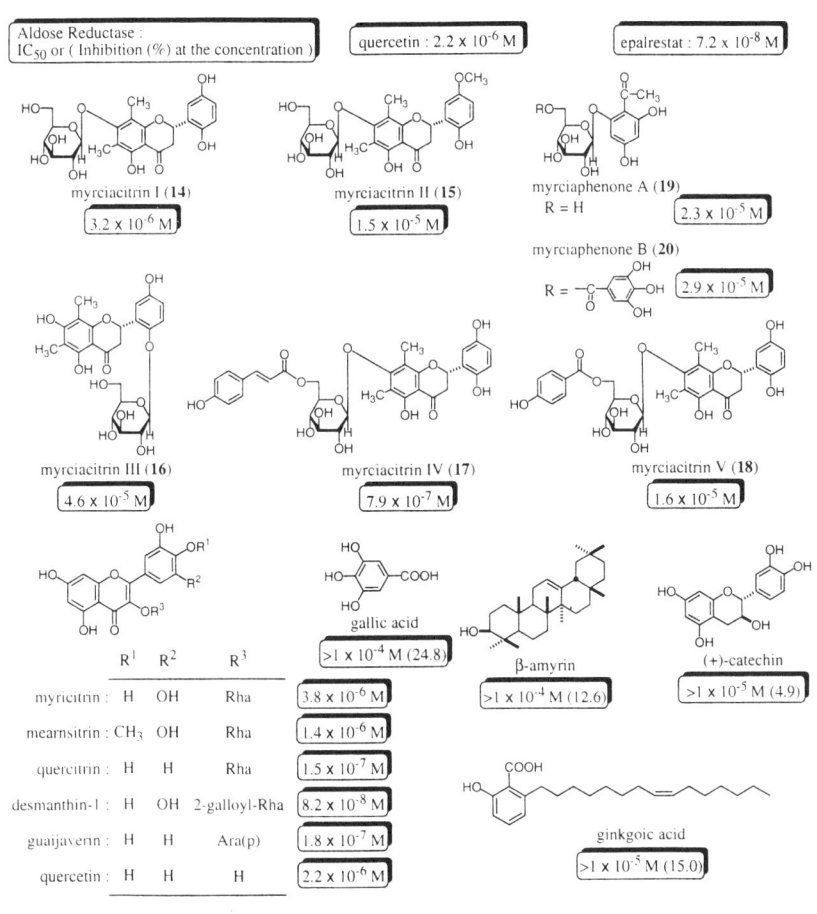

図6 Inhibitory Activity (IC_{50}) of Constituents from *M.multiflora* for Aldose Reductase

な多数の成分の存在が予想される結果が得られた。

7 おわりに

人類が薬を発見した経緯の1つとして,食物の中から病気に対して効力のあるものが選び出されたと言われている。この医食同源の思想は,中医学やアーユルヴェーダ医学など東洋医学の根幹を成しており,近代栄養学や食物学とは異質のものと言える。食物の伝承薬効が物質レベルで解明されるなど医食同源の科学的研究が進展して,食物の薬効に関する正確な情報や知見が集積されるとともに,薬用食物を使って国民の健康に貢献できるようになればと念じている。

文　献

1) a) 吉川雅之, ファルマシア, 34, 555 (1998); b) 吉川雅之, 食品と開発, 34 (3), 4 (1999); c) 吉川雅之, FRAGRANCE JOURNAL, 5, 13 (2001)
2) Murakami T., Yoshikawa M. et al., Chem.Pharm.Bull., 49, 73 (2001) および引用文献
3) a) Yoshikawa M., Murakami T., Matsuda H., *Towards Natural Medicine Research in the 21st Century*, ed. by Ageta H. et al., Elsevier, Amsterdam, pp.137-150 (1998); b) Yoshikawa M., Matsuda H., *Saponins in Food, Foodstuffs and Medicinal Plants*, ed. by Oleszek W., Marston A., Kluwer Academic Publishers, Dordrecht-Boston-London, pp.189-204 (2000); c) Yoshikawa M., Matsuda H., *Biofactors*, 13, 231 (2000)
4) a) Murakami T., Yoshikawa M. et al., Chem.Pharm.Bull., 48, 1720 (2000); b) Murakami T., Yoshikawa M. et al., ibid., 49, 73 (2001) および引用文献
5) a) Matsuda H., Yoshikawa M. et al., Eur.J.Pharmacol., 392, 71 (2000); b) Matsuda H., Yoshikawa M. et al., Life Sci., 66, PL 41 (2000); c) Matsuda H., Yoshikawa M. et al., ibid., 66, 2233 (2000); d) Matsuda H., Yoshikawa M. et al., ibid., 67, 2921 (2000)
6) a) Yoshikawa M. et al., Chem.Pharm.Bull., 44, 1736 (1996); b) 吉川雅之ら, 薬誌, 117, 108 (1997)
7) a) Matsuda H., Yoshikawa M. et al., Bioorg.Med.Chem.Lett., 9, 2647 (1999); b) Matsuda M., Yoshikawa M. et al., Bioorg.Med.Chem., 8, 2071 (2000); c) Matsuda H., Yoshikawa M. et al., Life Sci., 66, 2151 (2000); d) Matsuda H., Yoshikawa M. et al., Tetrahedron, 56, 7763 (2000)

8) Yoshikawa M. et al., *Saponin Used in Traditional and Modern Medicine*, ed. by Waller G.R., Yamasaki K., Plenum Press, New York, pp.207-218 (1996)
9) a) Matsuda H., Yoshikawa M. et al., *Biol.Pharm.Bull.*, 21, 1231 (1998) ; b) Matsuda H., Yoshikawa M. et al., *Eur.J.Pharmacol.*, 387, 337 (2000) および引用文献
10) a) Yoshikawa M., Matsuda H. et al., *Tetrahedron Lett.*, 38, 8367 (1997) ; b) Yoshikawa M., Matsuda H. et al., *Chem.Pharm.Bull.*, 46, 1339 (1998) ; c) 吉川雅之,松田久司ら,第40回天然有機化合物討論会,1998年10月,福岡,講演要旨集,p.67 ; d) Matsuda H., Yoshikawa M. et al., *Chem.Pharm.Bull.*, 47, 1725 (1999) ; e) 吉川雅之,松田久司ら,薬誌,121, 371 (2001)
11) Yoshikawa M., Matsuda H. et al., *Chem.Pharm.Bull.*, 46, 113 (1998)

第13章 薬用植物の甘味成分

笠井良次*

1 はじめに

ショ糖は多種類の植物に広く分布する成分であり，人類が4000年もの昔から使い続けてきた重要な甘味物質の一つである。現在，主としてサトウキビ，サトウダイコンを資源植物として，大量の砂糖が生産され世界市場に供給されている。かつては，砂糖の消費量がその国の文明のバロメーターであるといわれた。しかし，砂糖の過剰摂取による肥満，齲歯，糖尿病，心臓病など健康上の弊害が問題となり，今では低塩化とともに低糖化が時代の趨勢である。

一方，ほとんどカロリーがなく高甘味度の人工甘味料が使われてきた。多くの糖尿病患者に大いなる恩恵を与えてきた甘味料である。しかし，発癌性，毒性などの問題があり，ズルチンやサイクラミン酸は使用禁止となり，さらに現在使用が許可されているサッカリンの消費量は下降傾向にある。最近の人工甘味料としてアミノ酸系のアスパルテームやショ糖の塩素化誘導体であるスクラロースなどに注目が集まっている。

このような社会的背景の中，多くの研究者により，砂糖のような好ましい甘さを有し，熱や酸に安定，かつ低カロリーで無害な甘味料の開発に努力が払われている。筆者もこのような理想的な甘味物質を天然の植物の中に求め，主として甘味配糖体に関する研究を行ってきた。本稿では，その研究結果を中心に記述する。なお，本稿で示した甘味度はショ糖を1としたときの甘味倍率である。

2 トリテルペン系甘味配糖体

2.1 ククルビタン系配糖体

中国産生薬羅漢果（ウリ科，*Siraitia*（=*Momordica*）*grosvenorii*（Swingle）C.Jeffrey の果実）から竹本らによりモグロシド-IV (1)，-V (2) 等が単離されている[1-3]。これら化合物は，甘味をもつククルビタン系配糖体として天然から単離された初めての例である。筆者らは中国雲南省の南部で発見された新種の同属植物，翅子羅漢果（*Siraitia siamensis*（Craib）C.Jeffrey）の果実から化合物1および2の他に，新規甘味配糖体，シアメノシド-I (3)，

* Ryoji Kasai 広島大学 医学部 総合薬学科 助教授

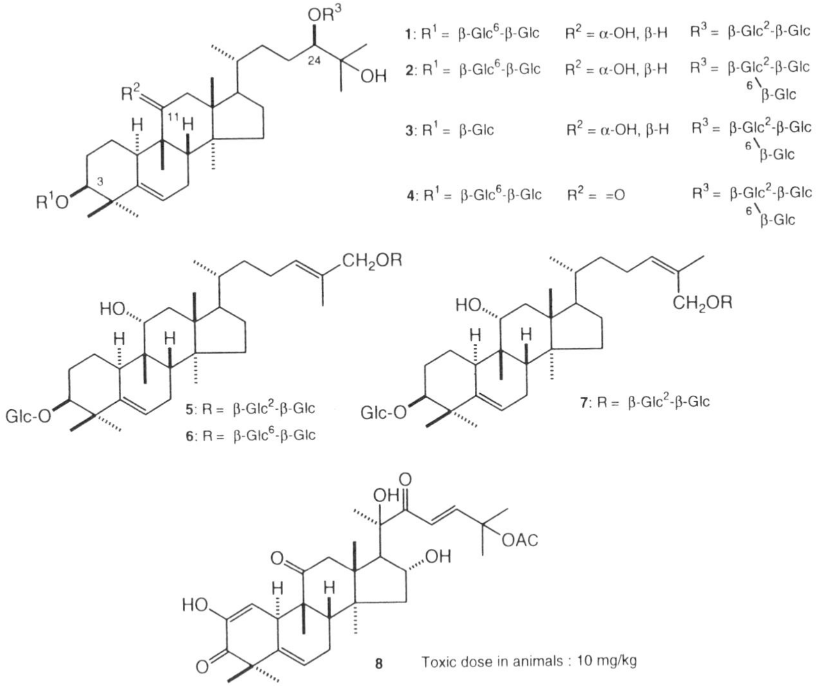

第13章 薬用植物の甘味成分

図1 羅漢果,翅子羅漢果のククルビタン系甘味配糖体およびククルビタシンE

11-オキソモグロシド-V(4)(図1)を単離,構造決定した[4]。その後,化合物3および4は羅漢果にも微量成分として存在していることが明らかとなった[5]。

雲南省の少数民族の間で抗炎症生薬として用いられている同じウリ科植物,肉花雪胆(Hemsleya carnosiflora C.Y.Wu et Z.L.Chen)および藤三七雪胆(H.panacis-scandens C.Y.Wu et Z.L.Chen)の根茎から甘味を示すカルノシフロシド-V(5),-VI(6)[6]およびスカンデノシドR6(7)[7](図1)を単離した。なお,これら甘味物質の他に,苦味あるいは無味の構造類似の化合物も同時に単離した。本系統化合物の味と構造の相関について検討し,次のような結果を得た[7]。

1) アグリコン部の11位の酸素官能基は味と密接に関係する。甘味を発現するためには11α-水酸基の存在が重要である。11β-水酸化体はなんら味を示さない。11-ケトン体は甘味を減少させ,苦味を増強する。
2) 甘味の発現には分子全体として,少なくとも3ないし4個以上のグルコースの結合が必要である。

ウリ科植物の特徴的な成分として，強苦味成分であるククルビタシン類が知られている。これらの化合物は一般に強い瀉下作用を示し，さらに抗菌活性，抗腫瘍活性も認められている[8]。これらの生理作用の発現には，例えばククルビタシンE（8，図1）のようにA環のジオスフェノール，側鎖のα-ヒドロキシ-α'，β'-不飽和ケトンなど高度に酸化された構造に起因するものとされている。しかし，その毒性が強いため[9]，薬としての開発研究は進んでいない。一方，羅漢果類や雪胆類の甘味配糖体にはこのような官能基が存在しないため，安全な甘味物質と考えられる。ククルビタン系の甘味配糖体は一般に清涼感のある甘味を示すことから注目され，メーカーにより羅漢果の甘味配糖体の研究開発が進められていたが，中国からの原料供給が困難となり中止された経緯がある。最近，羅漢果エキスをもとにした健康食品が売り出されている。

2.2 甘味変革作用を示す配糖体

味細胞の機能を変化させ，味物質の味を変えてしまう物質を味覚変革物質と呼んでいる。味覚変革作用をもつ物質として，タンパク質であるミラクリンがよく知られている。

低分子の味覚変革物質としては，オレアナン系トリテルペンのグルクロニドであるギムネマ

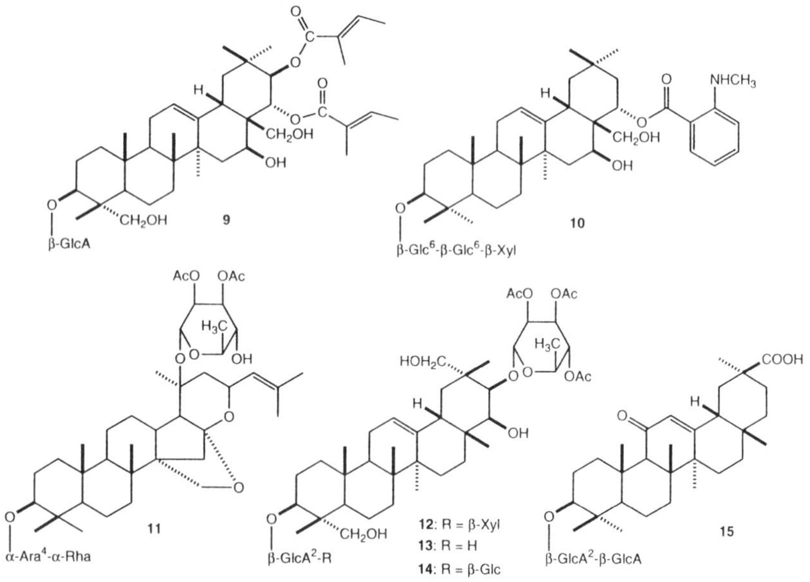

図2 味覚変革作用を示す配糖体およびグリチルリチン

第13章 薬用植物の甘味成分

酸類(例:ジムネマ酸-I(9),図2)が知られている。ガガイモ科植物*Gymnema sylvestre* R.Br.の葉の成分で,甘味および苦味の感覚を数時間麻痺させる物質として単離された[10]。その後,同じガガイモ科植物シタキソウ(シタキリソウ),*Stephanotis lutchuensis* Koidz. var. *japonica*から,シタキソシドI～X(シタキソシドI(10),図2)と命名された同じくオレアナン系の配糖体で甘味抑制作用をもつ化合物が単離されている[11,12]。

さらにダマラン系配糖体の甘味抑制物質として,クロウメモドキ科植物ナツメ,*Zizyphus jujuba* P.Millerからジジフィン(11,図2)[13],などが見出されている。

筆者らは,上記の作用とは反対に味細胞での甘味の感覚を促進させる物質を見出した。キツネノマゴ科植物*Staurogyne merguensis* Wall.はマレーシアのペナン島に生育する植物である。その葉を噛んでもほとんど甘味を感じないが,直後に水を含むと口中が甘く感じられる。現地の人達は,甘味付の目的で,この葉と一緒に米を炊くということである。我々は,このような作用をもつ物質として,ストロジン-1(12),-2(13)および-4(14)と命名したオレアナン系配糖体を単離,構造決定した(図2)[14]。たとえば,化合物12はわずかに甘く,0.15Mのショ糖溶液と同等の甘味を示すが,この物質の溶液をしばらく口に含み,吐き捨てた後に水を飲むと,あたかも0.3Mのショ糖溶液を飲んだような甘味が引き出される。

グリチルリチン(15)をはじめ各種のトリテルペン配糖体が甘味を示す一方で,上記のようなオレアナンまたはダマラン系の配糖体が甘味変革物質としての作用を示すことは非常に興味がある。これらの化合物に共通することは,アグリコンまたは糖に各種のアシル基がエステル結合していることである。甘味受容体を明らかにする上で重要なヒントを与える化合物と考えられる。

2.3 ステロイド系配糖体

ガガイモ科植物*Telosma procumbens*(Hance)Merr.は中国南部からベトナム,フィリピンにかけて分布する蔓性の木本植物である。比較的海抜の低い森林地帯に野生する。フィリピンでは葉を煎じ,傷,かいせん,潰瘍の治療に用いている。また,葉を前頭部に張り付けることで,頭痛が和らぐとされている。ベトナムでは全草を鎮咳,去痰の目的で使っている。さらに,甘味を有するため,以前には甘草の代用薬として使われていた。

筆者らは,最近この植物の地上部から24種の新規プレグナン系配糖体を単離した[15]。基本的には3β,12β,14β,17β,$20S$-ペンタヒドロキシプレグナンの各種アシル体をアグリコンとする配糖体である。これらの内,11種が甘味を示した。収量の高かったテロスモシドA15(16,0.11%,図3)と命名した化合物は,これまでに最も甘い天然甘味配糖体として知られていたステロイド系の配糖体,オスラジン(17)(シダ植物*Polypodium vulgare* L.の成分)[16]よりもさらに甘く,約1000倍の甘味度を示した。また,甘味を有するプレグナン系配糖体としての初め

199

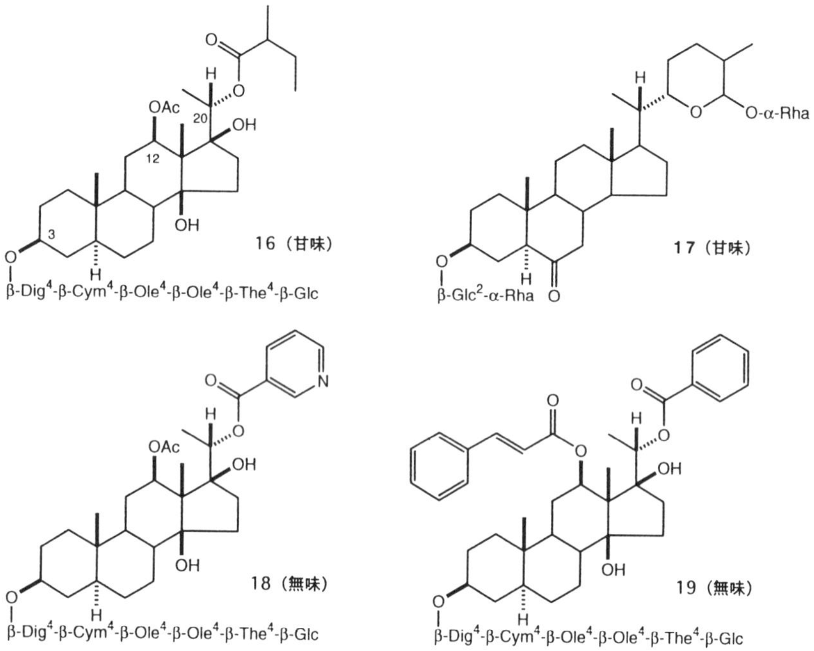

図3 ステロイド系配糖体

ての例である。

　本物質の甘味の特徴はその後味性にある。つまり，口に含んだ直後はそれほど甘味を感じないが，次第に甘くなり，それがいつまでも続く。この性質はグリチルリチン (15) と同様で，塩分が高く後味に塩から味を感じさせる食品に添加することで，お互いの味を相殺する，いわゆる塩馴れ効果を発揮するため，醬油や佃煮などの添加物としての利用が考えられる。毒性についての研究はこれからの課題である。

2.4　ジテルペン系甘味配糖体

2.4.1　カウラン系配糖体

(1)　ステビア葉の配糖体

　南米パラグアイ原産のキク科植物ステビア (*Stevia rebaudiana* Bertoni.) の葉は，現地では古くからマテ茶，コーヒー，紅茶の甘味料として用いられてきた。また，高血圧，糖尿病，健胃，強壮薬としても用いられている。ときには避妊の目的で使われることもあるといわれている。

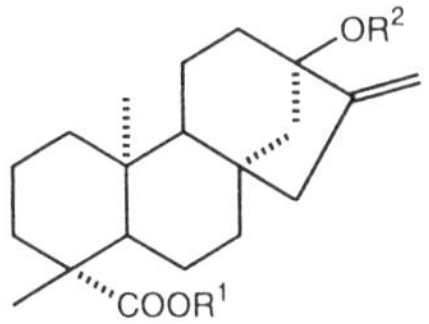

第13章 薬用植物の甘味成分

20: $R^1 = \beta\text{-Glc}$　　　$R^2 = \beta\text{-Glc}^2\text{-}\beta\text{-Glc}$

21: $R^1 = \beta\text{-Glc}$　　　$R^2 = \beta\text{-Glc}^2\text{-}\beta\text{-Glc}$
　　　　　　　　　　　　　$^3\!\searrow\beta\text{-Glc}$

22: $R^1 = \beta\text{-Glc}$　　　$R^2 = \beta\text{-Glc}^2\text{-}\alpha\text{-Rha}$
　　　　　　　　　　　　　$^3\!\searrow\beta\text{-Glc}$

23: $R^1 = \beta\text{-Glc}^2\text{-}\beta\text{-Glc}$　　　$R^2 = \beta\text{-Glc}^2\text{-}\beta\text{-Glc}$
　　　　　　　　　　　　　　　　$^3\!\searrow\beta\text{-Glc}$

24: $R^1 = \beta\text{-Glc}^2\text{-}\beta\text{-Glc}$　　　$R^2 = \beta\text{-Glc}^2\text{-}\beta\text{-Glc}$

25: $R^1 = \beta\text{-Glc}$　　　$R^2 = \beta\text{-Glc}^2\text{-}\alpha\text{-Rha}$

図4　ステビア葉の甘味配糖体

甘味の本体の一つは，カウレン系ジテルペンのステビオールに3分子のグルコースが結合したステビオシド（20，図4）と呼ばれる配糖体である。含有率は5％から高いものでは20％に達する。甘味度はショ糖の100～300倍である。味質は僅かに苦味を伴う。

化合物20よりも粗製の葉エキスの方が甘味質が優れていることに注目し，筆者らは，さらに良質な甘味成分が存在することを予想してステビオシド以外の成分検索を行った。その結果，新たに図4'に示すレバウディオシドA（21）[17]，C（22）[18]，D（23）[19]，E（24）[19]と命名した4種の同じくステビオールをアグリコンとする甘味物質を単離することができた。その後，三橋らにより同植物からズルコシドA（25）が単離されている[20]。これらの内，化合物21は，含量も高く（2～6％），ステビオシド（20）よりも良質な甘味をもち，苦味もほとんど示さない。

(2)　ステビオシド（20）からレバウディオシドA（21）への変換

ステビア葉の主甘味成分はステビオシド（20）であるが，葉あるいはエキスの甘味質の上からレバウディオシドA（21）が重要な役割を果たしており，甘味料としても注目される。そこで，20から21への変換を試みた。

化合物21は20の12位糖鎖の内側のグルコースの3位に1分子のグルコースが結合したものである。化合物20の多数の水酸基のうち，この位置にのみ選択的にグルコースを導入することは一般に困難である。そこで，図5のように比較的活性の弱い消化酵素タカジアスターゼ-Yで20を処理し部分加水分解物（26）とし，続いてアルカリ処理によりステビオールモノシド（27）を得た。さらにグルコースの4位ならびに6位を保護するためにベンジリデン誘導体（28）とした後，オルトエステル法により，グルコースの2位と3位およびアグリコンの19位に計3分子のβ-グルコースを導入し，保護基をはずし，ステビオシド（20）から60％の収率でレバウディオシドA（21）を得ることができた[21]。

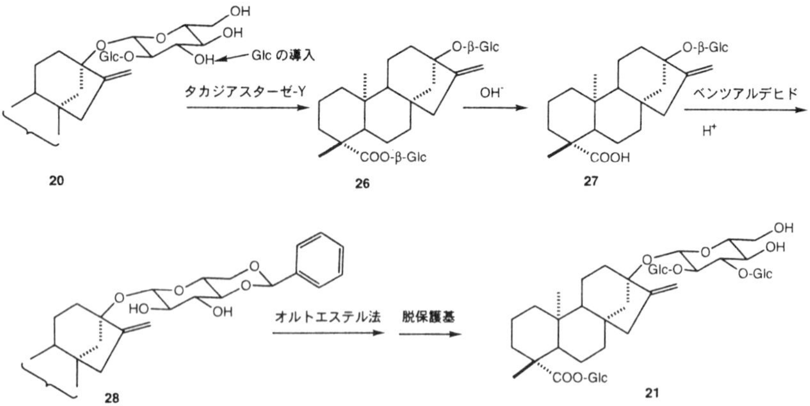

図5 ステビオシド (20) からレバウディオシドA (21) への変換反応

(3) 甘葉懸鈎子の配糖体

中国の南部に野生するバラ科*Rubus*属植物，甘葉懸鈎子（*Rubus suavissimus* S.Lee）の葉は強い甘味を有し，甘茶として飲用されている。その甘味本体を明らかにする目的で成分研究を行い，ルブソシド（26，収量，5.6％）と命名したステビオールをアグリコンとする甘味配糖体を得た[22]。甘味の強さは114倍で，甘味質はステビオシド（20）と同程度，わずかな苦味を伴う。この化合物は，すでに述べたステビオシド（20）からレバウディオシドA（21）に変換する際の中間物質であり，20をタカジアスターゼ-Yで部分加水分解する際，定量的に得られた重要物質である。さらに，この化合物は含量が高いこと，ステビア葉とは異なり，後述するように共存する類似化合物は極微量であるため，この植物からの分離，精製が容易であることなど，実用的観点からも注目される化合物である。

なお，キク科植物から得られるステビオール系の甘味配糖体と構造的に類似した化合物が，植物分類学上，遠い関係にあるバラ科植物から得られたことは植物化学的にも非常に興味がもたれる。

その後，同植物の葉から微量成分として，図6に示したスワビオシド-A（29），-B（30），-C1（31），-D1（32），-D2（33），-E（34）と命名した6種のカウラン系の配糖体を単離した[23]。このうち，29，30は甘味，31，33は苦味を示し，32，34は無味である。化合物30はルブソシド（26）の9位に水酸基が導入された化合物であるが，甘味度は2～3であり26と比較して著しく低下している。これらは本系統化合物の味と構造との関係を研究する上で興味が持たれる化合物である。

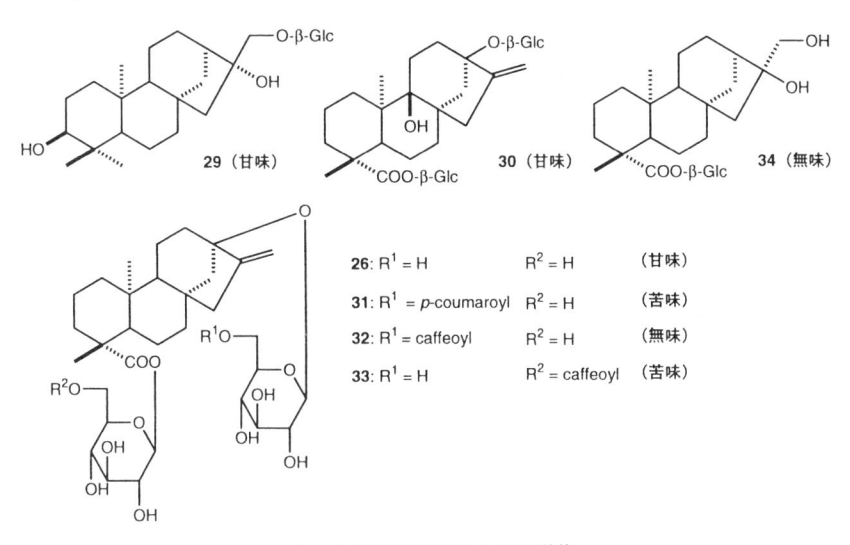

図6 甘葉懸鉤子のジテルペン配糖体

(4) 酵素的糖転移によるステビオール配糖体の甘味改良

ステビオシド (20) やルブソシド (26) は,わずかな苦味を伴い,全体として必ずしも良質な甘味物質とはいえない。両化合物の甘味改良のための酵素による糖転移反応を試みた。

岡田,北畑らは*Bacillus macerans*や*B. megaterium*などの桿菌から糖転移能をもつ酵素を見出している[24]。この酵素はシクロマルトデキストリン・グルカノトランスフェラーゼ (CGT-ase) と呼ばれ,デンプンを基質としてシクロデキストリンを生成する。このとき,ショ糖を受容体として共存させると,分子間糖転移反応を触媒し,生成したシクロデキストリンから1分子のグルコースをショ糖のグルコースの4位にα結合で,つぎからつぎへと転移させる。抗齲蝕性甘味料として広く使われているカップリングシュガーはこのようにして製造されたものである。

著者らは,この手法を用いてステビオシド (20) およびルブソシド (26) への糖転移反応を行った。まず,20の場合,アグリコンの13位に2分子のグルコースが存在することで,複雑な混合物を生成することが予想されるため,個々の物質に分離せず,そのまま甘味試験を行った。この生成混合物に明らかな甘味質の改善が認められた[25]。

一方,26の糖転移混合物から各種のα-グルコース転移物を分離した[25]。いずれも水に対する溶解度が増加した。さらに甘味試験により,つぎのような結論が導かれた。13位に3～4分子のグルコースが結合したものは,甘味倍数が著しく増加し,甘味質も向上する。しかし,さらに糖

鎖を延長すると，逆に甘味倍数が減少する。一方，19位の糖転移により甘味度が低下し，2分子のグルコースの転移により甘味質が著しく悪化する。

2.4.2 ラブダン系配糖体

シソ科 *Phlomis* 属植物は，約100種のものが知られている。*Phlomis betonicoides* Diels（中国名：白雲参）は中国の雲南から四川，チベットに分布する多年性の草本である。雲南省麗江の少数民族納西（ナシ）族は，その甘い根を粗弓と称し消化不良，腹張，咽頭疼痛，打ち身，肺炎などの治療薬として用いている。著者らは本生薬から図7に示すバイユノールと命名した新規フラノラブダン系ジテルペンをアグリコンとする配糖体，バイユノシド（35）（0.23％），フロミソシド-I（36）（0.01％）および-II（37）（0.01％）を単離した[26]。

同属植物の *Phlomis younghusbandii* Mukerj は *P. betonicoides* とほぼ同じ地域に分布している。チベットでは，その根を解熱，風邪の薬として用いている。本生薬から上記の37とともに，19位にカルボキシル基を有する新規フラノラブダン系ジテルペンをアグリコンとするフロミソシド-III（38）（0.18％）および-IV（39）（0.045％）を単離した（図7）[27]。

化合物35は比較的良質の甘味を示す。甘味度については，長時間にわたる後味のため，正確な値を出すことはできなかったが，400～600倍と推定される。化合物36は甘味を示すが，量的な理由から甘味度，甘味質に関する詳細な検討を行っていない。なお，37は苦味を示し，38, 39は無味であった。本系統の化合物は，キシロシルグルコースあるいはラムノシルグルコースが3位に結合した場合は甘く，これらの二糖類が16位にエステル結合した場合は無味である。一方，37は35や36と同じ3位の配糖体であるにも拘わらず，末端糖がグルコースに変化したのみで苦味を示す。この事実は甘味と化学構造相関の複雑さを示す例の一つである。なお，西沢らは，バイユシド（35）の全合成に成功している[28]。

なお，ラブダン系甘味配糖体として，パラグアイで糖尿病の薬として用いられているキク科植

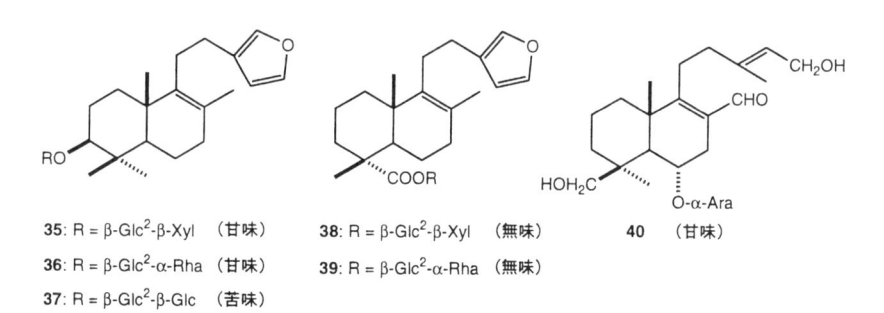

35: R = β-Glc^2-β-Xyl （甘味）
36: R = β-Glc^2-α-Rha （甘味）
37: R = β-Glc^2-β-Glc （苦味）

38: R = β-Glc^2-β-Xyl （無味）
39: R = β-Glc^2-α-Rha （無味）

40 （甘味）

図7　ラブダン系ジテルペン配糖体

物 *Baccharis gaudichaudiana* DC. から gaudichaudioside A (40) と命名された化合物が，Kinghorn により見出されている[29]。

2.5 フラボノール系配糖体

黄杞 (*Engelhardtia chrysolepis* Hance) はクルミ科の植物で，中国の広東，広西，福建省にかけて分布する常緑高木である。この新鮮葉は本来甘くないが，加熱乾燥することにより甘くなることから，この地域では甘茶として飲用している。また，解熱，減肥満に有効であるとされている。

筆者らは，この葉から図8に示す5種のジヒドロフラボノール配糖体41 (0.65%)，42 (0.009%)，43 (0.003%)，44 (0.05%)[30]，45 (0.036%)[31] を単離した。化合物41から44は互いにアグリコンの2位および3位のジアステレオマーであり，41は，すでにユキノシタ科植物，アカショウマから単離されているアスチルベン（タキシフォリンのラムノシド）である[32]。化合物41および43,44はなんら味を示さないが，2S，3S体である42が弱いながらも甘味を示す。一方，甘味を示さない2R,3R体である41のラムノースにグルコースが結合した45は甘味を示す。なお，Kinghorn らは，配糖体ではないがタキシフォリン-3-アセテート (46) が80倍の甘味を示すことを報告している[33]。このように，本系統化合物の甘味と構造の関係は，単に2位，3位の立体配置に依存するものではなく，糖鎖も含めたかなり複雑なものである。

ジヒドロフラボノール類は弱いアルカリ条件下で異性化を起こし，4種のジアステレオマーの平衡混合物になることが知られている[34]。我々の実験では，水またはメタノール中で加熱することでも同様に異性化反応の進行することを認めている。甘味を示す42が天然にはじめから存在していたものかどうかは明らかではないが，先に述べたように，甘茶としてこの葉を利用するには加熱処理が必要である理由として，この異性化反応が関係するものと推定している。

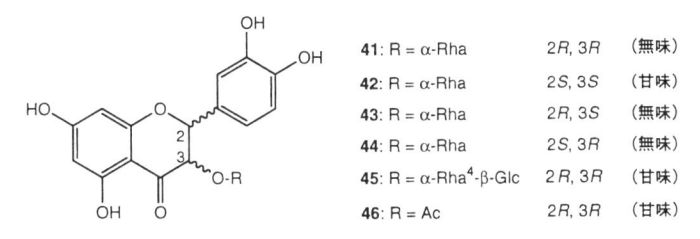

41: R = α-Rha	2R, 3R	(無味)
42: R = α-Rha	2S, 3S	(甘味)
43: R = α-Rha	2R, 3S	(無味)
44: R = α-Rha	2S, 3R	(無味)
45: R = α-Rha^4-β-Glc	2R, 3R	(甘味)
46: R = Ac	2R, 3R	(甘味)

図8 ジヒドロフラボノール配糖体

3 おわりに

以上,筆者のこれまでの研究結果を中心に紹介した。このように甘味を示す配糖体をとってみても,その化学構造は千差万別であり,甘味あるいは苦味と化学構造の関係を単純に体系化することはかなり難しい。この問題を解決するには,生体における甘味受容体の発見まで待たねばならない。今後,さらに高甘味度低カロリーの甘味物質の需要が増加するものと思われる。まだまだ天然には未知の甘味物質が存在する可能性があり,実用化されるかどうかは別として,これらの探索に向けて努力する必要がある。

文献

1) T.Takemoto et al., *Yakugaku Zasshi*, 103, 1015 (1983)
2) T.Takemoto et al., *Yakugaku Zasshi*, 103, 1155 (1983)
3) T.Takemoto et al., *Yakugaku Zasshi*, 103, 1167 (1983)
4) R.Kasai et al., *Agric.Biol.Chem.*, 53, 3347 (1989)
5) K.Matsumoto et al., *Chem.Pharm.Bull.*, 38, 2030 (1990)
6) R.Kasai et al., *Phytochemistry*, 26, 1371 (1987)
7) R.Kasai et al., *Chem.Pharm.Bull.*, 36, 234 (1988)
8) D.Lavie et al., "Progress in the Chemistry of Organic Natural Products", 24, p.307, Springer-Verlag, Wien, New York (1971)
9) J.M.Cassady et al., "Anticancer Agents Based on Natural Product Models", p.250, Academic Press (1980)
10) M.Maeda et al., *Tetrahedron Lett.*, 30, 1547 (1989)
11) K.Yoshikawa et al., *Chem.Pharm.Bull.*, 42, 2023 (1994)
12) K.Yoshikawa et al., *Chem.Pharm.Bull.*, 42, 2455 (1994)
13) Y.Kurihara et al., *Tetrahedron*, 44, 61 (1988)
14) A.Hiura et al., *Phytochemistry*, 43, 1023 (1996)
15) V.D.Huan et al., *Chem.Pharm.Bull.*, 49, 453 (2001)
16) J.Jizba et al., *Tetrahedron Lett.*, 1329 (1971)
17) H.Kohda et al., *Phytochemistry*, 15, 981 (1976)
18) I.Sakamoto et al., *Chem.Pharm.Bull.*, 25, 844 (1977)
19) I.Sakamoto et al., *Chem.Pharm.Bull.*, 25, 3437 (1977)
20) M.Kobayashi et al., *Phytochemistry*, 16, 1405 (1977)
21) N.Kaneda et al., *Chem.Pharm.Bull.*, 25, 2466 (1977)

22) T.Tanaka et al., *Agric.Biol.Chem.*, **45**, 2165 (1981)
23) S.Hirono et al., *Chem.Pharm.Bull.*, **38**, 1743 (1990)
24) S.Kitahata et al., *Agric.Biol.Chem.*, **38**, 387 (1974)
25) 笠井良次ほか,日本化学会誌,"論文特集「生物活性物質」", p.726 (1981)
26) T.Tanaka et al., *Chem.Pharm.Bull.*, **33**, 4275 (1985)
27) M.Katagiri et al., *Phytochemistry*, **35**, 439 (1994)
28) H.Yamada et al., *Tetrahedron Lett.*, **43**, 3409 (1987)
29) F.F.Hussain et al., *Tetrahedron*, **47**, 8515 (1991)
30) R.Kasai et al., *Chem.Pharm.Bull.*, **36**, 4167 (1988)
31) R.Kasai et al., *Chem.Pharm.Bull.*, **39**, 1871 (1991)
32) H.Shimada et al., *Yakugaku Zasshi*, **72**, 578 (1952)
33) A.D.Kinghorn et al., *J.Nat.Prod.*, **50**, 1009 (1987)
34) T.Tominaga, *Yakugaku Zasshi*, **80**, 1202 (1960)

【創薬シード分子の探索編】

第14章　タイ薬用植物とシード分子

秋山敏行*

1　タイの薬用植物

　タイはインドシナ半島のほぼ中央，シャム湾を臨む位置にある。ミャンマーと国境を接する山岳地帯，ラオスと国境を接する低い台地性のコラート高原，チャオプラヤ（メナム）河が中央を流れる中部平野，マレー半島中部まで伸びる細長い南部と，地形的にも多様性に富んでいる。面積は日本の1.4倍で，農地がその46％を占め，「水中に魚あり，田に稲あり」（スコータイ王朝第3代ラーマカムヘン大王の碑文の一節）の言葉の通り，豊かな天然資源に恵まれた国である。

　日本に漢方医学があるように，タイにもインドのアユルベーダをベースとした伝統医学がある。一方，薬用植物を用いて患者の治療にあたる民間療法も盛んである。これらの伝統的な治療法では，インドや中国から輸入された生薬に加えて，タイ国内で採取された植物を起源とする数多くの生薬が用いられている。このタイの伝統医学で使用されている生薬は，タイ古医学協会から刊行されている「タイ国薬物効能集成」[1]に集大成されている。このような伝統薬物は，それ自体医薬として重要であるばかりでなく，新薬のシーズを探す研究者にとっては，貴重な探索資源であり，多くの研究がなされてきた。本稿では，薬のシーズや実際に薬となった例をいくつかとりあげて概説する。

2　伝承的アヘン代用薬[2]

　Mitragyna speciosa Korth（Rubiatae：アカネ科）は，ボルネオから，東南アジアやアフリカの熱帯地方に広く分布する樹木である。タイではkratomと呼ばれ，この葉を噛んだり，煎じて飲むことで，アヘンに似た作用が現れることから，アヘンの代用やその禁断症状の治療薬として，また灼熱下における労働力の向上や疲労回復の目的で伝承的に使用されてきた。しかしながら，kratomにもアヘンと同様の幻覚性や習慣性があり，依存性もあることから，タイでは現在麻薬に指定され，その使用は法律で禁止されている。

　Kratomにはモルヒネ（1）に似た生物活性をもつ成分が含まれていることが容易に推察され

---

*　Toshiyuki Akiyama　三共㈱　研究企画部　部長代理

るので,古くから多くの科学者に関心がもたれた。1920年代にこの植物から,miragynine（2）と命名されたアルカロイドが単離され,その薬理活性が検討された。始めに2をイヌに経口投与したところ,コデインとほぼ同等の鎮痛作用や鎮咳作用のあることが示された。しかし,2は消化器の運動機能の抑制が少ないこと,嘔吐や呼吸困難が生じないというような,モルヒネやコデインのような麻薬性鎮痛剤とは異なる薬理プロファイルをもつことも示唆された。1960年代になって,2の構造式が決定されたが,2はモルヒネやコデインのようなモルヒナン骨格をもつアルカロイドではなく,興味深いことに,図1に示すようにコリナンテ型のインドールアルカロイドであった。2はこの植物の葉に含まれている主塩基であり,総アルカロイド量の70％近くを占めている。また,これまでに2のほかに,この植物から20種を越える構造類似のアルカロイドが得られている。以上のような実験結果に鑑みて,2は既知の鎮痛薬とは化学的にも薬理学的にも異なる,新しいタイプの鎮痛剤を研究する上での優れたリード化合物となる可能性が考えられた。

1973年モルヒネ系薬物（オピオイド）と立体特異的に結合する受容体であるオピオイド受容体が発見された。その後,種々のオピオイド類の薬理作用の違いから,μ-,δ-およびκ-受容体

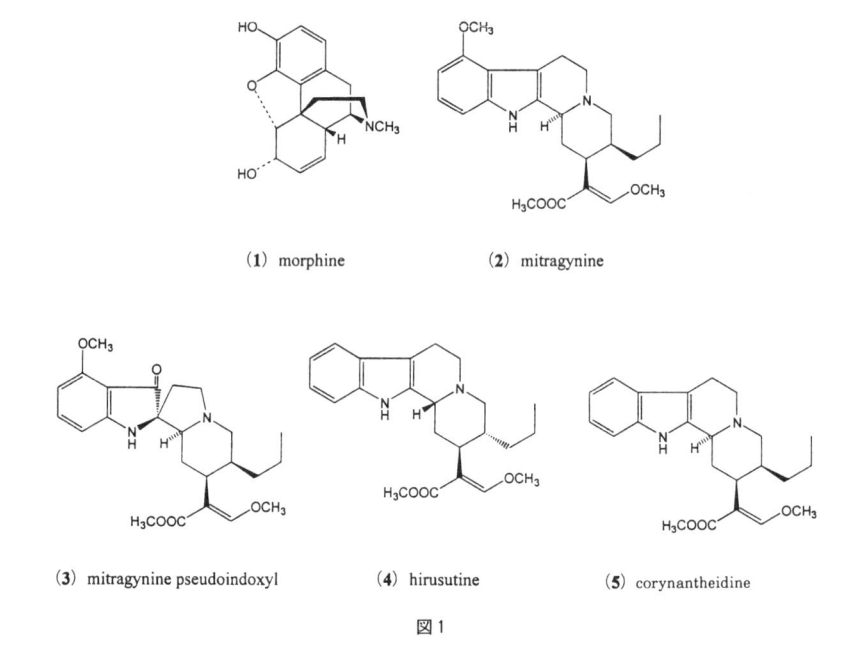

(1) morphine　　(2) mitragynine

(3) mitragynine pseudoindoxyl　　(4) hirsutine　　(5) corynantheidine

図1

第14章　タイ薬用植物とシード分子

のサブタイプに大別され，それぞれの受容体について数種のサブクラス受容体の存在が提唱されている。また，それぞれの受容体について特異的な拮抗薬も見出され，モルヒネの作用機作の研究は著しく進展した。

このようなオピオイド受容体の研究の進歩を背景に，1990年代になってから，日本の研究者によって，2の薬理作用について広範な解析がなされた。マウスの腹腔内または脳室内に2を投与すると，モルヒネの約1/5の鎮痛活性が見られた。この作用はオピオイド受容体の拮抗薬であるnaloxoneによって完全にブロックされることから，2は脳に作用し，その作用の発現にはオピオイド受容体が関与しているものと考えられた。次いで，モルヒネの作用としてよく知られている，摘出モルモット回腸の電気刺激による収縮に対する抑制作用を指標として試験したところ，2を投与すると，用量に依存して収縮が抑制され，またこの作用はnaloxoneにより競合的に拮抗された。また，摘出マウス輸精管電気刺激収縮に対して，2はモルヒネと同様の抑制作用を示した。すなわち，2の作用の強さはモルヒネの1/10程度ではあるものの，モルヒネとよく似た作用パターンを示すことも分かった。

モルモットの回腸にはμ-およびκ-受容体が多く，マウスの輸精管の標本にはδ-受容体が多いことが知られており，それぞれの受容体に特異的な拮抗薬を用いた実験結果から，2は主としてμ-およびδ-受容体を介して作用していることが示唆された。このことは，モルモット大脳皮質膜標本を使った，各種オピオイド受容体に対する受容体結合実験によっても確認された。モルヒネはμ-受容体に特異的に結合するとされているが，2はμ-とδ-受容体の双方と結合し，両者の間で選択性が認められなかった。以上のような実験結果から，2は中枢上位および脊髄レベルのオピオイド受容体を介して，モルヒネに匹敵するほどの抗侵害作用を発現することが分かった。

さて，Mitragynine pseudoindoxyl（3）は，1974年に2の菌代謝物として単離され，2の10倍の鎮痛活性をもつと報告されていた。その後，3は2から化学的に誘導され，その活性が詳細に調べられた。3はモルモット回腸やマウス輸精管標本を用いた実験から，オピオイド受容体刺激作用が，2の100倍，モルヒネの20倍で，内因性ペプチドであるエンケファリンと同程度であることが明らかにされた。

このように2やその誘導体にモルヒネに匹敵するほどの強力な鎮痛活性が見出されたので，2の構造のうちで，どの部分がこのような作用の発現に必須であるかという検討が進められた。2と同じコリナンテ型の基本骨格を有するアルカロイドは，漢薬釣藤鈎の主成分であるhirusutine（4）を始めとして多くの化合物が知られており，これらのアルカロイドにはカルシウム拮抗作用や血管弛緩作用のあることが報告されている。しかしながら，これらの化合物に抗侵害作用のあることは知られていない。事実，上記のような薬理実験によっても4などの釣藤鈎のアル

カロイドには，モルヒネ類似の作用は認められなかった。さて，2の9-デメトキシ体に相当するcorynantheidine（5）は全くオピオイド活性を示さないので，インドール核の9位のメトキシ基の存在が鎮痛活性発現に必須であると考えられる。また，N-オキシド誘導体の活性を調べた結果から，三級窒素（Nb）の孤立電子対の存在も活性発現に必要であることが分かった。2の3位および20位の立体異性体の活性を検討した結果から，C/D環がトランス-キノリチジン型を有していることも活性発現に必要であることが明らかになった。また，側鎖のβ-メトキシアクリラート残基も活性の発現に関与している。

モルヒネとμ-受容体との相互作用では，モルヒネ分子中のカチオン性窒素，ベンゼン環，フェノール性水酸基が重要な役割を演じている3点結合モデルが提唱されている。ところで，2やその誘導体には，モルヒネ分子との空間的相同性がほとんどないので，2が示す抗侵害作用をこの3点結合モデルで説明することは難しい。そこで，2とオピオイド受容体との相互作用については，モルヒネのモデルとは著しく異なるモデルが提案されている。

さて，モルヒネは極めて優れた鎮痛剤であるが，習慣性や依存性があるので，その使用は厳しく制限されている。1960年代以後，世界各国の多くの研究者により，多大の努力が払われているにもかかわらず，モルヒネ分子から鎮痛作用と忌むべき麻薬作用とを分離することには，いまだに成功していない。最近の広範な研究結果から，オピオイド受容体の特定のサブタイプにアゴニストとして働き，他の特定のサブタイプにはアンタゴニストとして働く薬物を探索すれば，モルヒネ分子の示す作用を分離することができるであろうと指摘されている。2はこれまで類を見ない新しいタイプのオピオイド・アゴニストであるので，特定のオピオイド受容体のサブタイプに選択的に作用する薬物の研究を進める上で，有益な情報を提供できる化合物として注目されている。

3 エストロゲン様作用を示す化合物

女性ホルモンは，女性における第二次性徴や妊娠・出産を始めとする生殖機能を支配するステロイドの母核をもつホルモンの総称で，卵胞ホルモンとも呼ばれるエストロゲンと，黄体ホルモンとも呼ばれるプロゲステロンとがある。エストロゲンはここに述べた女性特有の機能に関与しているだけでなく，身体の様々な機能の維持や健康の保持に重要な役割を果たしていることが最近明らかにされつつある。特に，骨代謝や心血管系の機能調節に対するエストロゲンの作用が近年注目されており，天然のエストロゲンに類似した生理作用（エストロゲン様作用）を示す化合物が，乳癌，動脈硬化症，骨粗鬆症の予防や治療薬になり得る可能性が指摘されている。

植物成分の中には，ステロイド骨格をもたないにもかかわらず，エストロゲン様作用を示す化

第14章 タイ薬用植物とシード分子

合物があり，これらは植物エストロゲン（phytoestrogen）と総称されている。特にマメ科に属する牧草の中に豊富に含まれていて，これを食べた牛に流産が多発することが牧畜上の問題として注意をひいたことが端緒となり，盛んに研究されるようになった。その結果，植物エストロゲンとして，genistein（6）を始めとする，多数のイソフラボン類が単離・構造決定された。また，最近これら植物エストロゲンを含む食品が代替医療や健康食品としての視点から関心がもたれている。タイの薬用植物にもエストロゲン様作用を示す化合物を含んでいるものがいくつか知られている。

タイ北部の森林に自生している*Pueraria mirifica* Airy Shaw and Suvatabandhu（タイ名：kwao-keur）は，マメ科（Leguminosae）に属する木本のつる性植物である。この植物の塊根はタイで「若返りの薬」であるとされてきた。1952年，イギリスの研究者がこの植物の塊根のメタノールエキスを，卵巣を摘出したマウス（卵摘マウス）に与えると，子宮重量が増加することを見出した。この活性を指標としてエキスの分画を進め，活性物質としてmiroestrol（7）を単離し，その構造式を決定した。卵摘マウスの子宮重量の増加を指標としたときのエストロゲン様活性は，17β-estradiol（8）とほぼ同等であった。7の構造は一見複雑であり，また，全体としてステロイドに似ているが，よく見るとイソフラボンのC環にイソペンテニル基がつき，これがイソフラボン骨格のB環およびC環との間で結合を形成していることが分かる。すなわち，

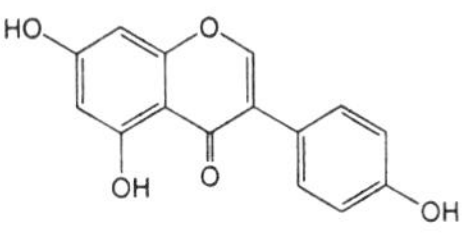

(**6**) genistein 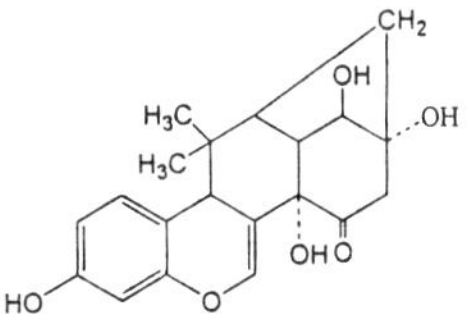　　(**7**) miroestrol 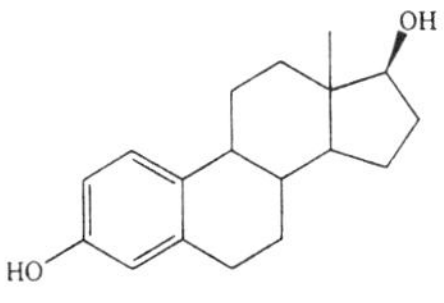　　(**8**) 17 β-estradiol

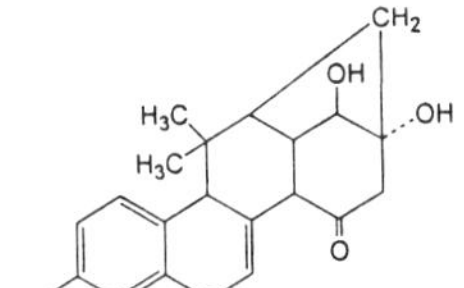

(**9**) deoxymiroestrol 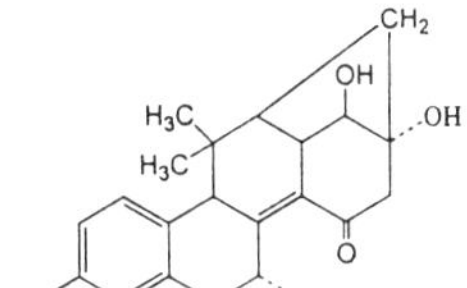　　(**10**) isomiroestrol 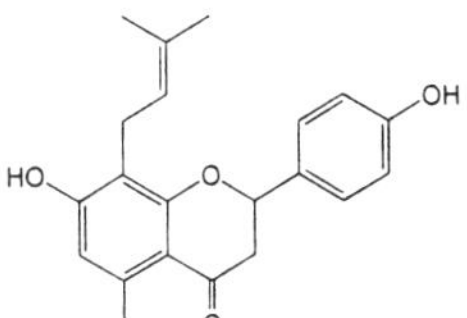　　(**11**) 8-isopentenylnaringenin

図2

7はイソペンテニル-イソフラボンの一種であるといえる。

7は前述のように，マウスで天然のエストロゲンに匹敵するほどの強い生理作用を示したので，その後ロンドンの病院でヒトでの臨床試験が行われ，遅効性で持続性の強いエストロゲン様活性のあることが示されたが，同時に副作用も認められたので，医薬として開発することはこの時点で断念されたようである[3]。

2000年になって，日本の研究者が再びこの植物を研究テーマにとりあげたところ，次のような興味深い結果が得られた[4]。北タイで採集した P. mirifica の塊根を酢酸エチルで抽出し，そのエキスをヒト乳癌由来の培養細胞（MCF-7：エストロゲン要求株）の増殖促進作用を指標として分画，精製したところ，7よりも強いエストロゲン様活性を示す新化合物 deoxymiroestrol（9）と活性のない isomiroestrol（10）が得られ，その構造式を図2に示すように決定した。9の活性はMCF-7細胞の増殖促進活性のEC_{50}値で比較すると，8の1/1000程度であるが，7よりも10倍強い活性を示していることは，驚くべきことであろう。動物やヒトで観察された7のエストロゲン様作用を考慮すると，9は天然のエストラジオール類に匹敵するほどの強い作用をもつものと考えられ，これまでに得られている植物エストロゲンの中で最強の活性を有する化合物であると思われる。

興味深いことに9のメタノール溶液を1週間，室温で放置すると7と10とが生成してくる。したがって，7と10とはおそらく抽出操作の途上で9の酸化あるいは転位反応が起きた結果生じた人工産物であると考えられる。そうしてみると，生薬 kwao-keur は新鮮なものをそのまま用いた方が効果があるのかもしれない。

Chang-daeng は，Dracaena lourieri Gagnep（ユリ科：Liliaceae）の倒木の心材を起源とし，タイの伝統医学で最も繁用されている生薬の一つである。この生薬のメタノールエキスをエストロゲン受容体への結合活性を指標として，分画，精製したところ活性物質として，数種のhomoisoflavone が得られた。この化合物のMCF-7の増殖促進効果を調べたところ，6とほぼ同等の活性を示した。

また，タイの市販生薬である Anaxagorea luzonensis A.Gray（バンレイシ科：Annonaceae）（タイ名：kam-lang-wua-talerng）の心材のメタノールエキスを，やはりエストロゲンの受容体への結合活性を指標として，分画，精製したところ，活性物質として，プレニルフラボノンの一種である 8-isopentenylnaringenin（11）が得られた。この化合物のMCF-7の増殖促進効果を調べたところ，6の100倍の活性を示した。また，卵巣を摘出したマウスに経口投与して調べたところ，子宮重量を増加させるとともに，卵摘の結果低下した骨塩量を回復させる作用も確認できた。すなわち，植物エストロゲンも，天然エストロゲンと同様に骨粗鬆症に対して有効であることが示唆された。前述のように，極めて強いエストロゲン様活性を示した miroestrol 類

はプレニルイソフラボンの一種であるとも考えられるので，種々のイソペンテニル基をもつフラボン，イソフラボンを合成して，そのエストロゲン様作用を調べた。検討した誘導体の中では，8位にイソペンテニル基をもつフラボンには活性が見られたが，対応するイソフラボンには活性が見られなかった[5]。

さて，エストロゲンの受容体は，従来一つしかないと考えられてきたが，最近，新たな受容体（ERβ）が発見され，これまでの受容体はERαと呼称されることになった。興味深いことに，エストラジオールのような天然エストロゲンはERβよりもERαに対して親和性があるのに対して，6などの植物エストロゲンはERβに対する親和性がERαの20倍以上であった。これら2種の受容体の生体内での機能はまだ詳細に解析されていないが，植物エストロゲンは天然エストロゲンと必ずしも全く同じ作用を有するわけではない可能性を示唆するものとして興味がもたれる。すなわち，植物エストロゲンの研究が，骨代謝や心血管系への作用のみを有し，女性ホルモンとしての作用を有しない化合物の探索によい手がかりとなることが期待できるのである。また，漢薬として用いられている生薬中にも，甘草，葛根，山豆根等のようにエストロゲン様作用を示す化合物を含むものが少なくない。ここに記したように，タイの生薬の中にもエストロゲン様作用をもつ化合物が含まれているものが，かなりあるものと思われ，このような植物エストロゲンは生薬の薬理を解析する上でも興味ある化合物群であると思われる。

4 生薬から生まれた抗潰瘍薬[6]

1972年，胃潰瘍を治療するための新薬を探していた日本の製薬会社の研究者は，胃潰瘍は胃の中にできた傷であるとも考えられることから，傷薬として使われている生薬の成分を研究すれば，胃潰瘍に効く薬ができるかもしれないと考えた。そこで，傷薬として使われていた生薬plau-noiをバンコク市内の生薬店で購入し，そのエキスを作って，薬物を投与することにより人工的に胃潰瘍を発症させたマウスに与えたところ，胃の中にできていた潰瘍が小さくなることを見出した。この活性を指標として，有効成分を追求したところ，レセルピン潰瘍に対して活性を示す画分と，シェイ潰瘍に有効な画分とが得られた。前者からは有効成分として鎖状ジテルペン，plaunotol（12）が得られた。一方，後者の画分からはplaunol B（13）のようなフラノジテルペン類が単離された。これらの化合物の構造式は，機器分析と化学的方法やX線結晶構造解析によって，絶対配置を含めて図3に示すように決定された。Plaunol類には，強力な胃酸分泌抑制作用が見られ，抗潰瘍薬となる可能性が考えられたが，植物エキス中での含量が低く，また構造類似の化合物が多数あり，単離・精製が厄介であることから，新薬としての開発はこの時点で断念された。

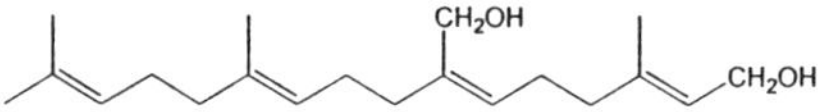

(12) plaunotol 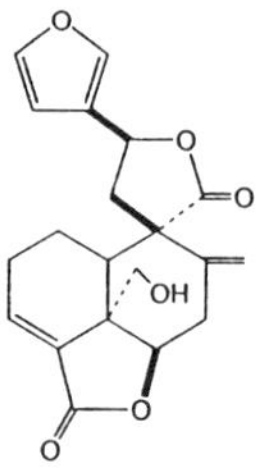   (13) plaunol B

図3

　レセルピン潰瘍に対する有効成分である12については，いくつかの急性胃潰瘍および十二指潰瘍モデルおよび慢性胃潰瘍モデルで薬効が調べられた。急性潰瘍に対する作用では，その成因が胃粘膜の防御因子の低下によるものとされている，レセルピン潰瘍，ストレス潰瘍，アスピリン潰瘍，インドメタシン潰瘍に対して著効を示したが，成因が胃酸の分泌過剰または貯留によるとされている幽門結紮潰瘍やヒスタミン潰瘍，システアミン潰瘍に対しては，比較的弱い効果しか認められなかった。この実験結果は12が粘膜防御因子の増強により抗潰瘍作用を発現していることを示唆するものである。慢性潰瘍に対する作用では，酢酸潰瘍に対しても，クランピング潰瘍に対しても，治癒を有意に促進することが認められた。以上のような急性および慢性潰瘍に対する薬効は，既存の抗潰瘍薬と比較して，いくつかのより優れた特長をもっていたので，新しい抗潰瘍薬となることが期待された。

　さて，このような新規化合物を，医療用の医薬品としての許可を得て市販するためには，化合物の物理化学的性質を明らかにし，医薬品としての規格を定め，試験法を確立した後，各種の動物を用いた実験により，(1) 急性並びに慢性毒性，発癌性，催奇性を詳細に検討して安全性を確認し，(2) 優れた薬理作用があることを証明し，(3) 化合物が生体内にどのように吸収され，分布し，代謝を受け，排泄されるかを明らかにし，これら代謝物の安全性を調べたのち，最終的には臨床試験によってヒトでの安全性と有効性が証明されなければならない。12はこれらすべての試験に及第し，1984年医療用医薬品として日本の厚生省の許可を得て市販され，胃潰瘍および胃炎の薬として用いられている。

　このように，ある化合物を医薬品として販売するには，一定の規格に適合したものを，需要に応じて供給できる体制を確立しておかなければならない。12を工業的に生産する方法としては，植物から抽出・精製する方法と，化学的に合成する方法とが考えられる。安定的に供給するという観点からは，後者の方が望ましいので，実用な合成法が検討された。しかしながら，12に

第14章 タイ薬用植物とシード分子

は4個の二重結合があり、そのうちの3個はZ, Z, Eの配置をとっていなければならない。このような幾何異性体を選択的に製造する経済的合成法を、当時は見出すことができなかったので、化学合成による製造は断念された。

さて、本研究で抽出に用いた植物材料は、バンコクの生薬店から購入したものであった。タイ国内での生薬の流通状況の詳細が不明であるので、生薬市場から必要に応じて十分な量の原料を入手することは期待できないので、原料となる植物を栽培しなければならないということになった。そのためには、この市販の生薬plau-noiの原植物を同定し、その自生地を明らかにしなければならない。Plauとはタイ語で「木」という意味で、noiとは「小さい」という意味である。前述の「タイ国薬物効能集成」によれば、plau-noiの原植物は*Croton joufra*であるとされていた。しかし、本植物を採集し分析したが、目指す12は含まれていなかった。一方、タイ北部では、*C. joufra*をplau-noiと呼んでいるが、中部および南部では*C. joufra*や*C. kerrii*を同じくplau-noiと呼んでいることから、タイ国の植物学者の全面的な支援を得て、タイ国内に自生しているCroton属植物を系統的に収集し、同定した。これらのエキスを薄層クロマトグラフィーを用いて分析したところ、どのCroton属植物にもジテルペンに基づくと思われるスポットが見られたが、*C. sublyratus* Kurzのエキスのパターンのみが、目的の12を含む、市販のplau-noiのエキスのパターンと一致したことから、先にバンコク市場で入手したplau-noiの原植物は*C. sublyratus*を起源とするものであったことが分かった。また、市販されていた部位は、枝であったが、目的とする12は、採集した植物では枝よりも、むしろ葉に多く含まれていた。また、12そのままでも含有されていたが、各種脂肪酸のエステルとして含まれているものが大部分であることも同時に判明した。*C. sublyratus*は落葉性の低木で、3～4年で成木となり、樹高2～4mに達する。つつじ科の植物のように、地上20cm位で枝分かれし、丈夫な多くの枝に分かれる。葉は大きいもので5×10cm位になり、1本の成木から2万枚近い葉を収穫することができる。したがって、葉を製造原料とし、抽出エキスをアルカリ分解して12を製造することが適当であると判断された。

一方、*C. sublyratus*はその外見において、個体による変異が甚だしいだけでなく、12の含量も個体により著しく変動していることも分かった。そこで、再びタイ国の植物学者の全面的な支援を得て、タイ国内各地に自生している*C. sublyratus*の葉を集めて分析した。その結果、マレー半島北部のタイ国では最も狭い部分になるプラチャプ・キリカン（バンコクから約350km南）付近に自生している*C. sublyratus*が比較的12の含量が高いことが分かった。この付近は降水量もあまり多くなく、土壌も*C. sublyratus*の栽培に適していると判定されたことから、この地に農場を開設して、*C. sublyratus*の葉の生産を開始した。ところが、この付近から採集した*C. sublyratus*であっても、12や精製の段階で障害となる構造類似化合物の含量が異なり、中

は12を全く含んでいない個体も散見された。そこで，C. sublyratusの葉をできるだけ多く集め，含有ジテルペンをガス・クロマトグラフィーや，液体クロマトグラフィーで定量分析し，12の含有量が高く，類似化合物が共存せず，病虫害に対する耐性にも優れている株を見出すことができた。C. sublyratusの繁殖法としては，茎挿，根挿などの挿し木および取木等が可能であることが分かっていたが，優良株を短期間に大量に増殖させるため，茎頂培養法を応用した。すなわち，優良株の茎頂部を切り出し，これを洗浄，滅菌した後，固形培地に置床して培養した。サイトカイニン類を含む培地で静置培養することにより，多芽形成させ，増殖した幼苗をバーミキュライト上に移して発根させた。得られた苗は馴化させ，畑に移植した。

　12の含量は，他の植物の成分と同様に，古い葉よりも若い葉に，幹の近くよりも多数の葉をつけた枝の先端部に多い。したがって，多数の葉をつけた枝の先端部を主に強剪定することにより収穫することが有利である。病虫害としては，クロコサビイロコガヤAmyna punctumによる虫害と根腐れ病による被害が最も甚大である。C. sublyratusの近縁種であるC. oblongifoliusは，生長が早く，樹高も高く，樹勢も強く，また，根腐れ病に対して高い抵抗性をもつことが分かった。幸いにして，C. oblongifoliusを台木とし，C. sublyratusを穂木として，接ぎ木を作製しても，その葉の12の含量は，穂木を採取した母樹と変わらないことが判明した。また接木樹は無接木樹に比べてその生長が早く，樹勢も強く，根腐れ病回避にも有効であることも分かった。以上の研究成果を応用して，12の含量の高いC. sublyratusの幼苗を茎頂培養によって作製し，実生によって得たC. oblongifoliusの台木に接ぎ木して作製した樹を大量に育成し，栽培することにより，12の生産性を向上させることができた。

　農場を開設したプラチャプキリカンは，マレー半島北部で，シャム湾とミャンマー国境とにはさまれたタイ国の最も狭い地域にある。農場は1,100ヘクタールの広さをもち，150万本以上のC. sublyratusを栽培し，葉を生産している。さらに農場に隣接した約1万坪の敷地をもつ抽出工場で，収穫した葉を乾燥させた後，溶媒で熱時抽出し，抽出液を濃縮することにより，タイ国内でエキスを製造している。エキスは日本へ輸送し，工場で12を単離精製し，カプセルに充填して製品としている。この農場のある地域は，年間を通じて雨も少なく，土壌はやわらかい灰白色砂状ロームのポドソルであり，農業には不向きである。僅かにココヤシ，パイナップル，キャッサバが栽培されている程度で，経済的に有利な作物の栽培には適していない。牛を放し飼いにして，小規模に酪農を営む農家も多い。農場や工場では，最大1,200人の現地の人々を雇用していて，C. sublyratusの葉の生産と，その抽出エキスの製造は，現地の一大地場産業となっている。また日本から様々な技術者を派遣して，現地の技術者に最新の農業技術を移転し，一方，工場ではエキスの生産方法に関する技術が移転されている。

第14章 タイ薬用植物とシード分子

文　　献

1) Phor Phaet-thanesuara (ed.), Pramual Sapphakhun Ya Thai (タイ国薬物効能集成) 全3巻, Samakhon Rongrien Phaet Boran (古医学校協会) 発行, Bangkok, Thailand (1964, 1967, 1971)
2) 高山廣光ほか, 薬学雑誌, 120, 959-967 (2000)
3) J.C.Cain, Nature, 188, 774-777 (1960)
4) Chansakaow,S. et al., J.Nat.Prod., 63, 173-175 (2000)
5) M.Miyamoto et al., Planta Medica, 64, 516-519 (1998)
6) 市川和雄, ファルマシア, 32, 670-674 (1996)

第15章 インドネシア薬用植物とシーズ分子

澁谷博孝*1,大橋一慶*2

1 はじめに

　現在,地球上で南米アマゾン流域と並んで熱帯原生林が比較的多く残存している地域は,東南アジア特にインドネシアである。インドネシアは,東南アジア島嶼部の大部分を占め,スマトラ,カリマンタン(ボルネオ)など大陸にも匹敵する大きな島からサンゴ礁に至る無数の島々から成っている。気象的には,南東部のヌサ・テンガラ地方のサバナ気候を除いてほとんどの地域が熱帯雨林気候もしくは熱帯モンスーン気候で,また地理的変化に富むためその植物相は多種にわ

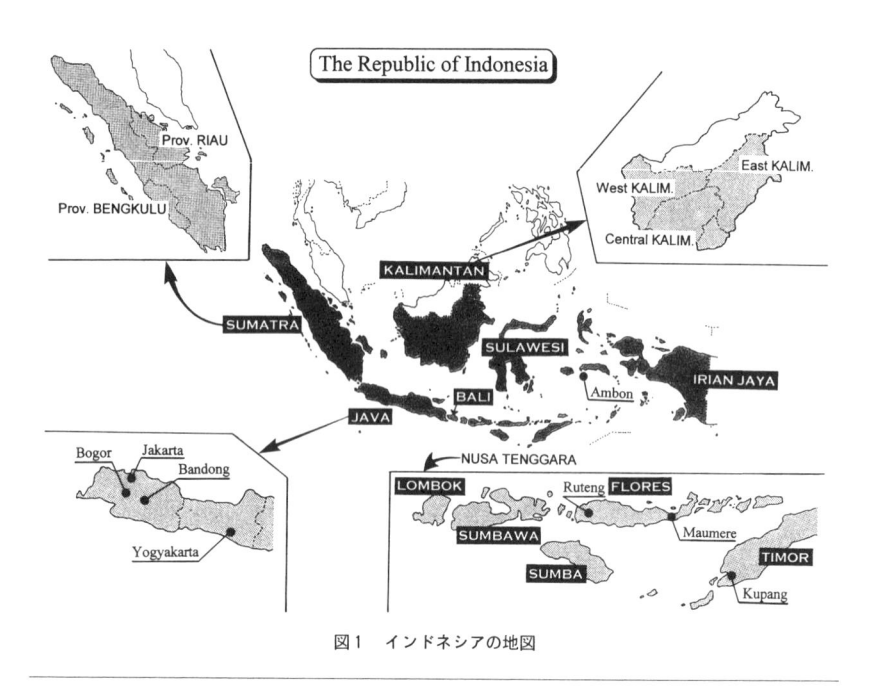

図1 インドネシアの地図

*1　Hirotaka Shibuya　福山大学　薬学部　教授
*2　Kazuyoshi Ohashi　福山大学　薬学部　助教授

第15章 インドネシア薬用植物とシーズ分子

たり極めて豊富である。

インドネシア社会における医療形態は，都市部においては西洋医学による病院や開業医などの医療施設があるが，郡部では未だに"ドゥクン"(dukun)と呼ばれる世襲制の民間医がその集落の病人を扱っている。"ドゥクン"は，近隣の野山や森林に自生する熱帯薬用植物を用いてマラリアを始めとする熱帯病，骨折，出産等あらゆる疾病の治療を行っている。

一方，インドネシアは250を越える民族から成る多民族国家であるが，その最大民族であるジャワ人は古くから"ジャムゥ"と呼ばれる伝統薬を継承している。"ジャムゥ"は，通常3～5種のジャムゥ生薬を配合して調製され，多くの病気の予防や治療に現在もなお広く用いられている。

著者らは，1985年からインドネシア科学院附属の生物学研究所（Research and Development Centre for Biology-LIPI）との国際共同研究体制で，インドネシアにおける民間医療（ドゥクンによる）や伝統薬（ジャムゥ）などに利用されている熱帯天然薬物資源調査を進めてきた。

本稿では，2節ドゥクンによる民間医療，および3節ジャワ民族の伝統薬ジャムゥを概説し，4節でインドネシア薬用植物由来の創薬シーズとしてクミスクチンについて述べる。

2 ドゥクンによる民間医療

これまでに，スマトラ島（ベンクル州およびリアウ州），カリマンタン島（東カリマンタン州，中部カリマンタン州，および西カリマンタン州），スラウェシ島（中部スラウェシ州），マルク諸島，東ヌサ・テンガラ州（チモール島およびフローレス島），西ヌサ・テンガラ州（ロンボク島およびスンバワ島），およびバリ島の民間医療調査を行ってきた。

各集落の村長や年配者から，その地域の歴史や風土病を含めた病人の実態を聴取した後，"ドゥクン"から彼らが民間医療に用いている薬用植物について，その現地名，使用部位，使用方法などの情報収集を行った。そして，その情報を基に，近隣の森林で薬用植物を民族植物学研究用および化学研究用に分けて採集した。

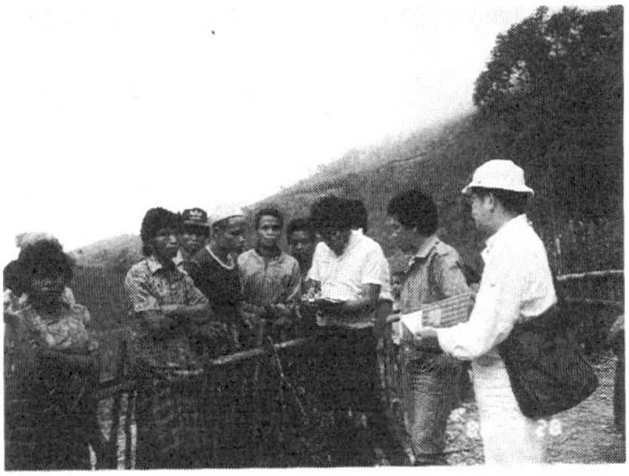

写真1 村人への薬用植物に関するインタビュー（フローレス島）

そのうち，2000種を越える民族植物学研究用資料については，その同定作業を含めて現在もなおボゴールの生物学研究所でその解析を進めている。一方，化学研究用に採集した薬用植物は，各調査地で"ドゥクン"により用いられている特徴的もしくは代表的な計629種の資料で，生物学研究所における同定の後，同じくインドネシア科学院附属の生物工学研究所（Research and Development Centre for Biotechnology-LIPI）との共同でその解析を進めている。

例えば，マラリアの治療には，スマトラ島の*Brucea javanica*（L.）MERR.（ニガキ科），*Peronema canescens* JACK（クマツヅラ科），*Beilschmiedia madang* BL.（クスノキ科），カリマンタン島の*Eurycoma longifolia* JACK（ニガキ科），フローレス島の*Fagara rhetsa* ROXB.（ミカン科）等の植物が用いられている。

また，リューマチに用いられる薬用植物としては，スマトラ島の*Hemigraphis colorata*（BL.）HALL.f.（キツネノマゴ科），*Ficus heterophylla* L.f.（クワ科），カリマンタン島の*Saurauia reinwardtiana* BL.（サルナシ科），*Helmintostachys zeylanica*（L.）HOOK.（ハナヤスリ科），フローレス島の*Caesalpinia major* DANDY（マメ科）などが代表例である。

さらに，"ドゥクン"が腫瘍の治療に用いる植物は，ヤドリギ科に属するものが多く，例えばカリマンタン島の*Macrosolen retusus*（JACK）MIQ.，*Scurrula ferruginea*（JACK）DANS.，*Viscum articulatum* BURM.f.，スラウェシ島の*Scurrula fusca*（BL.）G.GON.などがある。

インドネシアで民間医療に用いられる薬用植物を材料とした化学的研究については，著者らの総説[1]を参照されたい。

3 ジャワ民族の伝統薬ジャムゥ

われわれ人類は，昔から身近にある天然薬物を健康増進や種々の病気の治療に利用してきた。そして，永い年月を経て各地域の人々は，その民族特有の伝統的な民間薬（伝統薬）を持つようになった。

インドネシアのジャワ島にも，"ジャムゥ"と総称される伝統的薬物体系がある。"ジャムゥ"という語は，ジャワ語に由来し，「植物の草・根・木・皮から造られた薬」という意味で，その処方は多岐にわたり，多くの病気の治療や予防に用いられている[2]。

ジャワ人は，あらゆる病気は治療することができると信じていて，自然界における「昼と夜」，「光と闇」といった対照的な事象が存在するのと同様に，自然界の中に「病気」を治すための「くすり」があると考えている。

中部ジャワの古都ジョクジャカルタから北西に約30km離れた所に，世界最大の大乗仏教遺跡ボロブドゥール寺院がある。この寺院は，8世紀後半から9世紀にかけてジャワのシャイレンド

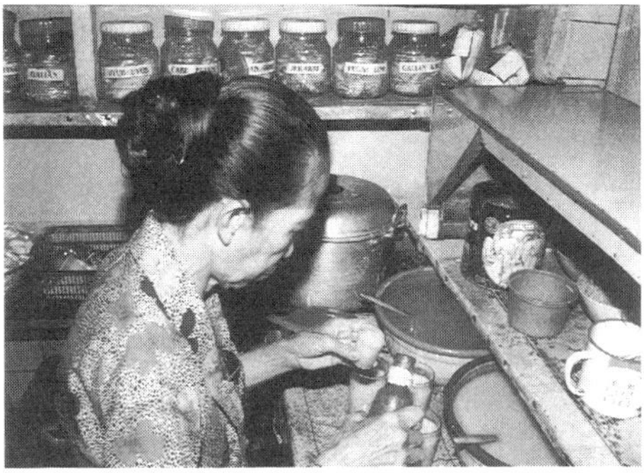

第15章　インドネシア薬用植物とシーズ分子

写真2　ジャムゥ店（ジョクジャカルタ）

ラー王朝時代に70〜80年の歳月をかけて建造されたものであるが，この巨大遺跡は，1914年英国のラッフルズ卿によって発見されるまで人々に忘れられ原生林の中で眠っていた。その側壁には，仏教経典の物語を題材にした多くのレリーフが施されている。各レリーフに描かれた人物，植物および動物などは，千年の時を越えて当時の人々の暮らしを伝えてくれるが，そのレリーフの一つに，"ジャムゥ"を調合している3人の女性が描かれている。彼女らは，手に「ガンディ」と呼ばれる石の棒を持ち，「ピピサン」と呼ばれる石の台の上で生薬を磨り潰していることから，8世紀後半もしくは9世紀にはすでに"ジャムゥ"がジャワ島に存在していたと考えられる。さらに遡ると，ジャワ島では紀元1世紀頃からインドとの交渉があって，宗教や文化の伝来とともに，インドの伝統医学である「アーユルベーダ」もジャワに伝えられ，これが"ジャムゥ"の起源の一つになっているとも考えられるが，確かなことは未だに不詳である。

　"ジャムゥ"の処方は，大きく分けて三つの経路，すなわち，①王族によって伝えられた経路，②"ドゥクン"によって伝えられた経路，および③一般人によって伝えられた経路，によって今日まで伝承されてきた。そのうち，②の"ドゥクン"によって伝えられてきた処方は，いまでも秘密にされているものがほとんどである。

　①の王族によって伝承されてきたジャムゥ処方も，永い間王家から外に出ることはなく秘法とされてきた。しかし，オランダ東インド会社の完全な支配下となった18世紀半ば，スラカルタ（ソロ）の王，マンクムゴロ一世が，スラカルタ近郊のオノギリ地区にあるングテルの村長に王家の"ジャムゥ"の使用を許可した。このことが，"ジャムゥ"が広く用いられるようになった始まりと考えられる。

　インドネシア，特にジャワの街を訪れると，"ジャムゥ"を売り歩いている女性をよく見かける。彼女らは，「ジャムゥ・ゲンドン」と呼ばれ，すべて中部ジャワ，オノギリのングテル村の

出身である。

　ジョクジャカルタにあるジャワ最大のジャムゥ生薬市場を持つパッサル・ベリンハルジョを訪ねると，"ジャムゥ"の調合に使用されるジャムゥ生薬が所狭しと山積みにされている。ここで

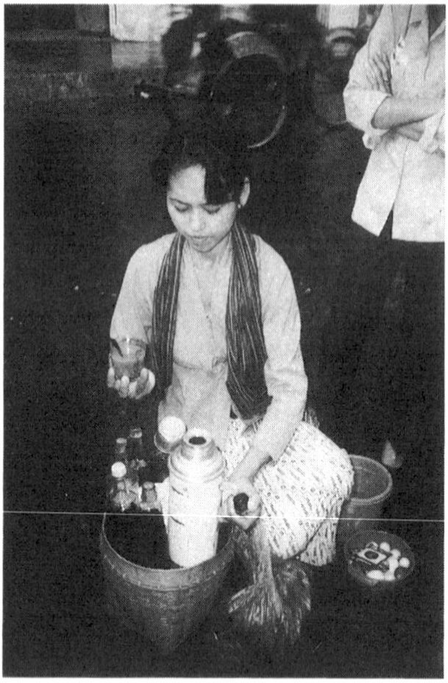

写真3　ジャムゥ・ゲンドン

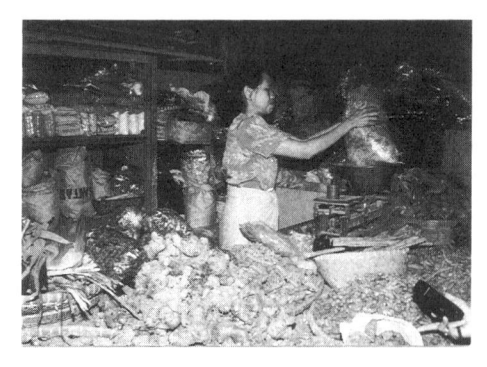

写真4　パッサル・ベリンハルジョ（ジョクジャカルタ）のジャムゥ生薬コーナー

第15章 インドネシア薬用植物とシーズ分子

売られている生薬のほとんどは,ジャワ島で自生もしくは栽培されている薬用植物である。

4 ジャムゥ生薬クミスクチン

クミスクチン [*Orthosiphon aristatus* (BL.) MIQ.] は,インドネシアのジャワ島を原産地とするシソ科植物で,東南アジア全域に広く分布する多年草である。その名は,その花糸が人目を引くほど長く突き出ている形態から,ジャワ語で"Kumis kucing(猫のヒゲ)"と呼ばれることに由来している。本植物は,インドネシアの他,東南アジア各地で広く薬用として供され,本邦では九州南部や沖縄地方において,民間的に利尿や利胆を目的としてその水煎液が服用されている。

クミスクチン葉は,インドネシア,ジャワ民族の伝統薬"ジャムゥ"において,高血圧の治療を目的とした処方に多く配合される代表的なジャムゥ生薬であることから,クミスクチン葉水煎液中の抗高血圧成分の探索を行った。

4.1 クミスクチン葉水煎液の含有成分[3]

クミスクチン葉の水煎液(乾燥葉からの収率27.5%)のクロロホルムおよび水による溶媒分画で得られるクロロホルム可溶部(乾燥葉から2.3%)および水可溶部(乾燥葉から25.0%)について,ラット摘出大動脈平滑筋のK^+イオンによる収縮に対する抑制作用を検討した。その結果,水煎液およびクロロホルム可溶部は,それぞれIC_{50} 58.7 μg/mlおよびIC_{50} 13.2 μg/mlの強さ

Flavones

sinensetin (1) : R = OCH$_3$
tetramethylscutellarein (2) : R = H

eupatorin (3) : R = OH
5-hydroxy-6,7,3',4'-tetra-methoxyflavone (4) : R = OCH$_3$

Benzochromenes

methylripariochromene A (5) : R = OCH$_3$
acetovanillochromene (6) : R = H

orthochromene A (7) (new)

Isopimarane-type diterpenes

orthosiphol A (8) : R^1=Ac, R^2=H
orthosiphol B (9) : R^1=H, R^2=Ac

orthosiphonone A (10) (new)

orthosiphonone B (11) (new)

Migrated pimarane-type diterpenes (new-type diterpenes)

neoorthosiphol A (12) : R^1=Ac, R^2=H
neoorthosiphol B (13) : R^1=H, R^2=Ac

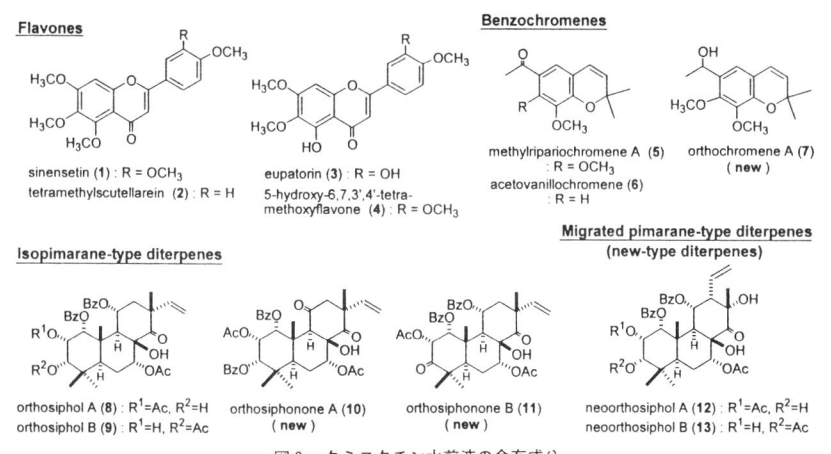

図2 クミスクチン水煎液の含有成分

で活性を示したが，水可溶部にはその活性が認められなかった。

そこで，血管平滑筋収縮抑制作用が認められたクミスクチン葉水煎液のクロロホルム可溶部を，各種クロマトグラフィーを用いて分離精製し，4種の既知フラボン誘導体［sinensetin（1，乾燥葉から0.008%），tetramethylscutellarein（2，0.005%），eupatorin（3，0.008%），5-hydroxy-6,7,3′,4′-tetramethoxyflavone（4，0.016%）］，2種の既知ベンゾクロメン誘導体［methylripariochromene A（5，0.630%），acetovanillochromene（6，0.030%）］，および2種の既知イソピマラン型ジテルペン［orthosiphol A（8，0.039%），orthosiphol B（9，0.035%）］とともに，1種の新規ベンゾクロメン誘導体［orthochromene A（7，0.024%）］，2種の新規イソピマラン型ジテルペン［orthosiphonone A（10，0.023%），orthosiphonone B（11，0.003%）］，および2種の新規転位ピマラン型ジテルペン［neoorthosiphol A（12，0.051%），neoorthosiphol B（13，0.014%）］を単離した。それら新規化合物の化学構造は，各種物理化学データおよび誘導反応の解析から明らかになった。

4.2 クミスクチン葉水煎液含有成分の平滑筋収縮抑制作用[4]

クミスクチン水煎液クロロホルム可溶部から単離した計13種の化合物について，ラット摘出胸

compounds	yield (%)	IC_{50} (M)
Flavonoids		
sinensetin (1) : R^1, R^2 = OCH_3	0.008	4.92×10^{-5}
tetramethylscutellarein (2) : R^1 = H, R^2 = OCH_3	0.005	8.08×10^{-6}
eupatorin (3) : R^1 = OH, R^2 = OH	0.008	no suppressive
5-hydroxy-6,7,3′,4′-tetramethoxyflavone (4) : R^1 = OH, R^2 = OCH_3	0.016	no suppressive
Benzochromenes		
methylripariochromene A (5) : R^1 = O, R^2 = OCH_3	0.630	8.32×10^{-5}
acetovanillochromene (6) : R^1 = O, R^2 = H	0.030	1.01×10^{-4}
orthochromene A (7) : R^1=OH, H, R^2 = OCH_3	0.024	1.31×10^{-4}
Isopimarane-type diterpenes		
orthosiphol A (8) : R^1=OAc, R^2=OH, R^3 = OBz	0.039	4.93×10^{-6}
orthosiphol B (9) : R^1=H, R^2=Ac, R^3 = OBz	0.035	4.23×10^{-6}
orthosiphonone A (10) : R^1 = OAc, R^2 = OBz, R^3 = O	0.023	3.96×10^{-6}
orthosiphonone B (11) : R^1 = OAc, R^2 = O, R^3 = OBz	0.003	3.89×10^{-6}
Migrated pimarane-type diterpenes		
neoorthosiphol A (12) : R^1= Ac, R^2 = H	0.051	1.52×10^{-5}
neoorthosiphol B (13) : R^1=H, R^2 = Ac	0.014	6.01×10^{-5}
nifedipine (positive control)		1.79×10^{-8}

図3 クミスクチン水煎液含有成分の摘出胸部大動脈平滑筋に対する収縮抑制作用

第15章　インドネシア薬用植物とシーズ分子

部大動脈平滑筋のK^+イオンにより惹起された収縮に対する抑制作用を調べた。

その結果，2種のフラボン誘導体［eupatorin（3），5-hydroxy-6,7,3′,4′-tetramethoxy-flavone（4）］を除いて，他の11種の化合物に活性強度に差異があるがいずれも平滑筋収縮抑制作用が認められた。そのうち，イソピマラン型ジテルペン（8，9，10，11）は，他のフラボン誘導体（1，2）や転位ピマラン型ジテルペン（12，13）に較べて強い活性が観られた。

しかしながら，クミスクチン葉水煎液のクロロホルム可溶部の圧倒的な主成分は，ベンゾクロメン誘導体methylripariochromene A（5）で，その収縮抑制活性は in vitro 実験ではイソピマラン型ジテルペン類より弱いものの，葉中の含有量を考慮すると5の抗高血圧活性に注目すべきと考えた。

4.3　ベンゾクロメン誘導体Methylripariochromene Aの抗高血圧作用[4]

13週令SHRSP（Stroke-prone spontaneously hypertensive rats）に，methylripariochromene A（5）を100mg/kg皮下投与後，1, 3.5, 6, 8.5, 24, 48時間毎に心収縮期血圧および心拍数を測定した。また，溶液コントロールとして0.5％ Tween 80溶液を同様に投与した。その結果，methylripariochromene A（5）を投与したラットは，皮下投与後1時間では，血圧および心拍数に大きな変化は観られなかったが，3.5時間後から血圧の降下が観測され，その効果は投与後24時間後（平均血圧15〜30mmHg降下）まで持続した。

また，心拍数の変化については，methylripariochromene A（5）を投与したラットは，6時間後に75beats/min，8.5時間後に45beats/minの心拍数の減少が観測された。しかし，

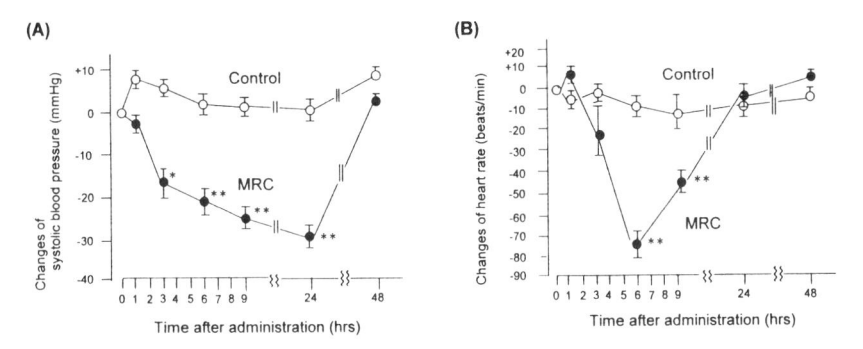

Methylripariochromene A (5, MRC) was administered at dose of 100 mg/kg (●) to 8 animals in each group. The vehicle (0.5 % Tween 80) was similarly given to 9 animals (○). Each point is expressed as the mean ±S.E. of changes from the initial value. $^*p<0.05$, $^{**}p<0.01$, significantly different from the corresponding value in the vehicle control group on the respective time (Dunnett's multiple comparison).

図4　Methylripariochromene AのSHRSPに対する血圧降下作用および心拍数変動

投与後24時間後には，心拍数は完全に初期値まで回復した。この血圧と心拍数に対する作用発現形式の差異については，血管平滑筋および心筋に存在する作用点に対するmethylripariochromene A（5）の親和性の差によるものと考えられる。

次に，KCl（60mM），l-phenylephrine（$3\times10^{-7}M$），およびPGF$_{2a}$（$1\times10^{-5}M$）の3種の刺激剤（アゴニスト）によって惹起されたラット摘出胸部大動脈平滑筋の収縮に対して，$1\times10^{-4}M$，$3\times10^{-4}M$，$1\times10^{-3}M$で累積的にmethylripariochromene A（5）を投与し，それらの用量反応曲線を求めた。その結果，KCl，l-phenylephrine，PGF$_{2a}$の3種の刺激剤に対するmethylripariochromene A（5）のIC$_{50}$値は，それぞれ9.02（±0.30）$\times10^{-5}M$，16.20（±0.30）$\times10^{-5}M$，40.40（±1.21）$\times10^{-5}M$であった。

また，Ca^{2+}を完全に除去した栄養液中のラット摘出大動脈平滑筋に，各種刺激剤を添加し，10分経過した後検体を加え，さらに10分後30mMのCa^{2+}を累積的に添加し，収縮に対する被検体の影響を調べた。刺激剤としてK$^+$イオンを用いた時，1×10^{-5}，3×10^{-5}，$1\times10^{-4}M$のmethylripariochromene A（5）は，濃度依存的にCa^{2+}収縮を抑制した。この抑制パターンは，用量反応曲線を右方に移行するとともにCa^{2+}イオンによる最大収縮も濃度依存的に低下させた。また，PGF$_{2a}$を刺激剤として用いた場合は，K$^+$イオンで収縮した場合と異なり，methylripariochromene A（5）は$1\times10^{-4}M$の高濃度においてもCa^{2+}収縮にはほとんど影響を与えなかった。一方，l-phenylephrineを刺激剤とした場合は，$3\times10^{-5}M$のmethylripariochromene A（5）はある程度抑制し，上記のK$^+$イオンとPGF$_{2a}$の場合の中間的性質を示した。

以上の事実から，methylripariochromene A（5）の血管平滑筋収縮抑制作用は，Ca^{2+}チャンネルブロッカー様で，細胞外Ca^{2+}イオンの細胞内流入阻害に起因していると推察される。

さらに，methylripariochromene A（5）は，マウスにおいて尿中のNa$^+$，K$^+$，Cl$^-$イオン濃度を変化させることなく顕著な尿量の増加をもたらした。この現象は，methylripariochromene A（5）の血圧降下作用の傍証と考え，また，本邦において利尿を目的として用いていることに対する証しと考えられる。

5　おわりに

情報化時代の今，国際的な共同研究体制の構築は，あらゆる分野の研究においても不可欠である。民間医療や伝統薬の科学的解析においても同様で，国際共同研究による系統的な現地調査および収集資料の解析などの学術交流，さらには資源保有国の若い研究者のたまご（留学生）の受け入れ・教育は，我が国における新規な創薬シーズの探索研究にとって極めて重要と考える。

第15章 インドネシア薬用植物とシーズ分子

文　　献

1) a) I.Kitagawa, H.Shibuya, "Phytochemistry of Plants Used in Traditional Medicines", ed K.Hostettmann *et al.*, Clarendon Press, Oxford, 1995, pp.335-358 ; b) 澁谷博孝, 北川 勲, 薬学雑誌, 116, 911-927 (1996)
2) S.Riswan, H.M.Sangat, "Jamu as a Javanese Traditional Medicine in Indonesia", The Bioresources Diversity, Ethnobiology, Development and Sustainability International Centenary Conference, Sydney, July, 1991, pp.1-8
3) a) H.Shibuya, T.Bohgaki, T.Matsubara, M.Watarai, K.Ohashi, *Chem.Pharm. Bull.*, 47, 695-698 (1999) ; b) H.Shibuya, T.Bohgaki, K.Ohashi, *Chem.Pharm. Bull.*, 47, 911-912 (1999) ; c) K.Ohashi, T.Bohgaki, T.Matsubara, H.Shibuya, *Chem.Pharm.Bull.*, 48, 433-435 (2000)
4) a) T.Matsubara, T.Bohgaki, M.Watarai, H.Suzuki, K.Ohashi, H.Shibuya, *Biol.Pharm.Bull.*, 22, 1083-1088 (1999) ; b) 大橋一慶, 坊垣貴子, 澁谷博孝, 薬学雑誌, 120, 474-482 (2000)

第16章 南米薬用植物とシード分子

竹谷孝一[*]

1 はじめに

　日本のほぼ裏側に位置する南アメリカは赤道をはさんで北緯12°から南緯56°の間に広がる広大な土地であり，その自然は多様な環境を呈している。たとえば，1）世界最大の流域面積をもつアマゾン流域はアラスカを除いたアメリカ本土に相当し，そのほとんどが熱帯雨林に覆われる豊富な植物相，2）南米大陸の西辺をアンデス山脈が全長約9,500kmも縁どり，その中央部高度は6,000～7,000メートルにも達し，アマゾン流域とは全く異なった植物相，3）アンデス山脈西側に点在する半乾燥地帯の植物相など，変化に富んださまざまな自然環境による動植物の多様性が医薬品シード分子の源になっており，今後とも医薬品開発のシード分子ターゲットにされていくものと思っている。

　コロンブスに端を発するアメリカ大陸の発見と中南米大陸への進出は金銀財宝を中南米からヨーロッパに持ち込んだことよりも，中南米を原産とするジャガイモ，サツマイモ，トウモロコシ，トマト，トウガラシなどの有用栽培植物の世界各地への広がりが人類史的には大きく評価されている。また，南米を原産とする有用植物より多くの医薬品も開発されてきている。たとえば，クラーレと呼ばれる矢毒植物 *Chondodendron tomentosum*（ツヅラフジ科）から開発された筋弛緩薬の塩化ツボクラリン（1，日局），ヤボランジ *Pilocarpus microphylla*, *P. jaborandi*（ミカン科）などからの副交感作動薬の塩酸ピロカルピン（2，日局），キナ *Cinchona succirubra*（アカネ科）からの抗マラリア薬の塩酸キニーネ（3，日局），抗不整脈薬の硫酸キニジン（4，日局），コカノキ *Erythroxylon coca*（コカノキ科）からの局所麻酔薬の塩酸コカイン（5，日局）など重要な医薬品が南米原産植物より見出されている。

　昭和60年から62年の間に3回，南米現地に赴いて調査した生薬事情の内容，資料，文献などについては，本出版社生薬研究シリーズなどにおいて報告[1, 2]しているので，今回は最近の健康補助食品ブームに相俟って，世界各地の民族薬が個人，企業，インターネット経由で輸入され，個人レベル，企業レベルで生薬が流通している南米産生薬に関するもの，最近，日本の研究者によって研究されているものについて解説する。

---

　[*] Koichi Takeya　東京薬科大学　薬学部　教授

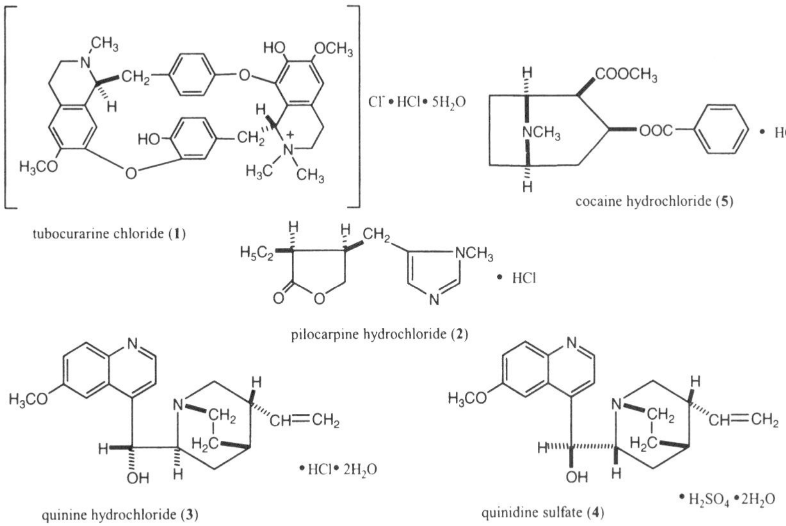

第16章 南米薬用植物とシード分子

図1 南米産植物を基原として開発された重要医薬品

2 南米産伝統生薬

2.1 ガラナ Guarana[3-7]

Paullinia cupana（ムクロジ科）の果実からの種子を乾燥して粉にし，水で練り合わせ，直径3cm，長さ15cmほどの棒状に固められたものが，ブラジルアマゾン流域で売られている。現地では，これをナイフ，ピラルク（アマゾンに生息する世界最大の淡水魚）の舌などで削り取り，その粉をお湯または水に溶かして，強精，催淫などを期待して飲用されている。事実，このガラナにはカフェイン，テオフィリン，テオブロミンなどのプリン塩基が高含量で含まれており，精神覚醒，疲労回復感，肉体的持久力などが期待できる。これらガラナの強壮・強精，記憶力向上などの動物実験も報告されている[8]。

2.2 キャッツクロー Cat's claw[9-12]

Uncaria tomentosa, *U.guianensis*（アカネ科）は現地名で猫の爪と言う意味のUna de gatと呼ばれ，長さ30m，幹の直径10cm程度の蔓性の植物である。日本に自生するカギカズラ *U.rhynchophylla*と近縁の植物で托葉が鉤状（猫の爪状）になっている。キャッツクローはアマゾンインディオの一部の部族において，喘息，尿道の炎症，関節炎，リウマチなど古代より万

233

能薬的に利用されてきている。最近の科学的研究において,キャッツクロー中のオキシインドールアルカロイドisopteropodine, pteropodine, isomitraphyllineなどの白血球,リンパ球マクロファージ食菌作用,免疫増強作用[13,14],白血病細胞に対する細胞毒活性[15],5環性トリテルペンquinovic acid配糖体類の抗ウイルス作用[16],抗炎症作用[17],また突然変異抑制作用[18]などが報告されている。

2.3 ムイラプアマMuira Puama[19,20]

Ptychopetalum olacoides(ボロボロノキ科)を基原とするが,市場では同科の*P. uncinatum*, *Liriosma ovata*もムイラプアマと称され出回っており,薬効的にも差はないといわれているが確かではない。ムイラプアマの薬用部位は根で,アマゾンインディオが昔から強壮,強精,催淫薬として用いていたことで有名である。強精効果の以外に利尿,リウマチ,運動機能失調,衰弱,心臓・内臓機能回復,身体麻痺などにも効くとブラジルでは民間で用いられている。効能解明を目的に化学成分研究が行われ,モノ-,セスキ-,トリテルペン,ステロイド,クマリン,タンニン,脂肪などが報告[21-24]されているが,薬理との関連は明らかにされておらず,もっぱらアフリカ産植物ヨヒンベの催淫作用成分yohimbineが含有されていると噂されている。

2.4 タヒボTaheebo[25]

Tabebuia avellanedae(ノウゼンカズラ科)を基原とする高木で,ブラジルではイッペー(Ipe),パウダルコ(Pau'd Arco),アルゼンチン,パラグアイではラパチョ(La Pacho)などと称し,昔からインディオ達はこの樹皮の内側だけを粉にしてあらゆる病気に飲用してきた。その花の色にはいろいろあり,黄色花はブラジルの国花になっているが,薬用に用いるイッペーは花の色が紫のイッペーロショ(Ipe Roxo,紫イッペー)が良品であるといわれている。タヒボは収斂,抗炎症,抗菌,抗ウイルス,鎮痛などの様々な作用を有し,胃腸障害,潰瘍,梅毒,カンジダ症,癌,糖尿,高血圧,便秘,アレルギーなどの治療に民間で利用されている。癌に対する有効成分の探索研究では,Lapacholなどのナフトキノン誘導体が活性物質として同定され,臨床試験なども試みられている。

2.5 グラビオラGraviola[26-28]

Annona muricata(バンレイシ科)を基原とする常緑樹で,熱帯地域に広く分布する。果実はブラジリアンチェリモアとも呼ばれ,ジュースやシャーベットにされる。薬用としては樹皮,葉,根,果実,種子などのすべての部位が用いられる。果実のジュースは駆虫剤,下痢の収斂剤として,種子は吐剤,寄生虫駆除に,葉はリウマチ,根は解毒,花は腹痛,神経痛,リウマチな

第16章 南米薬用植物とシード分子

どに用いる。樹皮，根，葉はお茶にして鎮静，血圧降下，糖尿病，神経痛，痙攣などに用いる。Annona属植物であるグラビオラは強力な殺細胞効果を有するアセトゲニン類化合物を含有していることでよく研究されており，さらに抗癌剤開発への応用が研究されている[29-37]。

その他，南米の民間療法で使用されている多数の生薬が知られているが，紙面に暇がないので，表1にまとめて記しておく。これら生薬の文献的な詳細が，http://www.amazon-herb.com/

表1 Amazon Herb Database (http://www.amazon-herb.com/)

一般名称	学 名	使用部位	使用目的
Abuta	Cissampelos pareira	樹皮	女性ホルモンバランス，生理痛，更年期障害
Anis	Pimpinella anisum	葉	腹痛，腸内ガス排出，鎮静，鬱，痙攣，利尿，抗菌，催乳
Bitter Melon	Momordica charantia	全草	抗癌，抗ウイルス，下剤効果
Bold	Peumus boldus	葉	胆汁分泌促進，肝臓保護，健胃，利尿，消化不良
Caigua	Cyclanthera pedata	果実	中性脂肪低下，新陳代謝促進，コレステロール低下，消炎
Carqueja	Baccharis genistelloides	全草	胃腸機能強化，肝臓保護，強壮，解熱，浄血
Catuaba	Erythroxylon catuaba	樹皮	強壮，媚薬効果，疲労回復，不眠症，神経症
Cat's Claw	Uncaria tomentosa	樹皮・葉	抗癌，免疫強化
Cha de Bugre	Cordia salicifolia	葉／果実／樹皮	脂肪質・老廃物排出，利尿，食欲抑制効果
Chanca Piedra	Phyllanthus niruri	全草	胆石，腎結石，糖尿病，高血圧などの生活習慣病
Chuchuhuasi	Maytenus krukovit	樹皮	関節炎，リウマチ，腰痛，抗炎症作用
Graviola	Annona muricata	葉	抗癌，血圧降下，血管拡張，神経痛，リウマチ
Guarana	Paullinia cupana	果実	精神覚醒，疲労回復，強壮
Jatoba	Hymenaea courbaril	樹皮	前立腺強化，疲労回復，抗菌，抗酸化，抗炎症
Jurubeba	Solanum paniculatum	葉	貧血，肝臓・腎臓疾患，健胃，利尿，血圧降下
Maca	Lepidium meyenii	根	滋養強壮，栄養補給，免疫強化，媚薬強化
Maracuja	Passiflora incarnata	葉・茎	鎮静効果，不眠症，抗炎症，ノイローゼ，神経症
Muira Puama	Ptychopetalum olacoides	樹皮	男性不能回復，媚薬効果，強壮，食欲増進，鎮静
Mullaca	Physalis angulata	全草	腎臓・肝臓・胆嚢障害，糖尿病，利尿，免疫増強
Mutamba	Guazuma ulmifolia	樹皮	発汗，利尿，腎臓・肝臓保護作用，抗癌，皮膚病，強心
Pata de Vaca	Bauhinia forficate	葉	血糖降下，糖尿病，浄血作用，皮腐病
Pau'd Araco	Tabebuia avellanedae	樹皮	抗癌，免疫活性，抗ウイルス
Pedra Hume Caa	Myrcia salicifolia	葉	血糖降下，収斂作用，下痢
Picao Preto	Bidens pilosus	全草	抗炎症，抗菌作用，月経正順，肝臓保護，利尿
Sangre de Grado	Croton lechleri	樹脂	傷薬，抗ウイルス，抗菌，抗炎症，止血，胃腸薬
Suma	Pfaffia paniculata	根	滋養強壮，栄養補給，女性ホルモン作用，免疫増強，抗癌
Tayuya	Cayaponia tayuya	根	不眠症，精神安定，鎮静，消化不良，肝臓障害
Hierba Mate	Ilex paraguayensis	葉	疲労回復，脂肪分解作用，利尿，強壮，老化防止，発汗

235

のインターネット上で紹介されており，購入することもできるので大変便利である。

3 日本での研究状況

3.1 Cissampelos pareiraおよびAbuta concolorからの細胞毒性成分について[38-43]

Cissampelos pareiraは，熱帯に広く分布するツヅラフジ科の植物で，その茎は利尿に，葉はヘビの咬傷に，根は流産の防止や子宮出血などに用いられる。

C.pareiraメタノール抽出物を$CH_2Cl_2-H_2O$で分配して得たCH_2Cl_2抽出画分のカラムクロマトグラフィーは，tropoloisoquinoline alkaloid類およびazafluoranthene alkaloid類を細胞毒性活性主成分として与えた。tropoloisoquinoline alkaloid類の方が，azafluoranthene alkaloid類よりも活性が強く，またトロポロン環10位にカルボニル基を持った化合物は11位にカルボニル基を持った化合物よりも活性が強く，化合物14は極めて強い活性を示した。

C.pareiraと近縁植物であるAbuta concolorからも同様の活性化合物を単離・構造決定された。

	R_1	R_2	R_3
6	OCH_3	OCH_3	H
7	OCH_3	OH	H
8	OCH_3	OH	OCH_3
9	H	OH	H
10	OCH_3	OAc	H
11	OCH_3	SCH_3	H
12	OCH_3	OCH_3	OCH_3
13	OCH_3	OAc	OCH_3
14	H	H	H

	R_4	R_5
15	OCH_3	H
16	SCH_3	H
17	OCH_3	OCH_3

	R_6
18	H
19	OCH_3

	IC_{50} (μg/mL)		IC_{50} (μg/mL)
6	0.65	13	0.49
7	0.18	14	0.0008
8	0.33	15	1.2
9	0.17	16	0.45
10	0.16	17	1.4
11	0.45	18	5.8
12	0.33	19	3.6

図2　C.pareiraから得られたアルカロイド類のP388マウス培養細胞に対する細胞毒活性

3.2 Maytenus属植物からの細胞毒性成分について

Maytenus属植物については，故S.M.Kupchanらによる M.serrata, M.buchananiiからの極めて強い抗腫瘍活性を示すansamacrolide系化合物maytansinoid類の単離に関する研究が

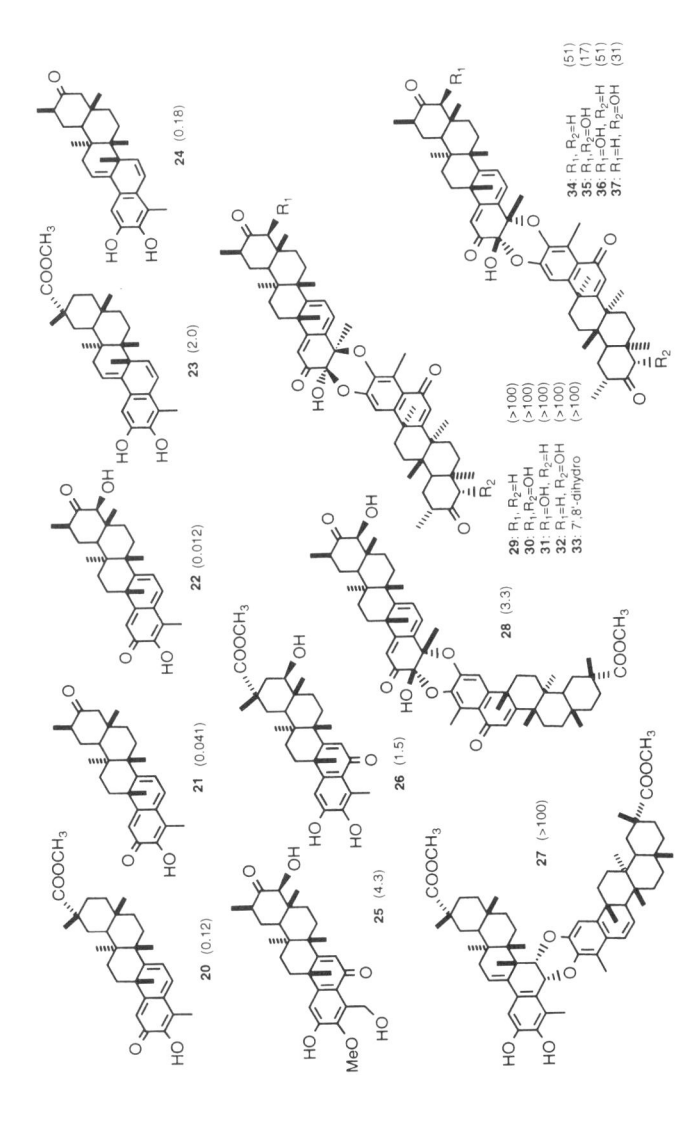

第16章 南米薬用植物とシード分子

図3 *Maytenus*属植物から得られたトリテルペン類のP388細胞に対するIC$_{50}$ Values（μg/ml）値

有名である[44,45]。著者らも新規maytansinoid類の単離を期待して、パラグアイ、アスンシオンで収集した"cangorosa ; *M.ilicifilia*"、関連植物"chuchuhuasi ; *M.ebenifolia*（ペルー、イキトス）"および"xuxua ; *M.chuchuhuasca*（ブラジル、サンパウロ）"の活性成分の検索を試みたが、maytansinoid類は単離できなかったが、活性成分として図3に示すようなトリテルペン類とその二量体を単離・構造決定することができた[46-54]。なお、マウスを用いるSarcoma 180腹水癌での抗腫瘍活性物質の探索では、既知物質のdulcitolが同定された[55]。

これらトリテルペン系化合物のうち、キノイド型トリテルペン類は培養細胞に対して強い細胞毒性を示し、これらの化合物が活性本体であることを明らかにした。トリテルペンダイマー類の細胞毒性活性では、キノイド構造を有するにもかかわらず、それほど強い活性が観察されなかったことより、モノマーのような長い共役系が活性発現に重要であることが示唆された。また、芳香族化型トリテルペン類の活性はキノイド型よりその強さが劣っていた。一方、"cangorosa"および"xuxua"は、原住民において抗腫瘍治療薬のみならず、受胎能調節薬、堕胎薬などに用いられているのは、その構造的特長よりこれらトリテルペン類が関与しているものと推測している。

細胞毒性活性は観察されなかったが、抗発癌プロモーター活性を有していることが知られているセスキテルペンポリエステル類、害虫成長抑制または殺虫作用、免疫抑制作用などの活性を有することで知られている大環状セスキテルペンピリジンアルカロイド類も単離・構造決定した[56-61]。

3.3 *Casearia sylvestris*からの細胞毒性成分について[62-64]

*C. sylvestris*はイイギリ科に属する民間薬草の1種であり、パラグアイでは"Burro Kaa"と呼ばれ、強壮薬および抗けいれん薬などとして使用されている。この植物のアルコール抽出物は、マウスSarcoma 180腹水型腫瘍およびチャイニーズハムスター肺由来細胞V-79に対して顕著な活性を示したので、本抽出物の水懸濁液をヘキサン、クロロホルム、酢酸エチルで順次分配したところ、抗腫瘍・細胞毒性活性はヘキサン移行画分に集中した。そこで、活性を指標に本画分をヘキサン-酢酸エチル系溶媒を用いるシリカゲルカラムクロマトで順次溶出して、クレロダン型ジテルペン類casearin A-Rを単離・構造決定した。

3.4 トウダイグサ科*Croton*属および*Euphorbia*属からの活性成分について

*Croton palanostigma*はアマゾン川上流域に自生し、赤い樹液を含む。この樹液はペルーにおいて"Sangre de Grado"と呼ばれ、原住民は傷の治療などに用いている。本植物の樹液を凍結乾燥してDIAION HP-20カラムに供し、水-メタノール（1:0 - 0:1）と80％アセトン

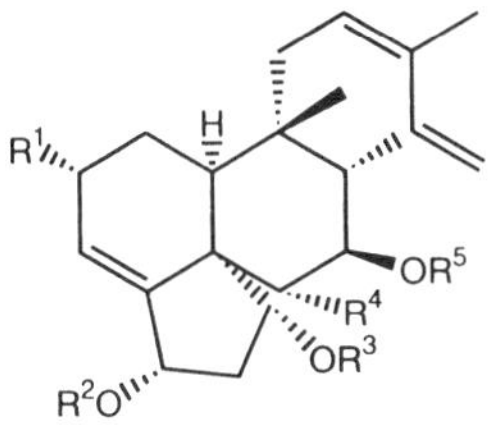

第16章 南米薬用植物とシード分子

Casearins	R^1	R^2	R^3	R^4	R^5	IC$_{50}$(μmol/L)*
A(38)	OCH$_3$	COCH$_3$	COCH$_3$	OH	CO(CH$_2$)$_2$CH$_3$	1.0
B(39)	OCH$_3$	COCH$_3$	COCH$_3$	OCOCH$_3$	CO(CH$_2$)$_2$CH$_3$	8.5
C(40)	OH	COCH$_3$	COCH$_3$	OCOCH$_3$	CO(CH$_2$)$_8$CH$_3$	0.77
D(41)	OH	CO(CH$_2$)$_2$CH$_3$	COCH$_3$	OH	CO(CH$_2$)$_2$CH$_3$	1.8
E(42)	OH	CH$_2$CH$_3$	COCH$_3$	OH	CO(CH$_2$)$_8$CH$_3$	4.7
F(43)	OH	CH$_2$CH$_3$	COCH$_3$	OH	CO(CH$_2$)$_2$CH$_3$	29
G(44)	OCH$_3$	COCH$_3$	COCH$_3$	H	CO(CH$_2$)$_2$CH$_3$	0.17
H(45)	OH	COCH$_3$	COCH$_3$	H	CO(CH$_2$)$_2$CH$_3$	0.37
I(46)	OH	COCH$_3$	CO(CH$_2$)$_2$CH$_3$	H	CO(CH$_2$)$_2$CH$_3$	0.51
J(47)	OCH$_3$	CO(CH$_2$)$_2$CH$_3$	COCH$_3$	OH	CO(CH$_2$)$_2$CH$_3$	1.1
K(48)	OCOCH$_3$	COCH$_3$	COCH$_3$	OH	CO(CH$_2$)$_2$CH$_3$	0.52
L(49)	OCH$_3$	CO(CH$_2$)$_2$CH$_3$	COCH$_3$	OCOCH$_3$	H	1.6
M(50)	OH	CO(CH$_2$)$_2$CH$_3$	CO(CH$_2$)$_2$CH$_3$	OCOCH$_3$	H	1.8
N(51)	OCH$_3$	COCH$_3$	CO(CH$_2$)$_2$CH$_3$	OCOCH$_3$	CO(CH$_2$)$_2$CH$_3$	5.9
O(52)	OCH$_3$	CO(CH$_2$)$_2$CH$_3$	COCH$_3$	OCOCH$_3$	CO(CH$_2$)$_2$CH$_3$	6.0
P(53)	OCH$_3$	COCH$_3$	COCH$_3$	OCOCH$_3$	COCH$_3$	7.8
Q(54)	OH	COCH$_3$	COCH$_3$	OCOCH$_3$	CO(CH$_2$)$_2$CH$_3$	4.3
R(55)	=O	COCH$_3$	COCH$_3$	OH	CO(CH$_2$)$_2$CH$_3$	5.4
Aa(56)	OCH$_3$	COCH$_3$	COCH$_3$	=O	CO(CH$_2$)$_2$CH$_3$	0.55
Ab(57)	OCH$_3$	COCH$_3$	COCH$_3$	OCOCH$_3$	CO(CH$_2$)$_2$CH$_3$	17
Ac(58)	OCH$_3$	COCH$_3$	COCH$_3$	OCO(CH$_2$)$_2$CH$_3$	CO(CH$_2$)$_2$CH$_3$	38
Da(59)	=O	CO(CH$_2$)$_2$CH$_3$	COCH$_3$	=O	CO(CH$_2$)$_2$CH$_3$	19

* Cytotoxic activities against V-79 cells

図4 Casearin類の構造とV-79培養細胞に対する細胞毒活性

で溶出して6画分を得た。細胞毒性活性はfr.5に集中していたので，この画分について成分精査を行ったところ，活性物質としてtaspineが単離・同定された[65]。この構造は，制癌抗生物質elsamicin類[66]との構造類似性の観点から興味がもてる。

一方，細胞毒性活性は観察されなかったが，さらに2種の南米産Croton属植物について検討を行った。Croton cajucaraは高さ4-5mの灌木で南米アマゾン川流域に自生している。樹皮は現地で"Sacaca"と呼ばれ，血糖値，コレステロールを低下させる薬用植物として用いられている。この植物抽出物が発癌プロモーターであるteleocidinにより誘発される炎症を抑制することを見出し，その活性成分の検索を行い，クレロダン型diterpene類を単離・構造決定した[67-69]。また，Croton salutarisは南米ブラジルのサンパウロ州，リオデジャネイロ州などに自生しており，現地では"cambraia"と呼ばれる灌木であり，その成分研究により，数種のジテルペン類を単離・構造決定した[70]。

図5 *Croton palanosyigma*から得られたTaspine細胞毒活性

	IC_{50} (μg/ml)
KB cells	0.39
V-79 cells	0.17

3.5 *Hedychium coronarium*からの細胞毒性成分について[71, 72]

ショウガ科植物*H.coronarium*はインド・マレーシア原産であるが,欧米人により南米に持ち込まれて野生化したものである。ブラジルでは"Lirio do Brejo"と呼ばれ,リウマチの治療に用いられている。本植物の根茎から調製されたクロロホルム抽出画分をシリカゲルカラムクロマトに供し,7フラクションに分画してV-79培養細胞に対する細胞毒性活性を試みたところ,後半部の画分に活性が集中していた。この画分のさらなるカラムクロマトは主活性物質として,ラブダン型ジテルペン類(E)-labda-8(17), 12-diene-15,16-dialおよびcoronarin A-Dを単離・構造決定し,IC_{50}値を決定した。

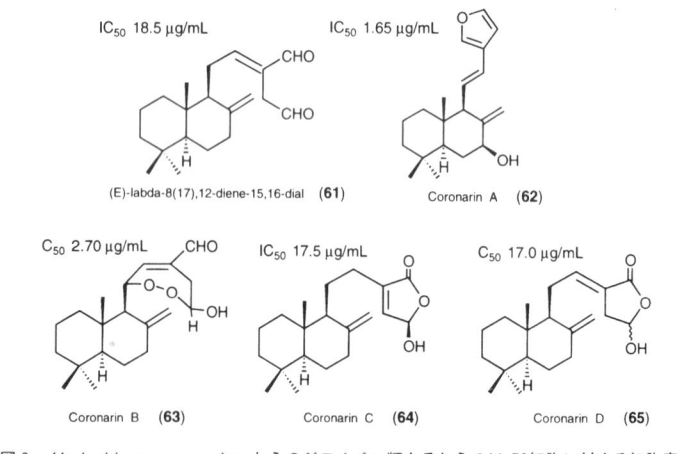

図6 *Hedychium coronarium*からのジテルペン類とそれらのV-79細胞に対する細胞毒性

3.6 *Mansoa alliacea*からの細胞毒性成分について

ノウゼンカズラ科植物の多くはキノン類を含有しており、そのうちlapachol[73]は抗腫瘍活性を、β-lapachoneは逆転写酵素および真核生物のDNA依存性DNAポリメラーゼを阻害することが知られているので[74]、ペルーのイキトスで採集した*Mansoa alliacea*（Bignoniaceae）の抽出物を培養細胞V-79での細胞毒性試験に供したところ、よい活性を示したので、その活性本体の探索を行ったところ9-methoxy-α-lapachoneと4-hydroxy-9-methoxy-α-lapachoneが単離・構造決定された[75]。

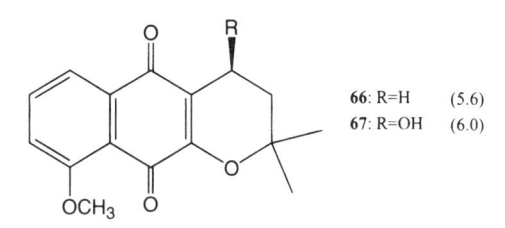

66: R=H   (5.6)
67: R=OH   (6.0)

図7 *Mansoa alliacea*からのナフトキノン類のV-79細胞に対するIC_{50}値

3.7 他植物の成分検索について

南米で収集した植物エキスは細胞毒性試験のみならず、虫歯の原因である*Streptococci*属菌についても抗菌活性スクリーニングを実施したところ、ペルーのイキトス露店市場で購入した*Swartzia polyphylla*（Leguminosae）に強い活性が観察されたので、その活性成分の検索を行ったところフラボノイド類が単離された。このうちイソフラバノン類に顕著な活性がみられ、イソフラボン誘導体には活性が観察されなかった[76]。また、牧場等で問題となっている家畜の毒草*Palicourea marcgravii*（Rubiaceae）[77]、*Riedeliella graciliflora*（Leguminosae）[78,79]、*Dioscorea delicata*（Dioscoreaceae）[80]、*Cestrum sendtenerianum*（Solanaceae）[81,82]、についても成分検討を行った。

また、国立医薬品食品衛生研究所生薬部グループは、アンデスの薬用資源植物調査をしており、ペルーアンデス地域での市場などで200種ほどの薬草を収集し各種活性成分の検索研究を行っている[83,84]。たとえば、アンデス高地に自生するリンドウ科植物Hercampuri（*Gentianella alborosea*, *G.nitida*）からのsesterterpenoid類、xanthone類、ペルー産キク科植物Lingua de vaca（*Elephantopus mollis*）からのゲルマクランおよびグアイアン型セスキテルペン類を単離、構造決定し、それぞれヒトT細胞でのIL-2遺伝子発現および*Leishmania*原虫に関する活性を検討している。また、ペルー産生薬Salva de marajo（*Hyptis crenata*, シソ科）か

らLeishmania原虫に関する活性成分としてクマリンとウルソール酸を単離,同定している。アンデス高地のサボテンAyrampo (Opuntia soehrensii) の果実を食用色素として利用するとともに鵝口瘡,炎症,下痢,出血の治療薬としているが,その成分精査を行い,リグナン類を単離,構造決定している。

南米の生薬,民間薬はまだまだ日本では,馴染みのないものが多いが,南米現地では露天薬草市場がまだまだ見ることができ,民間の多くの人が利用している。この薬用効果が人で確かめられているという情報は貴重なものであり,新薬開発の重要な情報源と思っている。

文　献

1) 南米の生薬,345-351 in 生薬利用と新医薬品開発,糸川秀治監修,シーエムシー (1988)
2) 竹谷孝一,アマゾン川流域の有用植物 in 伝承と医学(第5号),32-44 (1991)
3) Encyclopedia of Common Natural Ingredients, Leung & Foster (1996)
4) J.A.Duke and R.Vasques, Amazonian (1994)
5) E.Mindell, Earl Mindell's Herb Bile, Simon & Shuster, New York (1992)
6) J.Heinerman, Heinerman's Encyclopedia of Healing Herbs & Spices (1996)
7) A.Bernardes, Brazilian Herbs, Folklore, History & Uses, Shogun Editora e Arte Ltda. R.J.Brazil (1984)
8) E.B.Espinola, R.F.Dias, R.Mattei and E.A. Carlini, J.Ethnopharmacol., 55 (3), 223-229 (1997)
9) 機能性ハーブの生理活性,p.81-84,常盤植物化学研究所 (1999)
10) K.Jones, Cat's Claw : Healing Vine of Peru, Sylvan Press, Seattle, Washington (1995)
11) F.Cabieses, The Saga of the Cat's Claw, Via Lactera Editores, Lima, Peru (1994)
12) K.Keplinger, G.Laus, M.Wurm, M.P.Dierich and H.Teppner, J.Ethnopharmacol., 64 (1), 23-34 (1999)
13) B.Kreutzkamp, Ph.D.Thesis, University of Munich, Germany (1984)
14) H.Wagner, A.Proksch, A.Vollmar, B.Kreutzkamp and J.Bauer, Planta Med., 51, 139-144 (1985)
15) H.Stuppner, S.Sturm, G.Geisen, U.Zillian and G.Konwalinka, Planta Med., 59, Supplement, A583
16) R.Aquino, F.deSimone, C.Pizza, C.Conti and M.L.Stein, J.Nat.Prod., 52 (4), 679-689 (1989)
17) R.Aquino, V.deFeo, F.deSimone, C.Pizza, and G.Cirino, J.Nat.Prod., 54

第16章 南米薬用植物とシード分子

(2), 453-459 (1991)
18) R.Rizzi, F.Re, A.Bianchi, V.deFeo, F.deSimone, L.Bianchi and L.A.Stivala, J.Ethnopharmacol., 38, 63-77 (1993)
19) British Herbal Pharmacopoeia, British Herbal Medicine Association, West York, England, p.132-133 (1983)
20) Brazilian Pharmacopoeia, Rio de Janeiro, Brazil (1956)
21) 岩佐準三, 木村嘉孝, 薬学雑誌, 89, 1172-1174 (1969)
22) 豊田敦子, 二宮ルリ子, 小林尚子, 川西和子, 苋原祐喜子, 加藤篤, 橋本庸平, 生薬学雑誌, 33, 57-64 (1979)
23) E.U.Bucek, G.Fournier and H.Dadoun, Planta Med., 53, 231 (1987)
24) Y.Ito, F.Hirayama, Y.Aikawa, H.Kondo, K.Sagara and J.Shoji, Nat.Med., 49, 487 (1995)
25) ウォター・ラダメス・アコーシ著, 奇跡の薬木「タヒボ」, 神戸新聞総合出版センター (1988)
26) V.deFeo, Fitoterapia, 63, 417-440 (1992)
27) L.C.Branch and I.M.F.Silva, Folk Medicine of Alter do Chao, Para, Brazil, Acta Amazonica, 13 (5/6), 737-797 (1983)
28) E.R.deAlmeida, Plantas Medicinais Brasileiras, Conhecimentos Populares E Cientificos, Hemus Editora Ltda., Sau Paulo, Brazil (1993)
29) M.J.Rieser, X.P.Fang, J.K.Rupprecht, Y.H.Hui, D.L.Smith and J.L.McLaughlin, Planta Med., 59, 91-92 (1993)
30) F.E.Wu, Z.M.Gu, L.Zeng, G.X.Zhao, Y.Zhang, J.L.McLaughlin and S.Sastrodihardjo, J.Nat.Prod., 58, 830-836 (1995)
31) F.E.Wu, L.Zeng, Z.M.Gu, G.X.Zhao, Y.Zhang, J.T.Schwedler, J.L.McLaughlin and S.Sastrodihardjo, J.Nat.Prod., 58, 902-908 (1995)
32) F.E.Wu, L.Zeng, Z.M.Gu, G.X.Zhao, Y.Zhang, J.T.Schwedler, J.L.McLaughlin and S.Sastrodihardjo, J.Nat.Prod., 58, 909-915 (1995)
33) F.E.Wu, G.X.Zhao, L.Zeng, Y.Zhang, J.T.Schedler, J.L.McLaughlin and S.Sastrodihardjo, J.Nat.Prod., 58, 1430-1437 (1995)
34) M.J.Rieser, Z.M.Gu, X.P.Fang, L.Zeng, K.V.Wood and J.L.McLaughlin, J.Nat.Prod., 59, 100-108 (1996)
35) L.Zeng, F.E.Wu, N.H.Oberlies and J.L.McLaughlin, J.Nat.Prod., 59, 1035-1042 (1996)
36) G.S.Kim, L.Zeng, F.Alali, L.L.Rogers, F.E.Wu, J.L.McLaughlin and S.Sastrodihardjo, J.Nat.Prod., 61, 432-436 (1998)
37) C.Gleye, P.Duret, A.Laurens, R.Hoequemiller and A.Cave, J.Nat.Prod., 61, 576-579 (1998)
38) H.Morita, K.Matsumoto, K.Takeya, H.Itokawa and Y.Iitaka, Chem.Lett., 339 (1993)
39) H.Morita, K.Matsumoto, K.Takeya and H.Itokawa, Chem.Pharm.Bull., 41,

1307 (1993)
40) H.Morita, K.Matsumoto, K.Takeya and H.Itokawa, *Chem.Pharm.Bull.*, 41, 1418 (1993)
41) H.Morita, K.Matsumoto, K.Takeya and H.Itokawa, *Chem.Pharm.Bull.*, 41, 1478 (1993)
42) H.Itokawa, K.Matsumoto, H.Morita and K.Takeya, *Heterocycles*, 37, 1025 (1993)
43) H.Morita, K.Takeya and H.Itokawa, *Bioorg.Med.Chem.Lett.*, 5, 597 (1995)
44) S.M.Kupchan, Y.Komoda, W.A.Cout, G.J.Thomas, R.M.Smith, A.Karim, C.J.Gilmore, R.C.Haltiwanger and R.F.Bryan, *J.Am.Chem.Soc.*, 94, 1354 (1972)
45) Ed.by A.Brossi, "The Alkaloids XXV", Academic Press Inc., 1985, p.142
46) H.Itokawa, O.Shirota, H.Ikuta, H.Morita, K.Takeya and Y.Iitaka, *Phytochemistry*, 30, 3713 (1991)
47) H.Itokawa, O.Shirota, H.Morita, K.Takeya, N.Tomioka and A.Itai, *Tetrahedron Lett.*, 31, 6881 (1990)
48) O.Shirota, H.Morita, K.Takeya and H.Itokawa, *Chem.Lett.*, 101 (1995)
49) O.Shirota, H.Morita, K.Takeya and H.Itokawa, *Tetrahedron*, 51, 1107 (1995)
50) O.Shirota, H.Morita, K.Takeya and H.Itokawa, *J.Nat.Prod.*, 57, 1675 (1994)
51) O.Shirota, T.Tamemura, H.Morita, K.Takeya and H.Itokawa, *J.Nat.Prod.*, 59, 1072 (1996)
52) O.Shirota, H.Morita, K.Takeya and H.Itokawa, *J.Nat.Prod.*, 60, 111 (1994)
53) O.Shirota, H.Morita, K.Takeya and H.Itokawa, *J.Nat.Prod.*, 60, 1100 (1994)
54) O.Shirota, H.Morita, K.Takeya and H.Itokawa, *Chem.Pharm.Bull.*, 46, 102 (1994)
55) O.Shirota, H.Morita, K.Takeya and H.Itokawa, *Nat.Med.*, 52, 184 (1998)
56) H.Itokawa, O.Shirota, K.Ichitsuka, H.Morita and K.Takeya, *J.Nat.Prod.*, 56, 1479 (1993)
57) H.Itokawa, O.Shirota, H.Morita, K.Takeya and Y.Iitaka, *J.Nat.Prod.*, 57, 460 (1993)
58) H.Itokawa, O.Shirota, H.Morita and K.Takeya, *Heterocycles*, 34, 885 (1992)
59) H.Itokawa, O.Shirota, H.Morita, K.Takeya and Y.Iitaka, *J.Chem.Soc., Perkin Trans.1*, 1247 (1993)
60) O.Shirota, H.Morita, K.Takeya and H.Itokawa, *Heterocycles*, 38, 383 (1994)
61) O.Shirota, A.Otsuka, H.Morita, K.Takeya and H.Itokawa, *Heterocycles*, 38, 2219 (1994)
62) H.Itokawa, N.Totsuka, K.Takeya, K.Watanabe and E.Kobata, *Chem.Pharm.Bull.*, 36, 1585 (1988)
63) H.Itokawa, N.Totsuka, H.Morita, K.Takeya, Y.Iitaka, E.P.Schenkel and M.Motidome, *Chem.Pharm.Bull.*, 36, 1585 (1988)
64) H.Morita, M.Nakayama, K.Takeya, H.Itokawa, E.P.Schenkel and M.Motidome,

第16章 南米薬用植物とシード分子

Chem.Pharm.Bull., 39, 693 (1991)
65) H.Itokawa, Y.Ichihara, M.Mochizuki, T.Enomori, O.Shirota, M.Inamatsu and K.Takeya, *Chem.Pharm.Bull.*, 39, 1041 (1991)
66) M.Konishi, K.Sugawara, F.Kofu, Y.Nishiyama, K.Tomita, T.Miyaki and H.Kawaguchi, *J.Antibiot.*, 39, 784 (1986)
67) Y.Ichihara, K.Takeya, Y.Hitotsuyanagi, H.Morita, S.Okuyama, M.Suganuma, H.Fujiki, M.Motidome and H.Itokawa, *Planta Med.*, 58, 549 (1992)
68) H.Itokawa, Y.Ichihara, H.Kojima, K.Watanabe and K.Takeya, *Phytochemistry*, 28, 1667 (1989)
69) H.Itokawa, Y.Ichihara, M.Shimizu, K.Takeya and M.Motidome, *Chem.Pharm. Bull.*, 38, 701 (1990)
70) H.Itokawa, Y.Ichihara, K.Takeya, H.Morita and M.Motidome, *Phytochemistry*, 30, 4071 (1991)
71) H.Itokawa, H.Morita, I.Katou, K.Takeya, A.J.Cavalheiro, R.C.B.deOliveira, M.Ishige and M.Motidome, *Planta Med.*, 54, 311 (1988)
72) H.Itokawa, H.Morita, K.Takeya and M.Motidome, *Chem.Pharm.Bull.*, 36, 2686 (1988)
73) R.H.Thomson, "Naturally Occurring Quinones", 2nd Edn. Academic Press, London (1971)
74) A.R.Schuerch and W.Wehrli, *Eur.J.Chem.*, 84, 197 (1978)
75) H.Itokawa, K.Matsumoto, H.Morita and K.Takeya, *Phytochemistry*, 31, 1061 (1992)
76) K.Osawa, H.Yasuda, T.Maruyama, H.Morita, K.Takeya and H.Itokawa, *Chem. Pharm.Bull.*, 40, 2970 (1992)
77) H.Morita, Y.Ichihara, K.Takeya, K.Watanabe, H.Itokawa and M.Motidome, *Planta Med.*, 55, 288 (1989)
78) M.Haraguchi, D.Nobre, R.d.B.Guimaraes, H.S.Maria, H.Morita, K.Takeya and H.Itokawa, *Rev.Latinoamer.Quim.*, 23/1 and 22/4, 34 (1992)
79) M.Haraguchi, D.Nobre, H.Morita, Y.Ichihara, K.Takeya and H.Itokawa, *Nat.Med.*, 49, 95 (1995)
80) M.Haraguchi, M.C.M.Young, E.P.Chu, H.Morita, K.Takeya, H.Itokawa, Y.Mimaki, A.Yokosuka and Y.Sashida, *Nat.Med.*, 53, 110 (1999)
81) M.Haraguchi, M.Motidome, H.Morita, K.Takeya, H.Itokawa, Y.Mimaki and Y.Sashida, *Chem.Pharm.Bull.*, 53, 110 (1999)
82) M.Haraguchi, Y.Mimaki, M.Motidome, H.Morita, K.Takeya, H.Itokawa and Y.Sashida, *Phytochemistry*, 55, 715 (1999)
83) 関田節子, アンデスの薬用植物, 漢方薬・生薬；薬剤師講座テキスト－8, p.44-50, ㈶日本薬剤師研修センター (2000)
84) 佐竹元吉, アンデスとアマゾン地域の薬用資源植物の研究, 第37回植物化学シンポジウム講演要旨集, p.30-40 (2000)

第17章　生薬シード分子の解析・発現－サフラン－

正山征洋*

1　サフランの中枢作動シード分子の解析

　サフラン（Crocus sativus）は南ヨーロッパ原産で，アヤメ科に属する多年性草本である。柱頭部をサフランと称し，鎮痛，通経薬として用いられている。中国では蔵紅花，番紅花と呼ばれ，本草綱目に肉体的病気よりも精神的な面に及ぼす効能を強調している。鬱気味で，気分が晴れない状態の時に良く，血液の循環を良くすると記載されている。中薬大辞典には番紅花の主治効果として，産後，閉経後の血のとどこおりを良くしたり，恍惚，鬱，不安症状に良いと記載されている。以上の記述からサフランは中枢作用が主たる効能と考えられる。

　サフランはギリシャ，スペイン，中国等が主産地となっている。我が国では大分県の竹田市において90％以上を生産している。竹田市の栽培は独特な手法で行われており，写真1に見られるように室内栽培である。このためか品質が良いことでも知られている。スキームにクロセチン配糖体の構造式を示す。我々は先にサフラン中のクロセチン配糖体の安定性等について研究を行ってきた。その結果サフランエキス中の成分は糖類，クロセチン配糖体，ピクロクロシン等で，そ

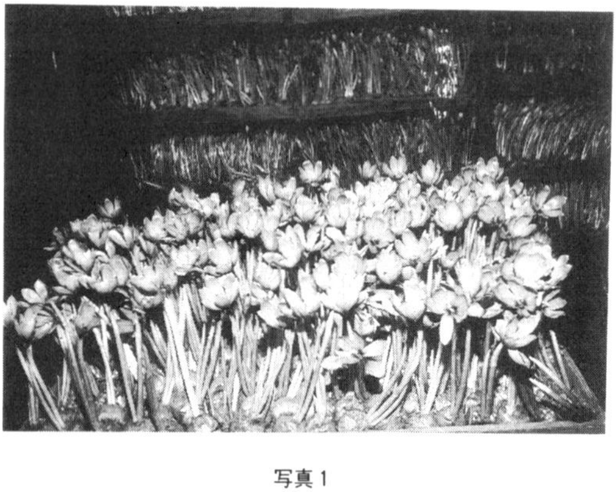

写真1

---

*　Yukihiro Shoyama　九州大学大学院　薬学研究院　教授

第17章 生薬シード分子の解析・発現－サフラン－

のうちクロセチン配糖体が40％程度である。その中でクロシンが主成分となっている。しかしクロシンは湿気の存在下内在性のβ-グルコシダーゼによる水解，酸素の存在下熱により速やかに分解することが明らかとなった[1]。このことは市販のサフランのクロシン含量を調査した結果，1〜2％と言う結果からも容易に想像できる。このため本稿では竹田市産サフランを用いてサフランの中枢作動分子としてのクロシンの発見等について触れる。

1.1 サフランの記憶学習に関する作用[2]

サフランの50％エタノールエキス単独ではマウスの記憶学習に対して何ら作用が認められないが，アルコールによる記憶獲得障害や記憶再現障害を改善することが認められたので詳細な実験を行った。

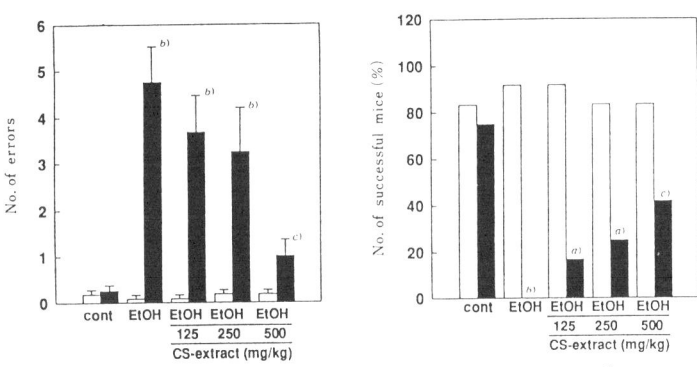

図1　30％エタノールによる記憶獲得障害に対するサフランエキスの効果

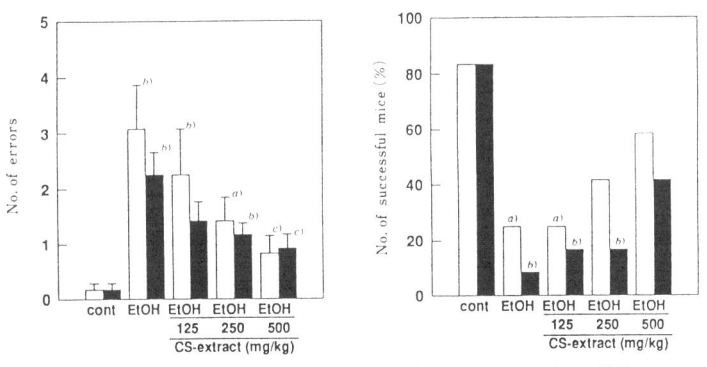

図2　40％エタノールによる記憶獲得障害に対するサフランエキスの効果

図1は30％エタノールによる記憶獲得障害に対するエキスの経口投与による効果を示している。エキスは明らかに容量依存的にエラーを減少させ，成功率を上昇させている。図2は40％エタノールによる記憶再現障害に対するエキスの効果をみたもので，この場合も容量依存的に改善作用が認められる。

以上からアルコールによる記憶学習障害を惹起したモデルマウスを用いることにより，サフランの粗エキスが改善効果をもたらすことが明らかとなった。

1.2 海馬長期増強（LTP）作用に対するサフランエキスの効果[3]

LTPは海馬の一定部位を刺激することによって，数十分から数時間に及ぶシグナルを発生する。また，海馬のスライスを用いる手法も用いられている。このため記憶学習と密接な関係を持っていると考えられ，記憶学習を分子レベルで評価する方法として応用されている。本評価系においてもアルコールによるLTP発現阻害を起こしたモデルを用いることが妥当と考えられる。

図3は正常なLTPの発現状況（○印）とラットにエタノールを経口投与してLTPの抑制をかけた状態（●）と，サフランエキスの経口による前投与によりLTP発現が改善（△）していることを示している。

次にエタノールを静脈内へ投与してLTP発現の抑制を行った状態に対するエキスの経口前投与の効果を示したのが図4である。容量依存的にアルコールに対する拮抗作用が認められる。さらにアルコールを脳室内へ直接投与することによってもサフランエキスの改善作用が認められた。

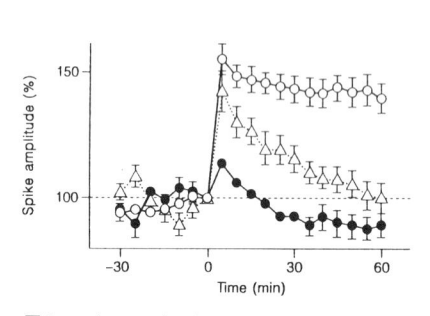

図3　エタノール経口投与による長期増強の抑制とサフランエキスの効果

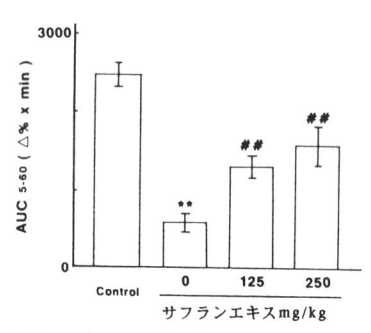

図4　エタノール静脈内投与によるLTP発現に対するサフランエキスの効果

1.3 サフランエキスの中枢作動分子の解析[4]

前述のLTP発現におけるアルコールに対する拮抗効果を指標として各成分フラクションに分

第17章 生薬シード分子の解析・発現－サフラン－

クロシン

クロセチントリグリコシド

クロセチンジグリコシド

画したところ，クロセチン配糖体に活性が集中することが明らかとなったので，クロセチン配糖体を精製して3種の配糖体をそれぞれ単離した。それらの構造式は前述の通りである。なお，サフラン中の含量はクロシン14.5％，クロセチントリグルコシド6.1％，クロセチンジグリコシド0.8％である。エキスの収量は約50％であるのでエキス中の含量はほ

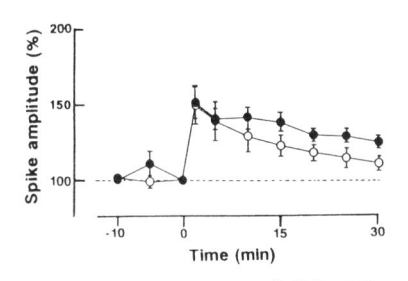

図5 高容量クロシンによる長期増強の発現

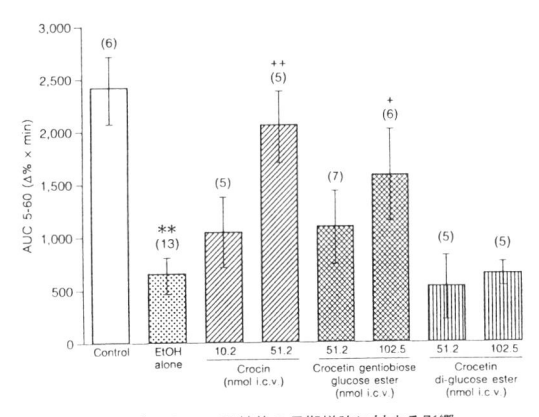

図6 クロセチン配糖体の長期増強に対する影響

ぼ2倍量となる。

図5はクロシンを高容量（20マイクロモル）を静脈内投与してLTPのアルコールに対する拮抗作用を示したもので，コントロール（○）に対してクロシン投与（●）により明らかにLTPを増強していることが判る。しかしその作用は強いとは言えないので，前述のアルコール阻害モデルを用いた実験を行い，クロセチン配糖体類の力価を評価したのが図6である。

この図から最も作用が強いのはクロシンで，糖の数が少なくなるに従って作用も減弱している。また，それぞれの化合物が容量依存的に増強することが明らかとなった。

図7は最も作用の強かったクロシンについて再度LTPを測定したもので，明らかにクロシン（▲）の増強作用が認められた。上部○印はコントロールでアルコールは投与していない状態である。下部●印はアルコールによるLTPの阻害状況である。

以上の結果をまとめると，アルコールによる記憶学習阻害効果をクロセチン配糖体が改善する。クロセチン配糖体のうちグルコースの数が最も多いクロシンの作用が最も強く，グルコースの数が少なくなるに従って改善作用も減弱することを明らかにした。

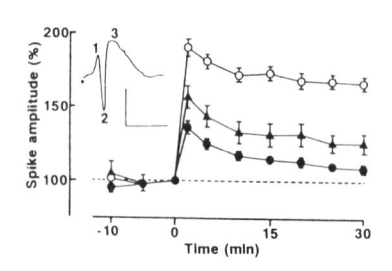

図7　クロシンの長期増強に対する影響

作用メカニズムについて継続して研究を行っており，現在までのところNMDAレセプターを介して，アルコールによる阻害の改善を行うことを明らかとしている[5]。

2　サフランの抗皮膚ガンシード分子の解析[6]

抗皮膚ガン作用物質を精査する場合簡便な評価系として，マウスの皮膚にイニシエーターとして7,12-dimethylbenz[a]anthracene（DMBA）を塗布し，その後20週間プロモーターである12-O-tetradecanoylphorbol-13-acetate（TPA）を反復塗布する。予めサンプルを経皮投与や経口投与することにより皮膚ガンの発生状況をコントロールと比較して評価するものである。サフランエキスについても本評価系を用いて実験を行った。

2.1　サフランエキスの抗マウス皮膚ガンプロモーション効果

サフランエキスの経皮投与による抗皮膚ガンプロモーション効果については報告されているので経口投与による作用を調べ，その本体を突き止めるために実験を開始した。

第17章 生薬シード分子の解析・発現 ーサフランー

図8 サフランエキスの抗皮膚ガンプロモーション効果
A：腫瘍生成率，B：マウス1匹当たりの腫瘍数

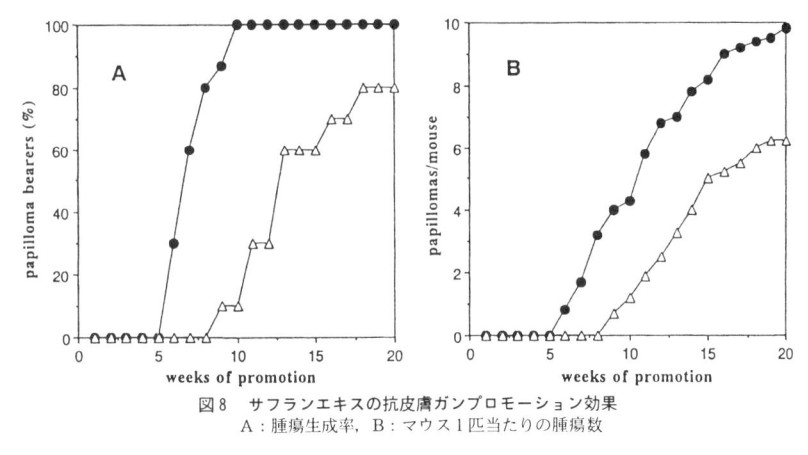

──●──コントロール；TPA（1.7nmol）のみ；──△──TPA（1.7nmol）
＋ECS 0.0025％（経口投与）

図8-Aは皮膚ガンを形成したマウスの比率を示したもので，Bはマウス1匹当たりの皮膚ガンの数を示している。実験ではサフランの50％エタノールエキスを0.0025％の水溶液を経口投与した。一方コントロール群はサフランエキスの替わりに水のみを与えた。

図8-Aの●はコントロールである。5週目辺りから皮膚ガン発生率が急激に増加し，10週目になると全てのマウスが皮膚ガンを発生してる。一方サフランエキス投与群（△）は8週目から皮膚ガンの発生が認められるが，発ガンマウスの比率が低く，20週目において80％となっている。

皮膚ガンの数を調査したのが図8-Bである。コントロール群は5週目から増加し，20週目には1匹当たり10個の皮膚ガンが発生している。エキス投与群は1匹当たりの数が明らかに少なく，20週目で6個となっている。

以上からサフランエキスの経口投与によって皮膚ガンの発生を抑えることができることを明らかとした。次にエキス中の活性成分を明らかにするため，前述の通りエキス中に30％近い含量であるクロシンについて先と同様な実験を行った。

結果を図9に示す。本実験では85ミリモルのクロシンを経口投与した。図9-Aが皮膚ガンの発生率で，コントロール（●）では5週目から急激に比率が上昇し，10週目で100％となった。クロシン（○）ではカーブがシフトしており20週目で80％となっている。本実験では抗皮膚ガン活性が認められ，コントロールとしてよく用いられるグリチルリチンをポジティブコントロールとした。この結果クロシンの抗皮膚ガン活性はグリチルリチンと遜色ない効果を持つことが明らかとなった。図8，9を比較するとサフランエキスとクロシンの効果がほぼ同様なプロファイル

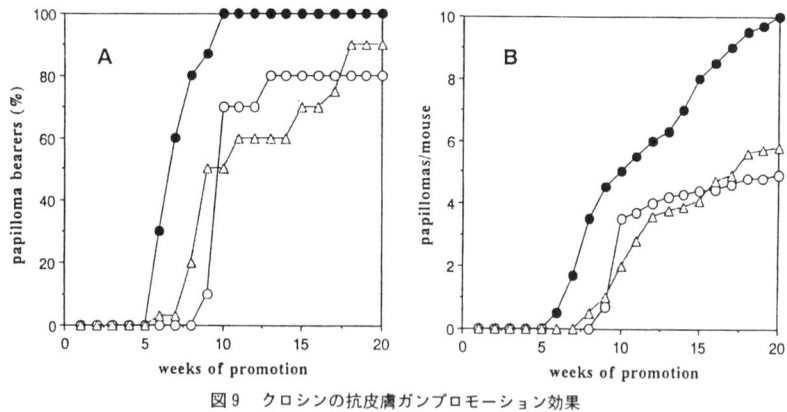

図9 クロシンの抗皮膚ガンプロモーション効果
A：腫瘍生成率，B：マウス1匹当たりの腫瘍数

―●―コントロール；TPA（1.7nmol）のみ；―○―TPA（1.7nmol）+crocin（85nmol経皮投与）；
―△―TPA（1.7nmol）+glycyrritin（85nmol経皮投与）

を示すことから，サフランエキスの活性成分はクロシンであることが確認された。

オゾン層の破壊によって紫外線の照射量が増加し，特に紫外線量の多い地域によっては皮膚ガンの増加が危惧されている。このような問題に対して多くの紫外線吸収剤が開発され応用されている。今回クロシンが活性成分であることが明らかとなったので，食品としてのサフランに新しい機能が加わったことになる。

3 クロシンのその他の作用

高齢化社会となり老人性の疾患が増加しているが，白内障もその一つである。現在は手術が主流であるが，予防対策として目の血流量を上昇させ，老人性の目の疾患を克服しようとする研究が行われている[7]。これによると網膜，脈絡膜，毛様体，虹彩等目の中の全ての部位の血流量を増加している。この実験結果からクロセチン配糖体が老人性の眼疾患の改善薬のシードとして期待されている。

近年細胞のアポトーシスを指標としてその阻害や促進作用物質を探索する研究例が多くなっている。我々も神経細胞のアポトーシス阻害活性成分を探索している。アポトーシスはBcl-2ファミリーという一連の酵素群が絡んでおり，最終的にはカスパーゼ3がDNAの断片化を起こす。このカスパーゼ3はTNF-αによって活性化される。したがってTNF-αでカスパーゼ3を活性化する時点で，サンプルを添加してその阻害作用を評価することによってアポトーシスの阻害活

第17章 生薬シード分子の解析・発現－サフラン－

性成分を特定できる。

　現在までのところクロシンを1μg/ml以上添加することによって明らかにカスパーゼー3活性を阻害していることを明らかにしている。さらにクロセチントリグルコシド，クロセチンジグルコシドも同様な実験を行ったところクロシンが最も強い阻害活性を示した[8]。今後さらに詳細な研究を遂行する計画である。

4　主要成分クロシンに対するモノクローナル抗体の作製[9]

　低分子化合物に対して免疫化を行うことはできない。そこで図10に示すような各種のクロシン－キャリアータンパク免疫源を作製した。

　MALDI-tofマスにてハプテンの数を測定して，十分免疫源となりうることを確かめた。これ

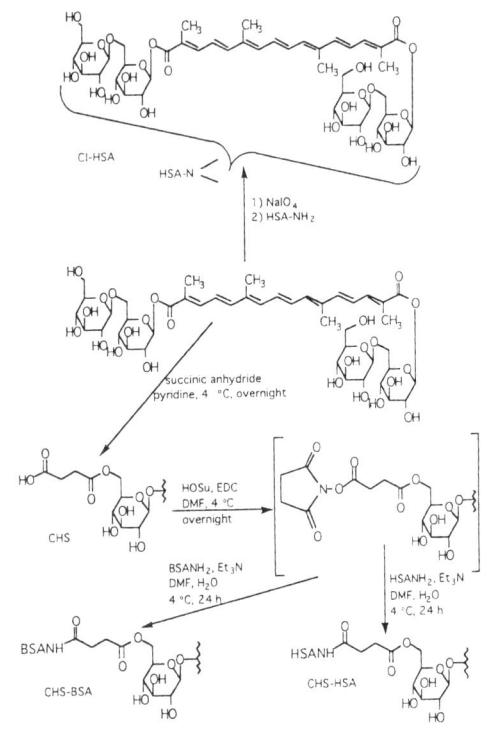

図10　クロシンとキャリアプロテインの反応

表1 抗クロシンモノクローナル抗体のクロスリアクション

Compounds	Cross reactivities of different MAbs (%)		
	12a	1d	11h
Crocin	100	100	100
Crocetin triglucoside	39.6	39.5	66.9
Crocetin diglucoside	26.8	25.9	61.6
Crocetin	2.6	4.4	1.5
Gentiobiose	−	−	−
Cellobiose	−	−	−
Maltrose	−	−	−
β-Carotene	−	−	−
Nerol	−	−	−
Geraniol	−	−	−
Citrol	−	−	−
Citronellol	−	−	−
Cholesterol	−	−	−

−Cross reactivity ＜0.05

らの免疫源をマウスへ注射し,抗体価が上昇したところで脾臓細胞を摘出し,常法通りマウスミエローマ細胞とポリエチレングリコール法でハイブリドーマを作製した。

クローニング,スクリーニングを行い,適切と考えられる3種のハイブリドーマをクローニングした。

これら3種の分泌するモノクローナル抗体のクロスリアクションは表1に示す通りである。12a,1dはほぼ同様なクロスリアクションを示しており,クロシンのみを認識する特異抗原とは言い難い。一方11hはクロセチンモノグルコシド,クロセチントリグリコシドとも70％近いクロスリアクションを有することから,トータルクロセチン配糖体を認識するモノクローナル抗体として機能することが明らかとなった。

図11にクロシンのELISAによる検量線を示す。検量域は10ng/mlから200ng/mlで高感度の分析法と言える。

クロシンの中枢作用がNMDAレセプターを介して惹起されることを明らかにしているが[5]、これら作用の中でクロシンの脳組織内での動態を解明することも重要と考えられる。このような場合抗クロシンモノクローナル抗体が有用になるものと考えている。

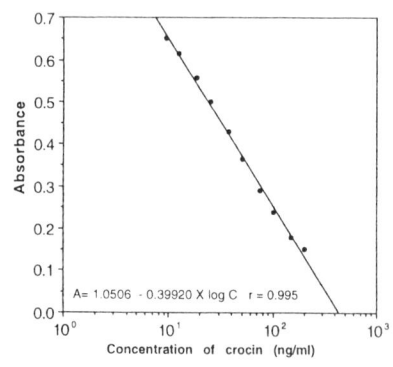

図11 ELISAによるクロシンの検量線

第17章　生薬シード分子の解析・発現－サフラン－

5　おわりに

　紀元1世紀頃ディオスコリデスによって著されたマテリアメディカに記載されているサフランは長い歴史の中で有用な医薬品として用いられてきた。また，本草綱目にも重要な医薬として記されている。我々は史実に基づき研究を行った結果，新たに中枢作用，抗皮膚ガン作用等を見出した。さらにそれらの活性成分がクロセチン配糖体で，中でもクロシンの活性が高いことを明らかにした。また，アポトーシスの阻害作用や眼の各部の血流量を上昇させる作用等も見つかっている。メカニズムがまだ不明な部分も少なくないが，対応する医薬品のシーズとしては大変魅力的な化合物と考えている。クロシンは先に構造式を示した通り，ジテルペンのクロセチンにゲンチオビオースが両端に結合したエステル配当体である。構造から膜との相互作用が強いものと推察される。単純な構造ではあるが，中間のジテルペン部分をアレンジすることで多くのライブラリーを得ることが可能と考える。

　最近南京の国際シンポジュームに参加して明らかとなったことであるが，中国ではクロシンを狭心症の医薬品として開発中で，現在フェーズ4とのことで近い将来医薬品として承認される可能性が高いと感じた。サフランを研究している者にとって朗報と言えるであろう。今後生薬から多くのシードが発見され，医薬品の創製が進むことを念じている次第である。

文　　献

1)　S.Morimoto et al., *Planta Medica*, 60, 438（1994）
2)　Y.Zhang et al., *Biol.Pharm.Bull.*, 17, 217（1994）
3)　M.Sugiura et al., *Phytotherapy Res.*, 9, 100（1995）
4)　M.Sugiura et al., *J.Pharmacol.Exp.Therap.*, 271, 703（1994）
5)　K.Abe et al., *Brain Res.*, 787, 132（1998）
6)　T.Konoshima et al., *Phytotherapy Res.*, 12, 400（1998）
7)　B.Xuan et al., *J.Ocular Pharmacol.Therap.*, 15, 143（1999）
8)　S.Soeda et al., *Life Sci.*, in press.
9)　L.Xuan et al., *Cytotechnology*, 29, 65（1999）

【生薬，民族伝統薬の薬効評価と創薬研究編】

第18章　漢方薬の科学的評価

鹿野美弘[*1], 袁　丹[*2]

1　はじめに — 天然医薬品資源の現状

　科学技術の進歩によって近年まで想像もできなかった化学物質が工業的に合成され，人間生活は急速に豊かになってきている。しかしまだ人間が必要とする化学物質を全て化学合成によって供給することは経済的にも技術的にも困難であり，多くの化学物質の供給は天然資源に大きく依存している。

　疾病の治療に用いる医薬品も有史以前から本能的な「食情報中枢」に従って天然資源を利用し，中世紀以降には科学技術の進歩によって天然資源から純粋の化合物を抽出，精製して用いるようになった。さらに19世紀以降は化学工業の発達によって合成医薬品が供給されるようになったが，まだ多くの医薬品が天然資源に依存し，医薬品資源としての天然物の重要性に変わりはない。

　しかし，新しい医薬品開発の場として天然化学物質を見るとき，そこにはすでに限界があり，それを打破するには新しい視点がもとめられる。それは過去の医薬品開発の対象となった作用の激烈な物質，例えばアルカロイド類のような，ある意味で有毒物質はほとんど発見され尽くし，そのような新しい化合物は未開発地域の未知の資源にまれに出会うこと以外には機会がないといえる状況になったからである。

　あるいは天然から新しい化学構造の化合物が発見された時，既存の薬理試験法で評価されて有望な結果が得られると新規医薬品の開発が進められることがある。そして，もし，医薬品としての可能性をもった化合物であれば，その化合物をリード化合物としてより良い医薬品へと化学構造の検討が行われる。実際に天然資源から得られたままで医薬品とするには，需要に見合う資源の確保が困難なことが多いため，多くの場合，最終的に化学合成や培養などの工業技術的検討を経て医薬品として世に出ることが多くなる。この場合も実際には新規構造の化合物の発見もかなり限界に近づき，その機会はあまり訪れない。

　現在は新しく生体の生理機能が発見され，それに基づいた新しい薬効評価法が開発されると，

[*1]　Yoshihiro Kano　北海道薬科大学大学院　薬学研究科　漢方薬物学研究室　教授
[*2]　Dan Yuan　沈陽薬科大学　中成薬分析共同研究室　助教授

その試験法で，ある化合物が有効な医薬品としての可能性をもつと証明されて初めて新しい医薬品開発が開始される。新しい生体機能の解明とそれに基づいた薬効評価法の開発が医薬品開発に関して最も優先される時代となっているといえる。実際，新しい試験法が開発されると，その試験法で既知の天然化合物，化学合成物質などを広く網羅してスクリーニングされる体制が確立されているといえる。

このような現状であれば，医薬品としての天然資源の価値はほとんど無に近くなったかといえばそうではない。なぜなら，新しい薬効評価法が確立されていなくても，現実に疾病の治療に用いられ，有効性が臨床的には認められる天然資源医薬品が存在している。いいかえれば，それらが活用されない理由は，それら有効な医薬品のEVIDENCE，すなわち，それらを実験科学的に証明する薬効試験法がないケースが多いからだけである。

2 天然医薬品資源開発の新しい視点

EVIDENCEは確立していないが，しかし，実際に治療の場で疾病の治療に一定の評価がある天然資源とは，世界各地の民族伝統医薬品や伝統的な養生法に用いられている天然物資，あるいは特定の食品などを指している。とりわけ，世界四大文明には治療に関する体系化された記録があり，その中でも中国伝統医学（以下，漢方医薬学という）は体系が整い，現在もなお中国国内，あるいは世界各地の中国人は当然ながら，日本始め医療先進国でも医療現場に活用されている。その点では，漢方医薬学は体系があり，客観性，再現性があるという点から科学としての本質を持っているといえる。さらに漢方医薬は臨床的有用性に止まらず，近代科学的立場で漢方医学の臨床効果について実験的に，臨床的に科学的な検証が繰り返されている点では他の追随を許さない実績がある。

このような何世紀にも渡る臨床実績としてのEVIDENCEを持つ漢方医薬学を単に化学・力学的科学のEVIDENCEがないという理由で否定してはならない。しかし同時に，EVIDENCEを得る努力をすることを，その困難さから避けてもならない。必要なことは，伝統医薬学，特に漢方医薬学の特性に根ざし，その特性を明確にする実験科学的な研究を展開する姿勢である。

3 漢方医薬学の実験科学的EVIDENCE－科学的評価

漢方薬の薬効の証明として，既存の薬理試験法を応用して，その作用を測定することは現状として意味のあることとはいえない。なぜなら，新薬はそのような薬理試験法でスクリーニングされた化合物から，さらに薬動力学，薬物代謝，毒性などの点を検討し，さらに強い作用の誘導体

第18章　漢方薬の科学的評価

を探索し，最終的に到達した化合物を医薬品として世に送られたものである。

そのため，もし，既存の薬理試験法で漢方薬の成分を測定しても新薬の力価を越えるものが新しく発見されることはないといえる。測定の結果，陽性コントロールとして用いた新薬の100分の1の力価では漢方薬の薬効証明，あるいは漢方薬の有意性の証明にはなっていない。「力価は弱くても漢方薬には副作用がない」という説明も，漢方薬と同じ力価に合わせて新薬を100分の1用いれば副作用の発現はないに等しくなることから大した意味のあるものではない。

そこで「漢方薬は多成分系の相互作用」説が出されるが，漢方処方成分の複合作用が新薬の作用を凌駕した例はなく，実際には不可知論的「お話」で，このような空論の主張は反科学的とさえいえる。このような現状から一部の研究者は「漢方薬の薬理は限界にきた」と語られることがある。決してそうではない。

では，漢方薬物の薬効評価，すなわち実験科学的EVIDENCE—科学的評価はどのようなものであろうか。

まず，漢方薬物—漢方処方中の成分を解析すれば，主として①疾病が苦痛を伴う場合，その症状の緩解は必須であり，いわゆるCARE（療）に相当する対症療法作用成分（単独あるいは群）が含有されているはずである。そして②疾病を治癒（CURE）させる成分（単独あるいは群），さらには③服用し易くするための味，臭いなどを改善し，また，剤形を整える成分（単独あるいは群）があり，④治療目的とは無関係の成分群に分けられる。

漢方薬が現代医療の場で新薬と使い分けられ，併用される理由からみて，④の成分は当然ながら③の成分についても漢方薬物の主たる特性とはいえない。①の対症療法的作用は現在の薬理学的試験法で確認されるものであり，前述の通り，漢方薬のこのような作用はすでに検索され尽くし，さらに現在は新薬がこの部分で大きく発展しているため，漢方薬に期待されるものではなくなっている。

そこで新薬を自由に用いることができる現代医療において，漢方薬に期待されることは①でも，③でも，④でもなく，それは新薬が抗生物質以外にほとんど発展していないCUREの作用が漢方薬物には臨床的に認められることに基づく②以外の何ものでもない。すなわち，現状では漢方薬のために求められる薬効評価は②のCURE作用の実験科学的証明であり，体質改善薬と呼ばれる作用の実験科学的証明であって新薬と同じ土俵の上での薬理実験での評価ではない。

このような視点から漢方薬の作用にEVIDENCEを付与する研究は，臨床運用では当然ながら，薬効解析の実験計画においても病名や症状ではなく，漢方処方が適用される漢方医薬学的認識，理論に立脚していることが必須といえる。

4 漢方薬物の薬理学的研究限界説の誤謬

漢方療法が現代医学的認識と異なっているということは，現代医薬学的な研究結果がそのまま適用できるとは限らない。例えば麻黄の現代医学的薬効は，その含有する成分，ephedrineの交感神経混合型興奮作用，特に気管平滑筋弛緩作用による鎮咳作用などによって説明している。

確かにephedrineの気管拡張作用は絶対的事実であり，麻黄配合処方の漢方的薬効が気管拡張作用を期待するものであるとすれば，喘咳を証とする麻黄湯などに麻黄が配合されていることの説明に異論はない。また，交感神経興奮作用から末梢血流に作用する影響も当然である。しかし，麻黄剤が咳，呼吸困難などの症状と無関係の疾患，例えば，アレルギー性鼻炎などに麻黄剤の小青竜湯を用い，さらには炎症期の関節痛や神経痛に麻黄・石膏剤の越婢湯類が用いられ，亜急性期のリウマチや関節痛，筋肉痛に同じく麻黄剤の薏苡仁湯が用いられることの明快な説明にはなってない。そして一方，ephedrineによる体温上昇作用は体温生理学的にはよく認識されてはいるが，臨床的には体温上昇作用は副作用として扱われ，塩酸ephedrine製剤は高体温傾向のある小児の喘息には安易に用いられない。しかし，麻黄・石膏剤の麻杏甘石湯や五虎湯は高体温傾向（口渇など）の小児喘息を証とし，喘息症状を改善するとともに高体温傾向も改善（正常化）する。しかし一方，処方内に麻杏甘石湯（麻黄と石膏）を配合する大青竜湯は鬱熱病態に用い，さらに体温を上昇させて発汗解熱させることが治癒機転である。そして他の処方と同様に大青竜湯は喘息症状を必須とはしていない。

このようにかなり薬理学的側面が明確になっているとされる麻黄でも，漢方臨床上の麻黄の薬能を統一的に，明快には説明できていない。よって麻黄の漢方医薬学的作用は説明されていないといえる。

このような「漢方薬理をやったつもり」の，すれ違いは漢方薬物の薬理学的研究といわれるほとんどの報告に認められ，その結果，漢方医薬に関する膨大な薬理試験結果の学術報告がありながら，それらは漢方医学的に意味のある報告にはなっていない。そのような事実に基づいて「漢方医薬の薬理学的研究の限界論」があるとすれば，それは漢方医薬学的知識の不足と，実験仮説，研究計画の大きな誤りから来ているといえる。

5 漢方医学の病態認識と研究の展開

漢方医学の病態は，陰と陽の相互，相対的認識を基礎とし，虚実，寒熱，気血水あるいは臓腑などによって把握され，その不調和が疾病であり，不調和の是正が本来の治療であるとしている。この特異性が現代医療の場で漢方薬物が価値をもっている理由である。そして慢性疾患において

第18章 漢方薬の科学的評価

は，疾患の基礎体質を改善することが漢方医薬の特徴とすれば，漢方医薬特有の作用の解析は，寒熱，すなわち体温調節の生理に注目することが当然の帰結である。何故なら「生体は化学反応の海」と言われているように，その生体内の生理学的な化学反応を正常に維持するために体温と水分量は極めて正確に維持されなければならないからである。体温はわずかな変化（発熱や冷え性）が生体内の化学反応を乱し，不調を自覚させ，また，体温は体内の水分量，水分代謝に強い影響を与える。人間の水分量は体重の70％近くあるが，その1～2％の変動すら口渇や浮腫として現れるほど厳密に調節されている。体温調節には体表からの放熱以外に呼気および皮膚からの不感蒸泄が重要な役割を果たしている。日常的にはエクリン汗腺は関与せず，呼気が重要である。なぜなら大気が20センチ余の気道を通過する間に，気道が大気温を体温まで上昇させ，同時に飽和水蒸気圧まで高めることができなければ，呼吸器系は冷え，乾燥することになる。この気道での放熱と水分排泄，その気化熱によって，逆に呼吸器系は生体の温度調節器となり，水分調節器となっている（図1）。実際，呼吸器系のアレルギー性疾患と外気の温湿度との関係に注目されるようになった[1]。

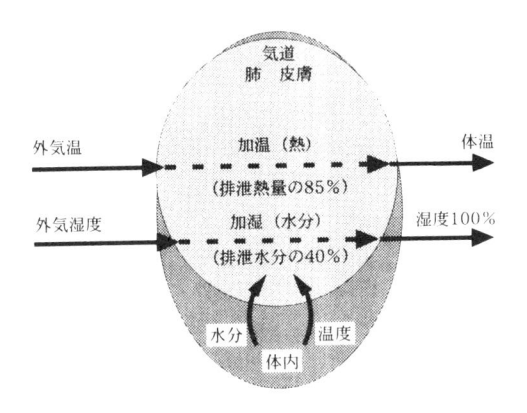

図1　不感蒸泄による放熱量と水分排泄

しかし，漢方医学ではすでに呼吸器系（肺）をそのように位置付け，喘息患者を臨床的に虚実寒熱証から分類した報告がある（図2）[2]。

一方，麻黄は辛温解表薬として，体表の体温を上昇させ，表位（頭部，四肢，体表骨格筋，骨格など）の病邪を逐うとされている。

全身的あるいは局所的な体温調節機能が低下した場合，冷えが原因で呼吸器系の不感蒸泄能が低下し，その組織の水分代謝に異常（水滞）を起こし（原因），そしてそれが呼吸器系の分泌異

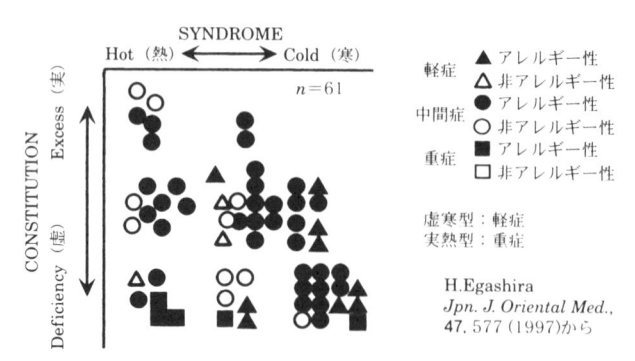

図2 成人気管支喘息患者の証の分布

常，炎症性浮腫，平滑筋の痙攣（結果＝症状）を起こしていると考えられる（図3）。

そこで湿性ラ音の咳嗽のある患者に小青竜湯を用いた場合の麻黄の作用は，気管拡張作用は対症療法的で，漢方医学的作用は原因となっている呼吸器系の局所体温を上昇させ，不感蒸発量を高め，呼吸器系器官組織の水分代謝能を回復させること（原因の除去）にあると考えられる。そこで水様の分泌物の多いアレルギー性鼻炎に小青竜湯を用いる場合の配合生薬，麻黄は体温上昇作用が期待され，気管拡張作用は不要な作用といえる。

さて，リウマチ，関節痛などの表位の痛みに対して麻黄剤を用いる理由は次のように考えられる。

表位の痛み（関節痛や筋肉痛など）は表位の水滞がある時，外気の湿度（湿邪），冷え（寒

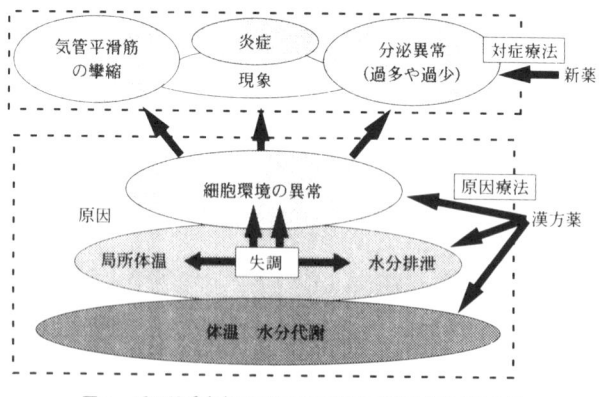

図3 呼吸器系疾患における漢方薬と新薬の作用点の比較

邪）あるいはウイルスなどの空気感染（風邪）があれば痛み（痺）が起こるとされている（図4）。

そこで外気が暖かく，乾燥した地域の住民には表位の水滞による鼻炎の小青竜湯証や関節痛，リウマチなどの疾患の発症率が少ないという疫学的な事実，また，これらの疾患は前線の接近（雨，湿度の上昇，寒さ）などで不感蒸泄が低下し症状が悪化すること等からも説明される。このような患者は漢方医学的に体温産生，維持力の弱く（体質としての寒証）不感蒸泄で表位の水分を排泄する能力が不足（水滞の証）しているといえる。このようにこれら疾患は表位の水分代謝異常（水滞）も不感蒸泄の低下として

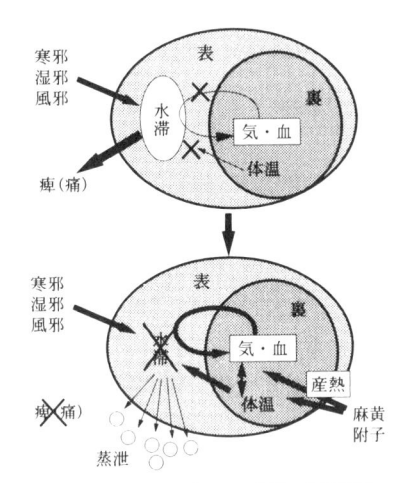

図4　表位の痛みと病因－温性薬の作用機序－

説明することができ，当然，表位の体温上昇で改善することになる。そこで表位の体温を上昇させ，不感蒸泄を促進する麻黄や，あるいは桂枝加苓朮附湯などの附子剤が関節痛やリウマチのある時期（寒証）に用いられるのである。実際，防已黄耆湯証の患者で痛みが激しいときに麻黄を加方した防已黄耆湯加麻黄が良く鎮痛効果を高めるが，いわゆる鎮痛モデル実験で麻黄や附子に特に新薬に勝る効果的な強い作用が確認されるわけではない。

このようにみれば，漢方医学的に治（CURE）としての麻黄の作用は体温上昇作用であり，気管平滑筋弛緩作用は喘咳を1つの証とする疾患に限って，療（CARE）としての作用が期待されるといえる。すなわち，麻黄の気管拡張作用は西洋医学的薬理作用であり，体温上昇作用は副作用であるのに対して，漢方医学的には麻黄の主作用は体温上昇作用であって，その体温上昇作用はマクロの生理学における常識と一致する。

ここで漢方の薬理と称するためには，麻黄剤の漢方薬理作用は基本的に体温上昇作用であるとして，さらに麻黄湯，葛根湯，小青竜湯など，麻黄配合処方間の作用の相違，すなわち特異性が説明されなければならないし，また，麻杏甘石湯や五虎湯が麻黄配合処方でありながら，高体温傾向のある小児喘息に用いることができることを証明しなければならない。これが漢方薬理といえる。

薬用植物・生薬開発の最前線

6 漢方薬の薬効評価の実際－麻黄剤と寒熱証，水滞－

漢方薬理的実験を計画，実施し，漢方臨床と相関する結果を得たので次に説明する。

6.1 実験動物による検討
6.1.1 測定装置

体温や皮膚からの蒸泄量を測定する機器は各種市販されているが，体表の部分によって差異があり，研究の目的からまず全身的な量的変化を測定することとした。そのため，密閉した小箱を作成し，首かせを付けてラットの頭部と体幹部に分け，それぞれに一定の温湿度の空気を通して排気中の温湿度との差を測定できるように装置を設計，製作した。最初は手製，次いで密閉小箱として弁当箱を利用して装置を作成し，実験の可能性を検討した後，それを元に最終的に業者に必要数の測定装置を量産させて用いた。実際，真の意味で漢方薬理を行うためには実験システムそのものにも独創的が求められる。測定装置は温湿度を一定にした人工環境装置に入れ，温湿度は環境測定装置を応用した（図5）。

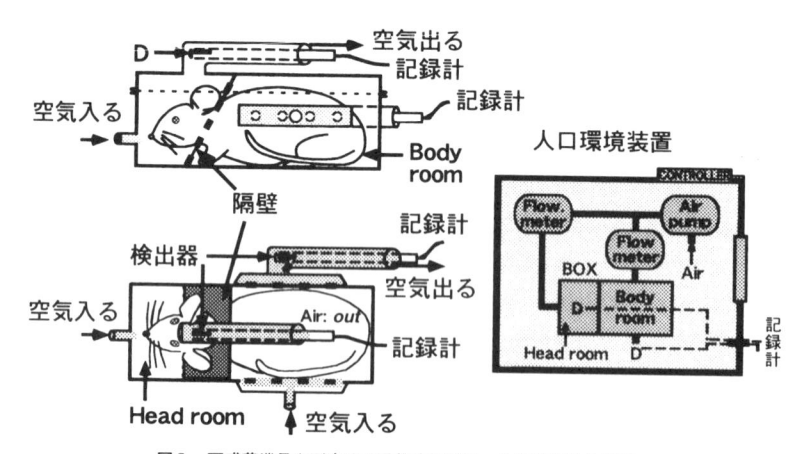

図5 不感蒸泄量を測定する動物実験装置－北海道薬科大学製－

6.1.2 測定のための準備

測定実験を始める前にラットを装置に馴らす必要があり，段階的に馴化を進め，装置に適合しないラットは除外した。詳細は報文を参照[3-5]。

6.1.3 測定装置の検証

　高低温環境下での放熱や不感蒸泄量の変化を測定した結果と，体温を上昇させる作用のあるephedrineを投与した結果を示す（図6，7）。

　そして同様に体温上昇作用のあるaminophyllineおよび体温を低下させる副作用のあるchrolpromazinを投与した時の測定結果をephedrineの結果と合わせて表で示す（表1）。

　このように，本装置で不感蒸泄量や放熱量を測定し呼気と体幹部の特徴を比較することが可能

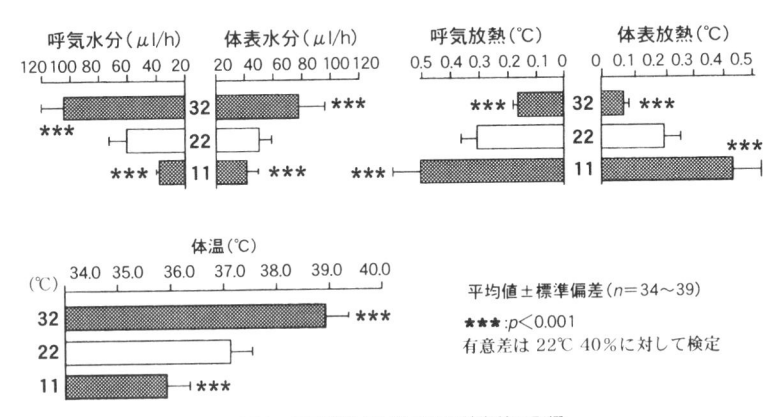

図6　不感蒸泄量に対する環境条件の影響

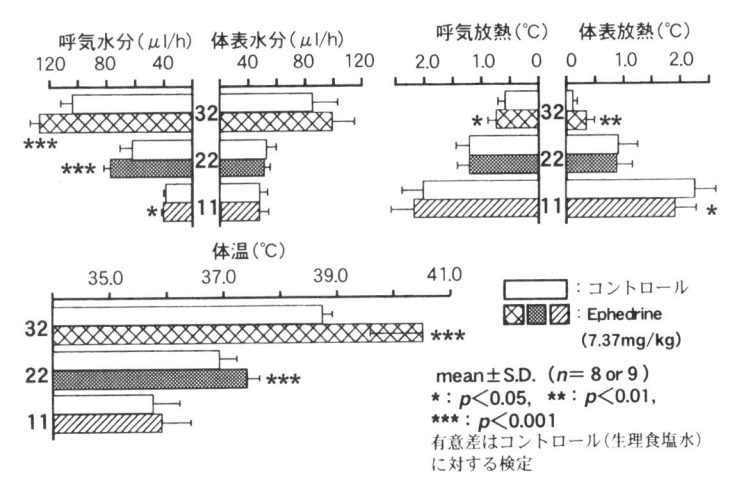

図7　各温度条件下における麻黄成分ephedrineの不感蒸泄量に対する影響

表1 標準薬物（新薬）による不感蒸泄量への影響と装置の検定結果

被検薬	証	用量(mg/kg)	体温	呼気		体幹部	
				排水	放熱	排水	放熱
エフェドリン	（なし）	7.37	↑	↑	↑0	↑0	↑↓
アミノフィリン	（なし）	20.0	↑	↑	↑	↑	↑
クロルプロマジン	（なし）	2.0	↓	↓	0	↓	↓

強い作用：↑＝増加　↓＝減少
弱い作用：↑＝増加　↓＝減少
作用なし：0　　作用の変化：↑↓

である。

6.1.4 漢方処方の測定結果

代表的処方として小青竜湯と麻杏甘石湯の結果を示す（図8, 9）が，他の処方は報文を参照。

小青竜湯を投与した場合，明らかに体温は上昇し，その結果，pantingが亢進し，呼気の水分排泄による気化熱として体温を下げる方向に働き，また，体幹部の不感蒸泄による気化熱も認められる。小青竜湯はやや呼気の気化熱が優先し，また，体温の低下には放熱よりも気化熱が優先していた。

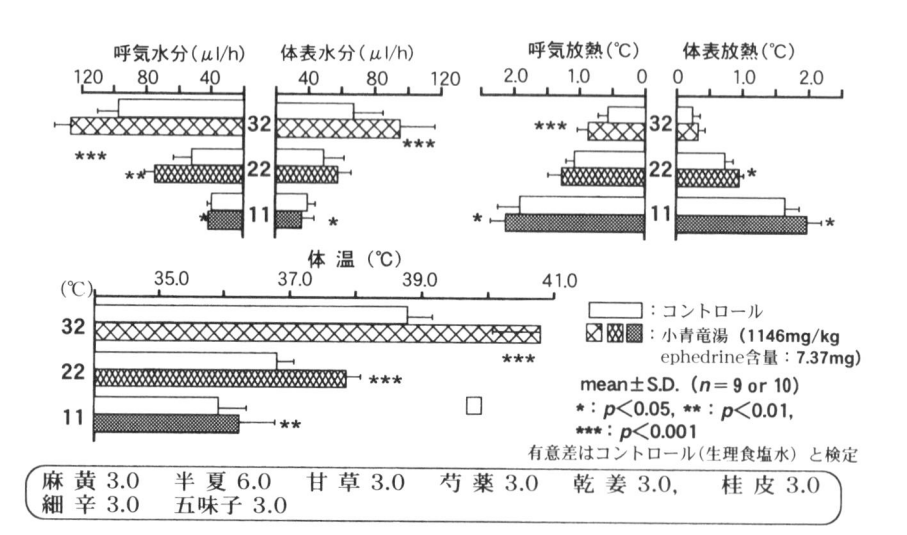

麻黄 3.0　半夏 6.0　甘草 3.0　芍薬 3.0　乾姜 3.0,　桂皮 3.0
細辛 3.0　五味子 3.0

図8　不感蒸泄量と放熱量に対する小青竜湯の作用

第18章 漢方薬の科学的評価

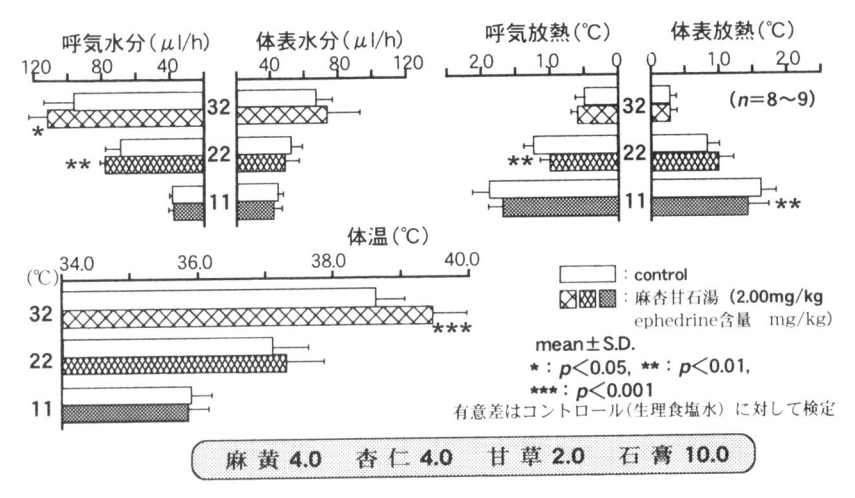

図9 不感蒸泄量と放熱量に対する麻杏甘石湯の作用

一方，麻杏甘石湯では，ephedrine含量が小青竜湯よりも約1.5倍多いにも関わらず体温上昇が認められず，その結果，呼気および体幹部からの熱の排出はほとんどないといえる。

ここで「麻黄－石膏」の配合について漢方医学では次のように説明されている。

①麻杏甘石湯の場合，麻黄と桂皮（いずれも辛温解表薬）の体温上昇作用（熱証）は石膏（清熱瀉火薬）により解消される（相悪または相殺）[6]。

②大青竜湯の場合，麻黄と桂皮に石膏が配合される（麻杏甘石湯に同じ）にも関わらず，「麻黄と桂皮の組み合わせは表の寒証，表の実証を発汗し治癒する。これに石膏が加わると表の実証に対する作用が一段と強くなる（相須）[6,7]」とされる。

このように麻黄－石膏（－桂皮）の組み合わせは，処方によって全く逆な作用を期待されている。このような「方向変換」の作用[8]を安易に「漢方の神秘」などと表現してはならない。この差は論理的に解析すれば病態の相違として説明されるはずである。

そこで両処方の病態を比較する。

①麻杏甘石湯証（適応病態）は「口渇があるため，熱証であるが，高熱ではない。また，発汗しているから生体は解熱方向に向いている」。

②大青竜湯（麻杏甘石湯加桂皮大棗生姜または麻黄湯加石膏大棗生姜に相当）証は「口渇があり，高熱で鬱熱でありながら，なお悪寒し，発汗していないため，生体は体温産生方向に向いている」。

もし，この漢方医学の証が正しいとすれば，麻黄－石膏配合による作用の方向変換は実験動物の病態の差として説明できるはずである。麻杏甘石湯の病態モデルとして22℃の環境下で，また，大青竜湯は32℃の条件下で体温のみ測定した。また，麻黄の代わりにephedrineを，石膏は熱水抽出液を用いた。

このように明らかに軽い熱証の条件では，ephedrineの体温上昇作用は石膏エキスで抑制されるにも関わらず，高熱条件では，麻黄の体温上昇作用を強める方向に作用している（図10）。

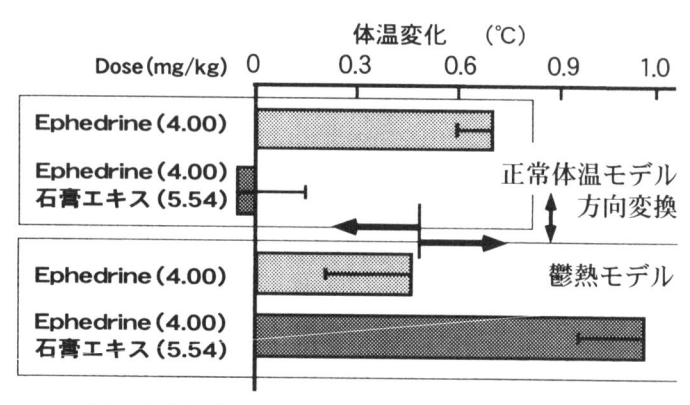

図10 直腸温に対する病態と麻黄・石膏剤の作用特性（方向変換）

6.2 漢方臨床と実験結果の整合性の検討

そこで麻黄剤として葛根湯と麻黄湯，小青竜湯（図11），麻黄－石膏剤として麻杏甘石湯と大青竜湯（図12）の病態および治癒機転を，今回の結果から解析する。

葛根湯や麻黄湯は悪寒，発熱を証とすることから，体温のセットポイントは高く設定され，生体はセットポイントまで体温を上昇させて病邪に対抗し，体温をセットポイントまで上昇した後に発汗解熱して治癒機転が完了する。そのため，麻黄の体温産生作用は病邪に対する生理的反応を扶助することになる。

一方，小青竜湯では水滞証が基本にあることから，表寒証であり，いわば慢性的な体温低下傾向にある。そのため，悪寒は体温を正常化するためのもので，体温のセットポイントは正常な体温に設定されている。

このように葛根湯や麻黄湯と小青竜湯の病態は異なっても，体温を上昇させることが生理的要求であり，麻黄の体温上昇作用に意味があり，実験事実と一致する。もちろん，表寒証に伴って喘咳があれば，麻黄の鎮咳作用は対症療法的に作用している。

第18章 漢方薬の科学的評価

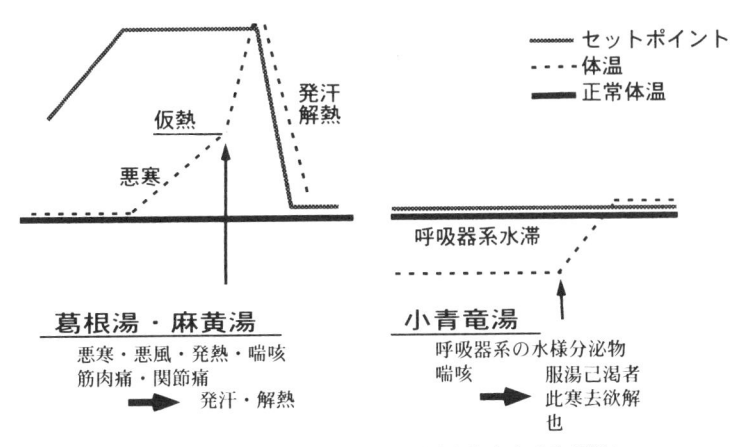

図11 葛根湯・麻黄湯と小青竜湯の適応病態（証）と治癒機転

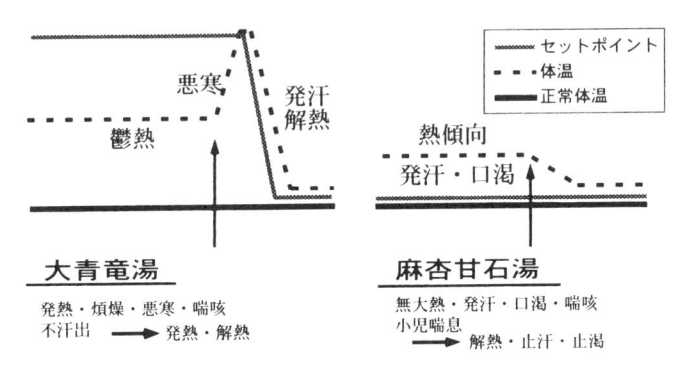

図12 麻杏甘石湯と大青竜湯の適応病態と治癒機転

　麻杏甘石湯は体温のセットポイントは正常でありながら，実際の体温は高いため発汗，不感蒸泄が亢進し口渇を起こしている。このような病態の喘息に麻黄剤を用いれば呼吸困難は改善されても体温上昇が起こり増悪する。そこで麻黄の気管拡張作用は残し，発熱作用は石膏で解消している臨床的用法（証）が実験的に説明される。

　大青竜湯は「高熱であるが発汗せず，そのため鬱熱，煩燥している」にも関わらず「悪寒」の証があることから体温のセットポイントが高く設定されている。よって体温はさらに上昇することが生理的要求で，この臨床的意味と鬱熱状態では麻黄ー石膏がさらに体温を上昇させる実験的事実と一致した。

271

このように麻黄剤,麻黄－石膏剤の臨床的意味を実験的に証明できたことは大きな成果ではあるが,1つの問題として,人間と実験動物のエクリン汗腺の有無による実験結果の妥当性の検証が残される。

6.3 人間(正常)による検討
6.3.1 測定装置
実験動物の測定に用いた装置の原理のままに人間のサイズに拡大して装置を製作した(図13)。

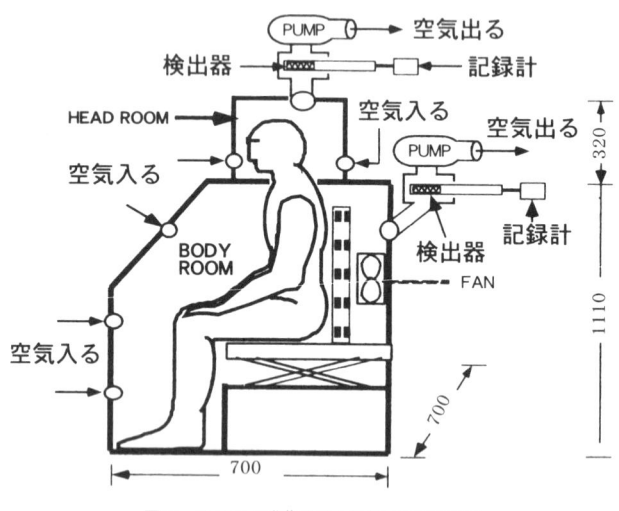

図13 ヒト用不感蒸泄量と放熱量の測定装置

6.3.2 被験者
事前に実験の目的を十分説明し,納得した北海道薬科大学学生(男女)の有償ボランティア75名で行った。測定は裸体になり,装置内に座って安静な状態になってから薬物を服用した。

6.3.3 被験薬
実験に用いた漢方処方は,葛根湯,小青竜湯,麻杏甘石湯および銀翹散を用い,大青竜湯は安全性から除外した。プラセボとしてミロを用いた。

6.3.4 漢方処方の測定結果
正常な人間に漢方処方を投与した結果を図14～17に示す。いずれの場合も体温計による脇下体温,脈拍,最高および最低血圧を測定したが有意な差は認められていない(結果省略)。

第18章　漢方薬の科学的評価

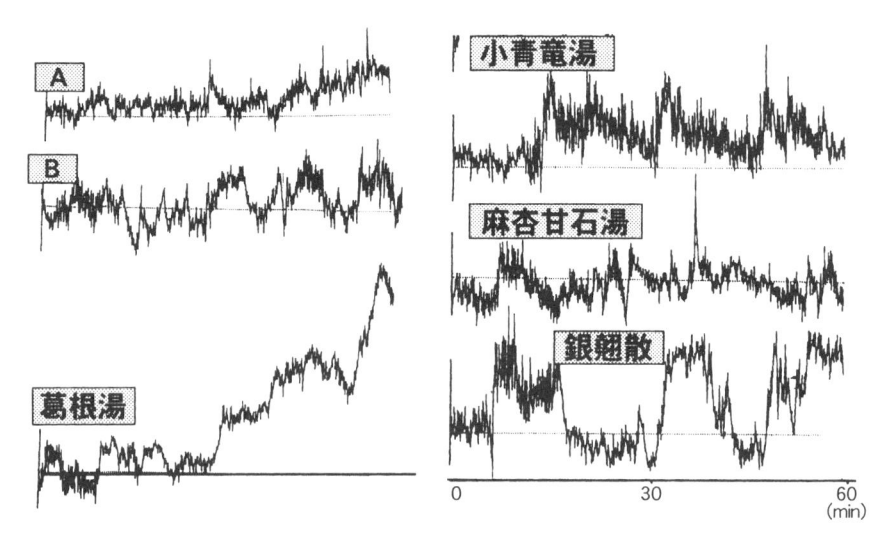

図14　漢方薬物服用後の呼気からの水分排泄量の変化（ヒト）

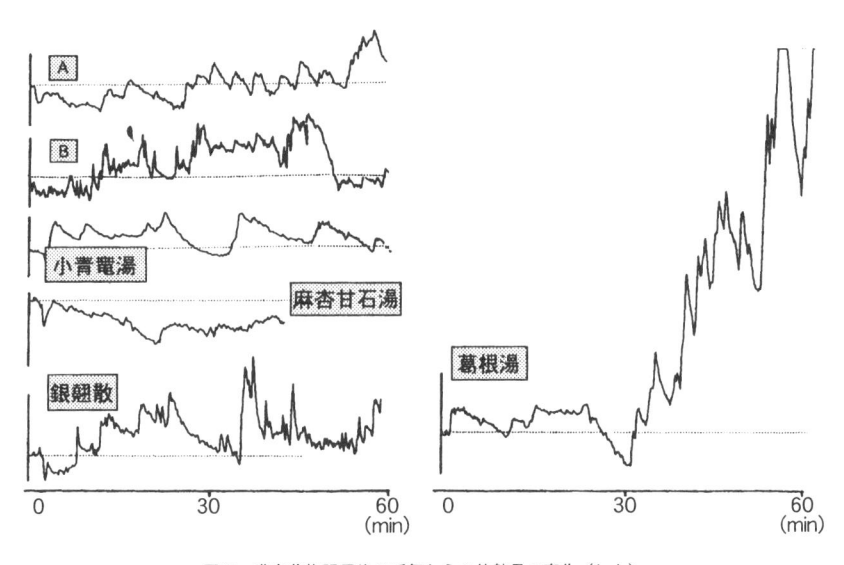

図15　漢方薬物服用後の呼気からの放熱量の変化（ヒト）

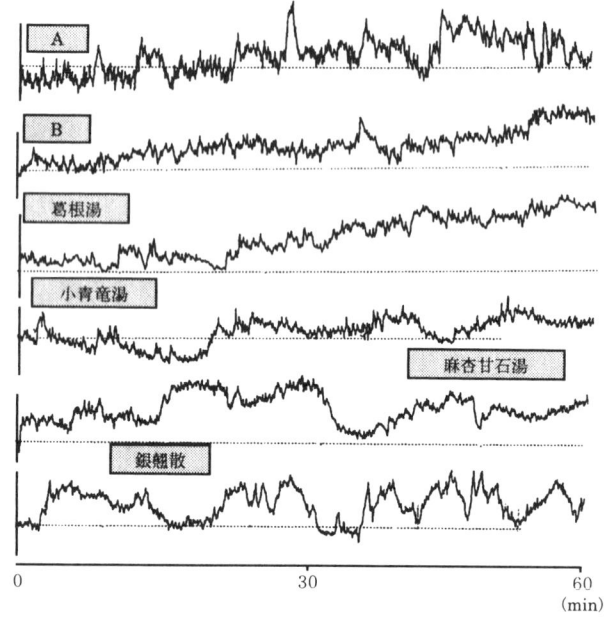

図16　漢方薬物服用後の体幹からの排水量の変化（ヒト）

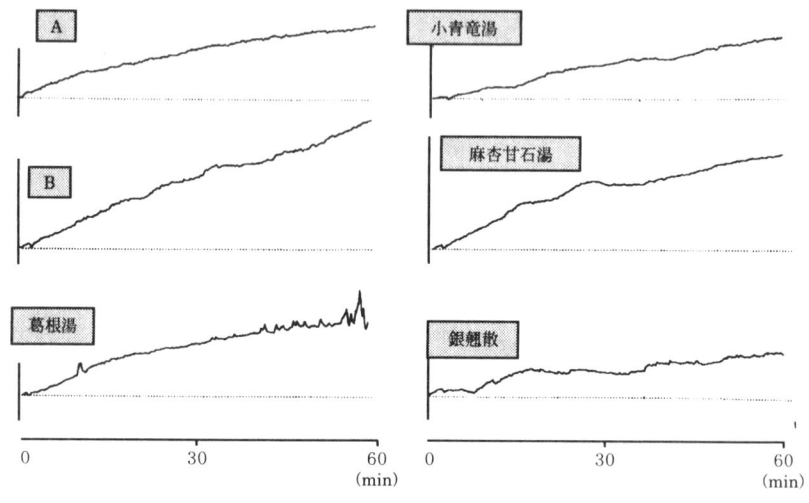

図17　漢方薬物服用後の体幹からの放熱量の変化（ヒト）

第18章　漢方薬の科学的評価

　被験薬の作用を比較すると，その反応に差が認められる。麻黄の作用が中心になる葛根湯では，その産熱作用は急速であるが，脇下の体温に変化はない。その理由は産熱による熱量をpantingと体幹部からの不感蒸泄や発汗による水分が気化熱を奪い体温の上昇を消去する正常な機能を維持しているためである。実際，被験者10例中7例は脇下に発汗を感じ，軽い熱感とのぼせを感じた。正常な人間に葛根湯を服用させても体温，血圧，脈拍などの測定値では正常値が維持されて，その作用を測定できないが麻黄剤の産熱作用（体温上昇作用）を否定するのではなく，産熱しても消去されているのである。もし，体温のセットポイントが高く設定されている状態（寒証の病態）では体温上昇によって疾病原因が除かれる，すなわち，治癒機転を扶助する方向に作用したといえる。

　このように「漢方薬は病態に有効で正常体に無効」ではなく，正常でも病態でも薬物は同様に作用している。ただ，正常体では薬物反応が生理的な恒常性維持機能によって，反応として直接は測定できないだけであり，病態では治癒機転を助ける結果，薬効があったように見えるからである。

　小青竜湯においても体温，血圧，脈拍などに変化はない。また，葛根湯のように呼気の水分排泄量では多くはならないが，しかし1呼吸毎の排泄グラフの振幅が大きくなっていることから，産熱によって体温を上昇させる力は弱いが，呼吸器系の水分排泄が高く，小青竜湯証の「多量の水様分泌物」を改善する作用との関連を推定させる。被験者8例中7例に口中に刺激感を感じ，呼吸器系粘膜への直接的な刺激による作用が推察される。実際，漢方の古典には「小青竜湯を服用後に口渇を感じることがあるのは，寒が去って治ろうとしているから」という記述がある。このように同じ麻黄剤でも生体に反映する作用は異なっている。

　一方，麻杏甘石湯では葛根湯や小青竜湯よりも多くのephedrineを服用し，被験者6例中4例に皮膚に熱の感覚があるが，実際にはpantingの亢進はなく，体幹部からの放熱が減少していることが認められ，麻黄の産熱作用が清熱瀉火薬の石膏によって消去されていることがわかる。

　温病で咽喉部の炎症を証とする疾患に用いる銀翹散ではpantingに特徴が認められ，6例中5例に咽喉部の清涼感を感じている。

　これら漢方処方の反応の相違が処方運用，すなわち随証治療の意味と考えられる。

　麻黄剤の葛根湯が解熱剤であるからという理由で，薬理実験で解熱作用を測定し，あるいは体温を直接測定しても，良い結果は得られない。葛根湯がインフルエンザ感染マウスでInterleukin-1α生合成を阻害（発熱機序を阻害）することから「カゼ等（の発熱）に葛根湯」の解熱機構を証明したとする実験結果[9]があるが，これは葛根湯をカゼ症候群などの悪寒［寒を悪（ニク）む］のある症状に用いる場合，例え発熱（仮熱）していても寒に対して温の治療をする漢方臨床上の運用とは矛盾し，誤った評価といえる。葛根湯は漢方臨床上も，*in vivo*実験上でも解熱作

用は認められない。また，発熱機序の阻害という一面があっても，褐色脂肪細胞による産熱経路などもあり，麻黄剤服用時の生体全体として産熱による発汗解熱機構を否定できない。

石膏の熱水抽出液の無機成分はICP-MSで定性，定量しても主成分がカルシウムで他の成分は多くはない（石膏14gの熱水エキス中の無機イオン含量mgは，Ca：270, Sr：3.8, Si：1.7, Fe：0.5, Na：0.2, Al：0.07, K：0.1, Mg：0.11, Br：0.08, B：0.09, Ba：0.02など）。これら無機成分が生体の体温状態（病態）によって，その体温調節機構にどのような影響があり，ephedrineの作用とどのように関連するかは今後の課題である。もし，この点が明確になればhybrid製剤開発に1つの示唆を与えることができる可能性がある。

さて，漢方の薬効解析がほとんどされていないと同様であると前述したが，麻黄剤に限らず例えば「芍薬」についても同じである。芍薬甘草湯は内臓平滑筋の痙攣も骨格筋の痙攣も緩和するが，漢方医学では痙攣は冷えや血流低下などの原因で筋組織の水分代謝が低下したときに起こるとされる。であれば，芍薬の薬効はマグヌス装置などで直接的に筋弛緩作用を測定することではなく，組織水分の点から実験を行う必要がある。もし，その証明ができれば漢方薬物の特異性が証明され，また，新しい概念の薬物開発に道が開ける。

漢方薬の薬効評価はまだ全くの始まりであり，独創的，創造的思考の期待される，これからの世界である。

7　まとめ

漢方薬物の薬効の評価は，漢方医学的認識に基づいて実験システムを創造し，実験をすすめる必要がある。

現在では，漢方医薬の薬効評価である限り，安易に既存の薬理試験法に依存することなく，生体全体を用いたマクロの生理学的手法から実験事実を得，漢方臨床との整合性を考察し，その後，その事実をさらに科学的に細分化していくことが有用な方法といえる。

文　　献

1)　P.Assanasen *et al.*, *J.Allergy Clin.Immunol.*, 106 (6), 1045-1052 (2000)
2)　江頭，日本東洋医学会誌, 47, 577-585 (1997)
3)　D.Yuan, Y.Kano *et al.*, *Biol.Pharm.Bull.*, 21, 262-267 (1998)

4) D.Yuan, Y.Kano et al., *Biol.Pharm.Bull.*, 21, 1169-1173 (1998)
5) D.Yuan, Y.Kano et al., *Biol.Pharm.Bull.*, 22, 165-171 (1999)
6) 長浜善夫，東洋医学概論，306，創元社，大阪
7) 千葉古方漢方研究会著,「漢方方意ノート」, 346, 丸善㈱ (1993)
8) 長浜善夫，東洋医学概論，301，創元社，大阪
9) M.Kuroda, *J.Traditional Medicines*, 15, 33-39 (1998)

第19章 民族薬物の謎を追って

小松かつ子[*1], 東田千尋[*2]

1 はじめに

人間の根源的な願望「いつまでも元気で長生きをしたい」を叶えるために世界の諸民族は食物や毒薬の中から，または動物行動の観察などから様々な薬物を発見してきた。始めは呪術に用いられる魔よけの一つとされた民族薬物も，その後狩猟や戦いで追った傷の治療薬または様々な疾病の治療薬として用いられるようになり，さらに未病や不老長寿の夢を叶えるものとしても存在してきた。世界の多くの国々ではそれらが何千年にも亘って口伝により継承され，利用され続けており，これらを一般に伝承薬物と呼んでいる。一方，民族薬物が，体系付けられた医学の上で，一定の法則のもとに使われている場合がある。これらの医学を伝統医学，薬物を伝統薬物と呼んでいる。

民族薬物には様々な謎がある。「なぜ何千年もの間使用され続けたのか，薬効は確かなのか，なぜ効いたのか」は薬学者ならば誰もがいだき解決したい謎であるが，民族薬物学の立場からは，同じ生薬が各国の伝統医学で様々な用途で用いられていることも謎の一つである。例えば，*Terminalia chebula* Retz. ミロバランの果実は，インド医学では「Haritaki」と称して慢性便秘，慢性潰瘍，尿路感染症などに[1]，中国医学では「訶子」と称して慢性咽頭炎や各種出血に[2]，ユナニー医学では「Halilaj」と称して下痢や消化不良に応用され[3]，チベット医学では「A-ru-ra」と称して万能薬とされる[4]。いずれの医学でも自然発生的に用いられてきたのか，生薬の伝播があったのか，応用の差異はなぜ生じるのかなどと疑問が生じる。このような生薬は広域利用型の生薬である。これに対して各々の伝統医学に固有な生薬も多数存在する。これら民族固有型の生薬は，その民族が居住する地域に特異的な疾患に有効な生薬であるかもしれない。または，伝播してきた生薬と同等の効果がある生薬がすでにその地域に存在していて，特別にそれを利用する必要がなかった場合も考えられる。広域利用型の生薬についてはこれまでに行ってきた，仏教の北伝に沿って見たインド医薬学の伝播を探る調査研究[5]を通じて，徐々にその実態が明らかになってきた。現在は民族固有型の生薬の調査を，数十の少数民族が暮らす中国で実施

[*1] Katsuko Komatsu 富山医科薬科大学 和漢薬研究所 附属薬効解析センター 助教授
[*2] Chihiro Tohda 富山医科薬科大学 和漢薬研究所 附属薬効解析センター 助手

している。主なターゲットとして，Panax属植物，Curcuma属植物およびRheum属植物とそれらに由来する民族薬物を選び，個々の同属植物の使用方法が民族の違いにより差があるか—それは原植物の異同や成分組成・含量および薬理作用の異同と関係しているはずであるから，それらを対比することによって各々の民族薬物の特徴（この疾患にはこの基源の生薬—その成分と薬理作用はこのようである）を見出すことを目的にしている。ここでは，主として雲南省で実施したPanax属植物並びに人参類生薬の調査とその後の研究結果について述べる。薬理作用の研究では，人参の脳に対する強壮作用という観点から，痴呆改善効果に着目した研究を行っている。これに関連してインド人参の作用についても言及する。

2 世界の人参

アジアの国々を回っていて興味の湧く事柄に，原植物の属する科や属が全く異なっているにもかかわらず，同じ名前を持つ生薬があることである。その代表が「人参」であろう。「薬用人参」といえば，中国，韓国および日本で産出されるウコギ科のPanax ginseng C.A.Meyerオタネニンジンの根であるが，世界には人参の別名をもつかまたは何かしらの修飾語が付く人参がいくつか知られている。それらを表1にまとめた。ともに強壮，抗疲労薬として用いている点に共通性が見出せる。ただし，「人参」と異なる点も散見する。北アメリカの人参である「広東人参」は薬性が寒性で，暑い地域の人々に好まれる。日本の人参である「竹節人参」は健胃，解熱，去痰作用が勝るとされ，中国の「三七人参」は止血，活血化瘀作用が有名である[2,6]。また近年発見されたベトナム人参は発熱，腹痛，下痢に応用されている。同じPanax属植物の地下部であるが，このような差異があるのはなぜなのかに興味をもって，同属植物の種類が豊富な雲南省で調査を始めた。一方，Panax属植物に由来しない人参もある。シベリアの人参は同じウコギ科ではあるがAcanthopanax senticosis (Rupr. et Maxim.) Herm.の根で，現地で「Svabodnoyagodnik kalyuchi」，中国では「刺五加」と称して全身の衰弱，食欲不振などに応用される[6]。チベットの人参は，鱗翅類とくにコウモリガ科のHepialus armoricanus Ober.の幼虫に寄生するバッカクキン科のCordiceps sinensis (Berk.) Sacc.フユムシナツクサタケが産生する子実体とその虫体で，チベット名を「dByar-rtzwa dgun-'bu」，中国名を「冬虫夏草」と称し，虚労，咳嗽，盗汗，遺精などに応用される[2,7]。インドの人参はナス科のWithania somnifera Dunalの根で「Ashwagandha」と称し，全身の衰弱や精力減退などに応用される[1,8]。さらにブラジルの人参はヒユ科のPfaffia paniculata (Mart.) Kuntzeの根で「Corango-acu」と称し，強精，糖尿病などに応用される[9,10]。「人参」と似ているのは薬効や臨床応用のみで，これまでに報告されている成分は各種さまざまである。このようなまとめ

薬用植物・生薬開発の最前線

表1 世界の人参

国名	生薬名	基源	応用	成分	薬理作用
韓国日本、中国	人参	Panax ginseng C. A. Meyer の根	強壮、強心、補精、鎮静、健胃、抗疲労素として広く使用される。胃の疲弊による新陳代謝機能の低下に諸異常として用い、病弱者の胃腸虚弱、消化不良、嘔吐、下痢、池積性下痢、食欲不振、浮腫に応用する。性機能低下、糖尿病にも応用する	Protopanaxadiol系: ginsenoside-Ra, Ra₁, Ra₂, Ra₃, Rb₁, Rb₂, Rc, Rd, Rg₃, Rh₂, Rs₁, Rs₂, malonyl-ginsenoside-Rb₁, Rb₂, Rc, Rd, quinquenoside-R₁, notoginsenoside-R₄. Protopanaxatriol系: ginsenoside-Re, Rf, Rg₁, Rg₂, Rh₁, 20-glucoginsenoside-Rf, 20(R)-ginsenoside-Rg₂, 20(R)-ginsenoside-Rh₁, notoginsenoside-R₁. その他のDammarane系: ginsenoside-Rh₃. Oleanane系: ginsenoside-Ro.	水エキス、血糖降下、アドレナリン減少、肝RNA合成、蛋白質合成促進、赤血球増加作用。エタノールエキス、コリン作動性、血圧降下、呼吸促進、血糖降下、赤血球増加、消化器運動亢進、腎上腺DNA合成、蛋白質合成促進作用。胸腺脾細胞のRNA合成、蛋白質合成促進作用。サポニン画分、中枢興奮、抗ストレス、中枢抑制(Rb群、鎮静、Rg群、興奮)、強心、学習記憶増強、肝、骨髄細胞のRNA合成、蛋白質合成促進、肝解毒機能増加、肝保護、免疫機能促進、性機能強化作用
北アメリカ	広東人参	P. quinquefolius L. の根	人参と同様	Protopanaxadiol系: ginsenoside-Rb₁, Rb₂, Rc, Rd, F₂, 20(R)-ginsenoside-Rg₃, quinquenoside-R₁, I, II, III,V, gypenoside-XVII, pseudoginsenoside-Rc, malonyl-ginsenoside-Rb₁. Protopanaxatriol系: ginsenoside-Re, Rg₁, Rg₂, Rh₁. Ocotillol系: pseudoginsenoside-F₁₁. その他のDammarane系: quinquenoside-IV, notoginsenoside-A, C, K. Oleanane系: ginsenoside-Ro, chikusetsusaponin-IVa.	粉末、血糖降下作用。水エキス、鎮静、抗疲労、胸腺成長促進、記憶障害改善、抗癌総サポニン、副腎皮質反応ホルモン分泌促進作用
日本	竹節参	P. japonicus C. A. Meyer の根茎	健胃、解熱、去痰薬として用いる。	Protopanaxadiol系: chikusetsusaponin-Ia, III. Protopanaxatriol系: ginsenoside-Rg₂. Oleanane系: chikusetsusaponin-IV, IVa, V. 多糖: tochibanan-A, B. (広東人参): Protopanaxadiol系: ginsenoside-Rb₁, Rc, gypenoside-XVII. Protopanaxatriol系: ginsenoside-Re, Rg₁, notoginsenoside-R₁, R₂. Oleanane系: chikusetsusaponin-IV, V.	メタノールエキス、アイブリン溶解作用の促進作用。粗サポニン画分、抗糖尿病作用。非サポニン画分、コリン作動性、ヒスタミン遊離、消化性潰瘍抑制作用。chikusetsusaponin-III、腸管自動運動増強、ストレス潰瘍抑制作用、弱い鎮痛、鎮吐、溶血作用。chikusetsusaponin-V、腸管、膀胱自動運動増強、ストレス性消化性潰瘍抑制作用。tochibanan-A, B、網状内皮系統の活性化作用
中国	竹節参	P. japonicus var. major C. Y. Wu et K. M. Feng の根茎	強壮、活血化瘀、止血、祛痰、鎮咳薬として、跌打損傷、骨折、腰痛、咳嗽、出血、生理不調、乾燥したものを補血に応用する	Protopanaxadiol系: ginsenoside-Rb₁, Rb₂, Rc, Rd, Ra₃, gypenoside-XVII. Protopanaxatriol系: ginsenoside-Re, Rg₁, Rg₂, notoginsenoside-R₂. Ocotillol系: majonoside-R₁, R₂. Oleanane系: chikusetsusaponin-IV, IVa, V.	水エキス、抗炎症作用。総サポニン画分、肝保護作用
中国	珠子参	P. japonicus var. major C. Y. Wu et K. M. Feng の根茎	止血、活血化瘀、補益、止痛、消腫薬として、打撲傷、腰痛、跌打損傷、止痛、消腫、冠状動脈疾患、心腔挫傷、高血圧、肝臓疾患等に応用する	Protopanaxadiol系: ginsenoside-Rb₁, notoginsenoside-R2, 20-gluco-ginsenoside-Rf. Ocotillol系: majonoside-R₁, R₂. Oleanane系: chikusetsusaponin IVa, V.	水エキス、抗炎症作用
中国雲南省	三七人参	P. notoginseng (Burk.) F. H. Cheng の根	止血(粉末)、活血化瘀、消腫、止痛、補益、強壮薬に、打撲傷、止血(内外用)、止痛、消腫、冠状動脈疾患、心筋梗塞、高血圧、肝臓疾患等に応用する	Protopanaxadiol系: ginsenoside-Rb₁, Rb₂, Rc, Rd, Ra₃, quinquenoside-R₁, notoginsenoside-R₄, Fa, D, quinquenoside-R₁. Protopanaxatriol系: ginsenoside-Re, Rg₁, Rg₂, Rh₁, 20-gluco-ginsenoside-Rf, notoginsenoside-F₁, notoginsenoside-R₁, R₂, R₃, R₆. その他のDammarane系: sanchinoside-B₁, notoginsenoside-A, B, C, K. Flavonoid: quercetin, rutin. アミノ酸: denicichine(β-N-oxalo-L-α-β-diaminopropionic acid). 多糖: sanchinan-A	粉末、NO産生増加、免疫賦活作用、強壮、抗高労作用。水エキス、止血作用。サポニン、造血幹細胞の増殖、分化促進、冠状動脈血流量増加、抗動脈硬化、血管拡張、血圧降下、脂質代謝調節、抗炎症、免疫調整、心筋保護、肝保護、抗炎症、血管透過性抑制、抗感染作用。Quercetin、冠状動脈拡張、血栓形成抑制作用

(つづく)

第19章 民族薬物の謎を追って

ベトナム	Sâm Việt Nam	*P. vietnamensis* Ha. et Grushv. の根茎	疲労回復,強壮,止血(粉末)。漢方として,発熱,膿血,下痢などに応用する。	Protopanaxadiol系 ginsenoside-Rb$_1$, Rb$_2$, Rb$_3$, Rc, Rd, notoginsenoside-Fa, quinquenoside-R$_1$, gypenoside-XVII, vina-ginsenoside-R$_3$, R$_7$. Protopanaxatriol系 ginsenoside-Rg$_1$, Re, Rh$_1$, 20-gluco-ginsenoside-Rf, pseudoginsenoside-RS$_1$, notoginsenoside-R$_1$, R$_6$, vina-ginsenoside-R$_4$. Ocotillol系: pseudoginsenoside-RT$_4$, 24(S)-pseudoginsenoside-F$_{11}$, majonoside-R1, majonoside-R$_2$, vina-ginsenoside-R$_1$, R$_2$, R$_3$, R$_6$, その他のDammarane系: majonoside-F$_1$, F$_4$, vina-ginsenoside-R$_8$, R$_9$, R$_{10}$, R$_{11}$, R$_{12}$, R$_{13}$, R$_{14}$. Oleanane系 ginsenoside-Ro, hemsloside-Ma$_3$.	水エキス:抗ストレス作用。総サポニン:抗ストレス,抗酸化作用。majonoside-R$_2$:抗ストレス,抗発癌プロモーター作用
チベット	dByar-rtzwa dgun-'bu冬虫夏草	*Cordyceps sinensis* Sacc.(蛾の幼虫に寄生した菌核体)	強壮,鎮静,鎮咳薬として。虚弱,咳嗽,咳血,喀痰,遺精,腰膝の疼痛,病後の虚弱,肺結核性の吐血,老人性慢性気管支喘息,盗汗,貧血,性機能減退などに応用する。	アミノ酸 粗蛋白質27.52% lysine, aspartic acid, threonineなど17種類のアミノ酸。核酸 uridine, adenine, adenine nucleotide。ビタミン vitamin B$_{12}$, vitamin B$_2$, vitamin C。有機酸 oleic acid, linoleic acid, palmitic acid, stearic acid. その他 cholesterol palmitate, ergosterol, eicosane, β-sitosterol, dihydrobrassicasterol.	水エキス:免疫調節,抗菌,冠状動脈血流量増加,降圧,気管支拡張,新陳代謝調節,脂質過酸化抑制,腎保護作用。メタノールエキス:降温,腫瘍細胞増殖促進,脾臓核酸及び蛋白質合成促進,多糖類:免疫調節作用
インド	Ashwagandha	*Withania somnifera* Dunalの根	全身の衰弱,精力減退,神経衰弱,病気の回復期,老化,子供の病弱,記憶力減退,筋肉の老化,不眠症,麻痺,精液漏,視力低下,リウマチ化,皮膚疾患,咳,呼吸困難,貧血,疲労,不妊症等に応用する。	ウィタノライド: withanolide I, II, III, A, C 〜 U, WS$_1$, Y, withanone, withaferin A, sitoindoside VII, VIII, IX, X, withasomidenone, withasomnine, withanminine, trechonolide A, withanolide I, II, III, IV, V, VI, VII. アルカロイド: cuscohygrine, anahygrine, tropine, pseudotropine, anaferine, isopelletierine, 3-tropyltigloate. 脂肪酸 capric acid, lauric acid, tridecanoic acid, myristic acid, oentadecanoic acid, isopalmitic acid, palmitic acid, palmitoleic acid, heptadecanoic acid, isostearic acid, stearic acid, oleic acid, nonadecanoic acid, linoleic acid, arachic acid, linolenic acid.	抗炎症,抗腫瘍,抗ストレス,抗酸化,免疫調節,抗菌作用促進,コリン作動性神経様症状,甲状腺ホルモン泌増加,ホルモン,筋肉増強,持久力増強,老化防止,記憶・学習改善作用
ブラジル	Corango-acu	*Pfaffia paniculata* (Mart.) Kuntzeの根	強壮,補益薬として,性衰弱,糖尿病などに応用する。	Nortriterpene類 pfaffic acid. サポニン:(Pfaffic acid saponin): pfaffoside A, pfaffoside B, pfaffoside C, pfaffoside D, pfaffoside E, pfaffoside F.	粉末:免疫調節,抗癌作用。水エキス:雄牝赤血球の水合能力,変形能力増強作用
ロシア・シベリア	свободно ягодник колючего (Svabodnoyagodnik kalyuchi)	*Acanthopanax senticosus* (Rupr. et Maxim.) Herm. の根及び根茎		eleutheroside A, B, B$_1$, C, D and E. eleutheroside F, G. その他 2,6-dimethoxy-p-benzoquinone, chlorogenic acid, sesamin, stearic acid, β-sitosterol, betulinic acid, amygdalin, sucrose.	水エキス:抗疲労,解毒,脳血管拡張,冠状血流増加。鎮静,免疫増強,抗腫瘍,抗炎症,脂質過酸化抑制作用。筋血小板凝集抑制作用。メタノールエキス:血圧降下作用。総フラボノイド:血圧降下,末梢血管拡張,肝保護,冠状動脈の形成障害作用。量増加作用。PES:血圧降下,末梢血管拡張,INFの形成誘導作用。

方は，特定疾患治療薬を開発する目的で行う薬物スクリーニングに都合がよい。記憶・学習に関する作用は人参と広東人参，さらにインド人参に認められることから，これらの伝統薬物を痴呆改善作用の実験に供することにした。

3 雲南省におけるPanax属植物の調査と分子系統学的並びに成分化学的解析

3.1 調査から

　Panax属植物は東アジア植物区系を中心にして世界に10数種が分布している[11]が，植物種の多様性から考えて雲南省～ヒマラヤ地域が発祥の地とも考えられる。雲南省に生育する同属植物ではとくにP.notoginseng（Burk.）F.H.Chen, 三七人参の栽培が有名である。三七人参は現地に住む苗族や壮族が止血薬，活血化瘀薬として用いてきた民族薬物を，漢民族が取り入れて使用し始めたもの（明代の『本草綱目』[12]に初収載される）で，現地語の漆を意味する「ツェ」が「山漆」に代わり，その後「三七」になったと言われている。その他，3～7年生の栽培品が使えるからなどと名前の由来については諸説がある。近年の薬理学的研究により，心疾患改善[13,14]，肝臓保護[15-17]，抗癌作用[18]などが報告されている薬用価値が高い生薬である。現在，P.notoginsengには野生種がなく，すべて栽培種である。昔は栽培して7年経た植物の根を生薬に加工していたが，現在病害虫に罹りやすくなり，3年の栽培が限度であるということで，何とか野生種を探し出して病害虫に強い種を開発したい，とは現地の研究者の話であった。この種の他，雲南省にはPanax属植物が数種分布しており，土着の少数民族や漢民族が古来から薬としての用法を伝えてきたと考えられた。またP.notoginsengの野生種の探索にも興味を惹かれた。

　現地調査では，南部の紅河哈尼族彝族自治州で2種（P.stipuleanatus H.T.Tsai et K.M.Feng, Panax sp.1），文山壮族苗族自治州で2種（栽培品のP.notoginseng, P.zingiberensis C.Y.Wu et K.M.Feng），西双版納タイ族自治州で1種（Panax sp.2），北部の麗江地区で1種（P.japonicus C.A.Meyer var. major C.Y.Wu et K.M.Feng）を採集し得た。当該地域に住む彝族，漢族，納西族，白族，普米族，栗粟族はほとんどの種の根茎または根を，生では粉末にして止血，活血化瘀薬とするかまたは酒に浸して風湿，腰痛，打撲傷に応用し，一方豚肉や鶏肉と煮て補益薬として用いていた。P.zingiberensisの根茎のみ日本の竹節人参と同様に胃の疾患に用いていた。

3.2 Panax属植物の分子系統学的解析および生薬同定への応用

　現地で採集した植物は，葉や地下部の形態が各種の中間形を呈するものがあり，植物分類学的

第19章 民族薬物の謎を追って

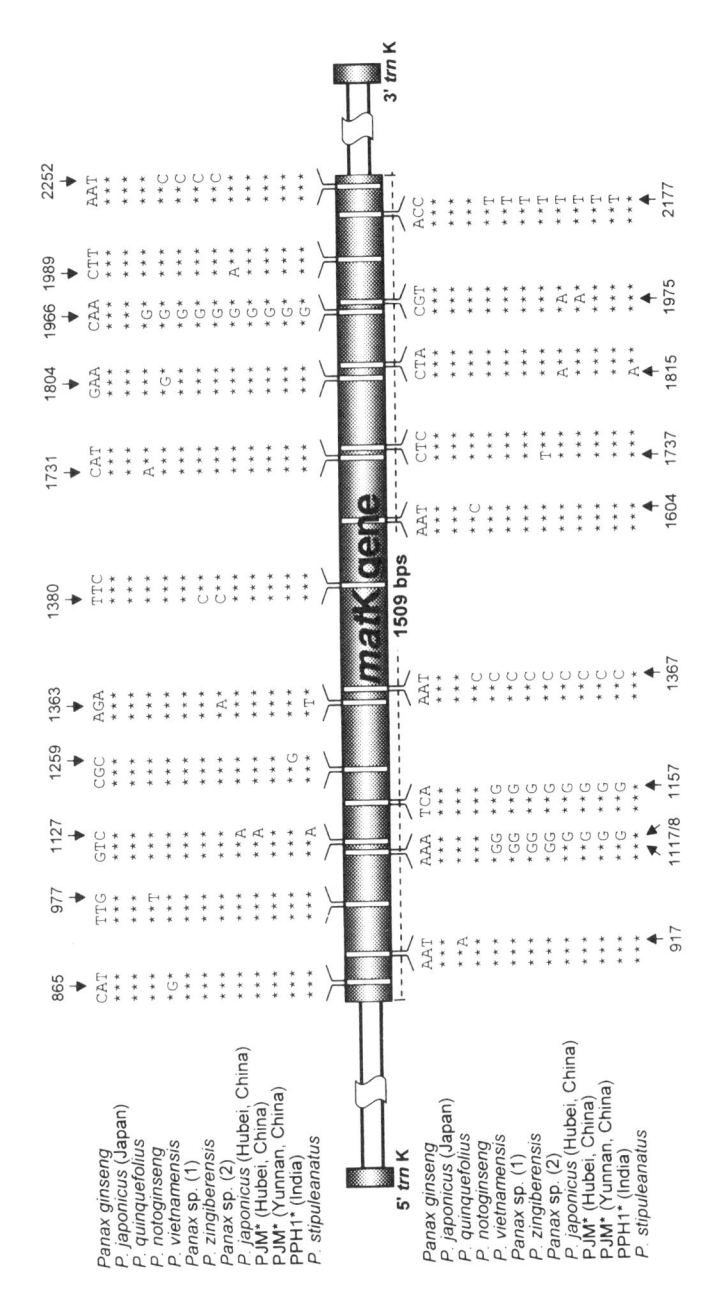

図1 Panax属13分類群間におけるmatK遺伝子領域の塩基配列の比較

*PJM：P.japonicus var. major, PPH：P.pseudo-ginseng subsp.himalaicus
**Other substitution sites of P. stipuleanatus than present here are not shown for spatial limitation.

に同定が困難なものがあった。そこでPanax属植物の分子系統学的解析を行った[19,20]。研究材料には雲南省産の6分類群に，中国産のP.ginseng，日本産のP.japonicus C.A.Meyerトチバニンジン，カナダ産のP.quinquefolius Linn.アメリカニンジン，ベトナム産のP.vietnamensis Ha et Grushv.，中国湖北省産のP.japonicusとP.japonicus var. major，インド産のP.pseudo-ginseng Wall. subsp. himalaicus Haraを加えた。検討する遺伝子領域として，低次分類群の系統学的解析に用いられている葉緑体遺伝子上のtrnK遺伝子領域および核遺伝子の18S rRNA遺伝子領域を選んだ。各植物の葉または地下部から全DNAを抽出し，PCR法で当該遺伝子領域を各々増幅させた後，蛍光プライマーを用いる方法でシーケンスして全塩基配列を読みとった。trnK遺伝子中に介在するmatK遺伝子の全配列はすべての分類群で1509bpsであったが，それ以外のイントロン領域に塩基配列の挿入や欠失があったため，trnK遺伝子の全長は2537bpsから2573bpsまで変化した。matK遺伝子（図1）またはtrnK遺伝子領域には各分類群に固有な塩基配列が認められ，同属植物の分類や同定に有用な知見を与えた。18S rRNA遺伝子の塩基配列には9タイプが認められ，全長は1808bpsまたは1809bpsであった。trnK遺伝子と18S rRNA遺伝子の塩基配列のデータを組み合わせて構築した系統樹（図2）から，同属植物の各分類群

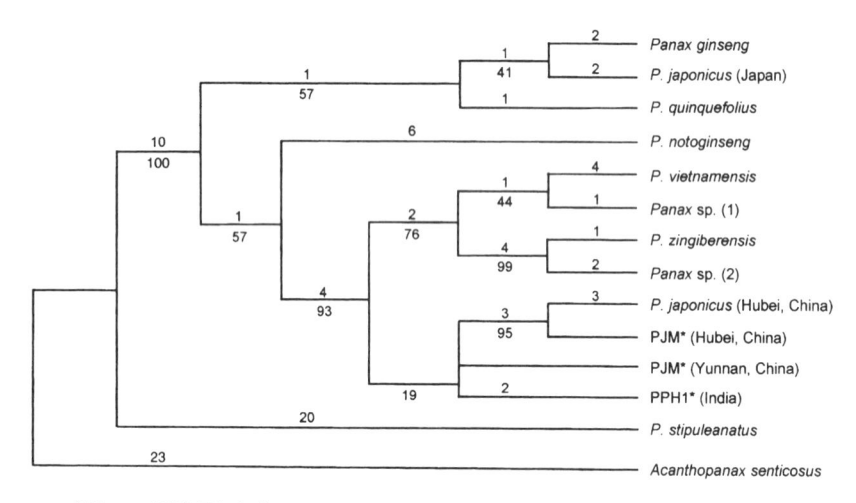

図2 trnK遺伝子および18S rRNA遺伝子の塩基配列を結合させて最節約法で構築した系統樹

The semistrict consensus tree reconstructed on the basis of maximum parsimonious analysis of combined trnK-18S rRNA gene sequence data from 13 Panax taxa.
Tree length=94, CI=0.9362, RI=0.8800, RC=0.8238. Number above line is branch length, and number below line is the bootstrap value with 1000 replicates.
*PJM : P.japonicus var. major ; PPH : P.pseudo-ginseng subsp. himalaicus

間の系統関係が明らかになった。P.stipuleanatusはより早い年代に他の分類群と離れ、また北方に分布しているP.ginseng，日本産のP.japonicusおよびP.quinquefoliusは，南方に分布しているその他の分類群と離れた系統関係にあった。南方系に属するP.notoginsengは他の南方産の分類群と離れた系統関係にあり，独立種であることが示唆された。中国雲南省で採集したPanax属2分類群（Panax sp.1, Panax sp.2）は現時点では学名が付けられないが，それぞれP.vietnamensis, P.zingiberensisとかなり近縁な関係にあることが示唆された。P.japonicus var. majorとP.pseudo-ginseng subsp. himalaicusは遺伝的に近縁であることが示され，さらに中国産のP.japonicusもこのグループ内に含まれた。中国産のP.japonicusおよび中国南部からヒマラヤ地域に分布するP.japonicusとP.pseudo-ginsengの亜種または変種については今後さらに分子系統学的に検討し，学名の再検討が必要であると考えられた。今回の調査では，P.notoginsengに近縁な種は見出せなかったが，ベトナム中部のノックリン山でしか報告のないP.vietnamensisに近縁な種を発見できた。一方，今回Panax属の各分類群に認められた両遺伝子領域における固有の塩基配列は，生薬を同定するための有力な指標になった。

3.3 「野三七」および「扣子七」の成分化学的研究

三七人参において止血作用を表わす成分はDencichineすなわちβ-N-oxalo-L-α, β-diamino-propionic acidであることが知られている[21]。またこの成分はグルタミン酸受容体のAMPAレセプターに作用するアゴニストとしても注目されており[22]，中枢作用にも関連する。一方，人参の抗疲労，抗ストレスなどの効果はトリテルペン系サポニンのGinsenoside類によるところが大きい。今後これらの成分に着目し，基源を明らかにした各種人参生薬について成分化学的品質評価を行う予定であるが，この研究に先立ち，これまで成分研究が行われていない雲南省産「野三七」および湖北省産「扣子七」について含有成分を検討した[23]。まずこれら2生薬の基源を遺伝子解析により調べ，それぞれP.vietnamensisに近縁なPanax sp.1の根茎および湖北省産P.japonicus var. majorの根茎であることを確認した。各々の生薬について加熱環流によりメタノールエキスを作製し，酢酸エチル，n-ブタノール，水で順次分配した後，ブタノール画分をさらにシリカゲルクロマトグラフィーで分画した。「野三七」の各画分について逆相カラムクロマトグラフィー，Sephadex LH-20カラムクロマトグラフィーおよび分取HPLCを行い，新規化合物10種を含む30種のDammarane系サポニンを単離同定した。一方，「扣子七」ではSephadex LH-20カラムクロマトグラフィーおよびシリカゲルクロマトグラフィーを行い9種の成分を単離同定した。「野三七」の成分ではOcotillol系サポニンのMajonoside R_2，続いてVina-ginsenoside R_2が高含量だった。Protopanaxadiol系のGinsenoside Rb_1，Ginsenoside Rb_3およびNotoginsenoside R_4，Protopanaxatriol系のNotoginsenoside R_1，

Ginsenoside Rg₁なども存在した。「扣子七」の成分では，3種がProtopanaxatriol系サポニンで4種がOleanane系サポニンであり，Oleanane系のChikusetsusaponin ⅣaおよびGinsenoside Roが主であった。以上，分子系統学的にP.vietnamensisと近縁であったPanax sp.1は，その根茎に由来する生薬「野三七」の成分組成と含量においても，P.vietnamensisに類似することが示された。ただし，「野三七」にはP.vietnamensisに存在するOleanane系サポニンは検出されなかった。P.japonicus var. majorの根茎に由来する「扣子七」は，Oleanane系サポニンが主である点で日本産のP.japonicusに類似したが，Dammarane系サポニンも他種類が検出された。

4 人参類生薬並びにインド人参の痴呆改善作用

日本は65才以上の老人が総人口の約17％を占める高齢社会になり，老人性痴呆に対する関心が高まっている。厚生省の推計によれば，2000年時点で65才以上の老人に占める痴呆性老人の割合は7.1％で156万人おり，20年後には約300万人に達すると見られている。痴呆の主なタイプにはアルツハイマー型痴呆と脳血管性痴呆がある。アルツハイマー病はβアミロイドの生成に始まり，不溶性微小繊維が形成され，その後大脳皮質中の老人斑となって現れ，20～30年を経て記憶形成回路の中心部位である海馬および大脳皮質の神経細胞に変性脱落が起こり，最終的にマイネルト基底核を含めたアセチルコリン作動性神経が変性脱落して痴呆がもたらされることが知られている。現在，βアミロイドの生成や分解に関わる酵素の制御，不溶性微小繊維形成の阻害剤，ワクチン療法などによって痴呆を治療するという考えのもと，世界中でいろいろな研究が進められている。しかし，現段階ではアセチルコリンエステラーゼ阻害剤などが主要な薬剤[24]で，対症療法的，一過性の治療であると言わざるを得ない。一方，脳血管性痴呆は脳血栓，脳溢血などの疾患によって生じる痴呆であり，現在脳血液循環改善薬などが治療に用いられている。漢方では釣藤散による二重盲検法を用いた試験成績が有名なところである[25]が，これらの薬剤によっても根本治療には至らない。痴呆にはそれぞれ疾患固有の原因があるが，それによって脳内の神経細胞死が引き起こされ，シナプス回路の脱落すなわち神経回路網に破綻が生じ，痴呆となる流れは共通する。成熟脳の神経細胞には海馬歯状回の一部の細胞や側脳室周辺の細胞を除いては分裂・増殖能がないため，脱落した神経細胞を数の上で復活させることは不可能である。そこで，生き残っている周囲の神経細胞に機能の代償を促し，シナプス回路を再形成させることができれば，痴呆脳の機能を改善できる可能性がある。薬物による痴呆改善効果の証明すべきポイントとして，シナプスが形成されるかどうかをin vitroの神経細胞レベルで形態変化や細胞分化を指標にして評価する，そして神経回路網が形成されるかどうかを脳組織レベルでシナプス回路の活動として

チェックする，最終段階として脳機能の回復を個体レベルで，記憶学習行動やPET，fMRIなどにより検討することが考えられる。その第一段階として，シナプス形成の基礎過程である神経突起伸展活性を指標にしたアッセイを人参類生薬並びにインド人参について行った。

4.1 Panax属に由来する人参類生薬の神経突起伸展作用

人参に関してはこれまでに，老齢ラットへの紅参末経口投与による記憶・学習行動の改善[26]，Ginsenoside Rb$_1$によるニワトリ後根神経節細胞の神経成長因子による神経突起伸展作用に対する補強効果[27] などが報告されている。

先に成分研究を行った野三七と扣子七，さらに長野県産の白参と紅参（ともにP.ginsengの根)，雲南省産の三七人参（P.notoginsengの根)，珠子参（P.japonicus var. majorの根茎）および植物P.stipuleanatusの根茎からそれぞれ加熱還流によりメタノールエキスを作製した。これらのエキスおよび野三七から単離した13化合物（Protopanaxadiol系化合物5種，Protopanaxatriol系化合物3種，Ocotillol系化合物5種）と扣子七から単離した4化合物（Oleanane系化合物2種，Protopanaxatriol系化合物2種）をそれぞれ実験に供した。神経突起伸展活性は，ヒト神経芽細胞腫SK-N-SH細胞を培養皿にまき，同時にエキスまたは単離した化合物を加えて，5日または6日後，任意の4箇所（50-100細胞／箇所）の細胞を観察し，細胞の総数に対する50μm以上の長さの突起を有する細胞の割合を算出して調べた。その結果，白

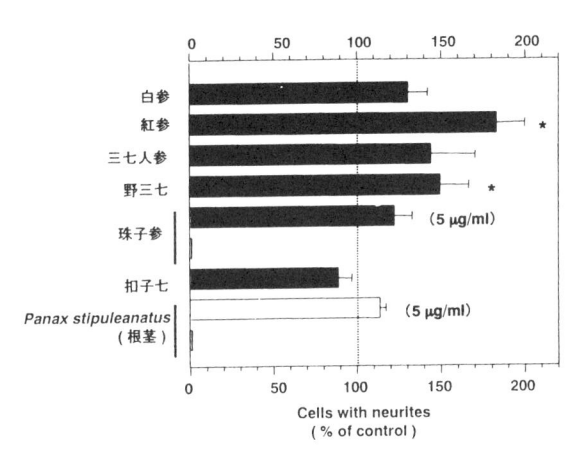

図3　人参類生薬メタノールエキスのSK-N-SH細胞に対する神経突起伸展作用

人参類生薬メタノールエキス（50μg/ml）をSK-N-SH細胞に処置し，処置後6日目の神経突起伸展を観察した。値は平均値±標準誤差で示した。
*$p<0.05$ vs 溶媒群, $n=4$

参,紅参,三七人参,野三七の各メタノールエキスは50μg/mlの濃度で神経突起を伸展させ,とくに紅参と野三七では有意な効果を示した。一方,珠子参と$P. stipuleanatus$の根茎には細胞毒性が認められた(図3)。野三七から単離した13化合物を100μMの濃度で処置し,神経突起伸展作用を検討したところ,Protopanaxadiol系化合物のGinsenoside Rb_1, Ginsenoside Rb_3, Notoginsenoside R_4, Notoginsenoside Fa(Chart 1)にのみ活性が認められ,Protopanaxatriol系化合物やOcotillol系化合物,さらに扣子七から単離したOleanane系化合物には活性が認められなかった(図4)。活性を示した4化合物はいずれも日数とともに突起伸展作用が認められ,処置後5日目で最大に達した。突起伸展作用の特徴として,細胞体あたり3本以上の突起を伸展する細胞の割合を有意に(コントロール群の3倍以上)増加させ,またシナプス形成の場になるとされる突起上のvaricosity様の節状構造物[28,29]の数も有意に(コントロール群の5倍以上)増加させた。

神経細胞は神経伝達物質を放出することで信号を伝える軸索と,それを受け取る樹状突起の2種類の突起を伸展させることから,エキスまたは化合物の処置により伸展した突起がいずれであるのかを調べた。軸索と樹状突起にはそれぞれ固有に発現するタンパク質がいろいろ知られており,マーカーとして用いることができる。ここでは,樹状突起のマーカーとしてmicrotubule

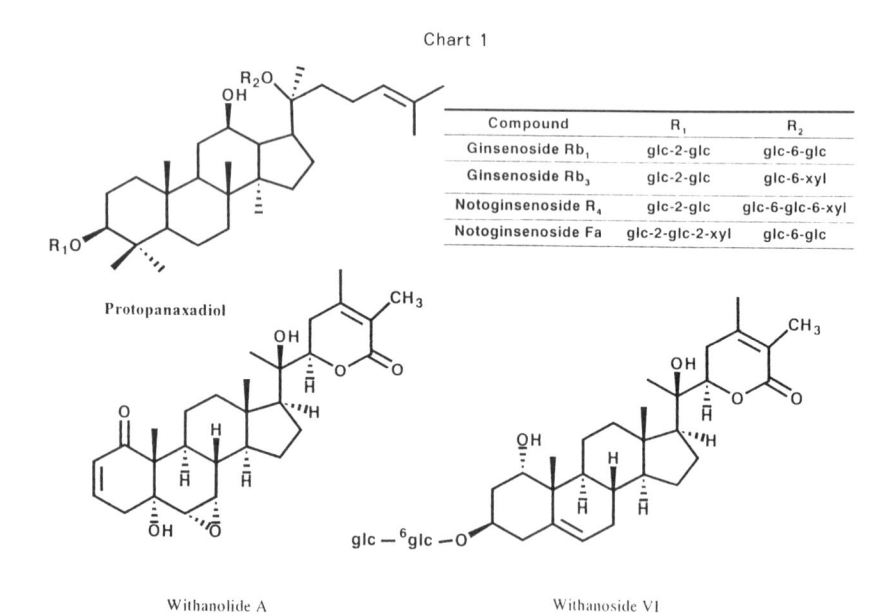

Chart 1

Compound	R_1	R_2
Ginsenoside Rb_1	glc-2-glc	glc-6-glc
Ginsenoside Rb_3	glc-2-glc	glc-6-xyl
Notoginsenoside R_4	glc-2-glc	glc-6-glc-6-xyl
Notoginsenoside Fa	glc-2-glc-2-xyl	glc-6-glc

Protopanaxadiol

Withanolide A

Withanoside VI

第19章　民族薬物の謎を追って

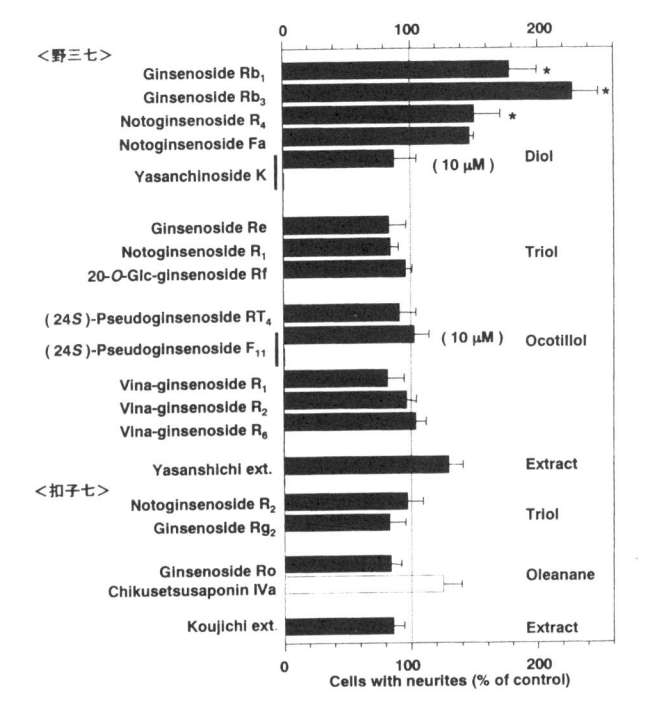

図4　野三七または扣子七から単離した成分のSK-N-SH細胞に対する神経突起伸展作用

野三七または扣子七メタノールエキス（50μg/ml）と，野三七または扣子七から単離した成分（100μM）をSK-N-SH細胞に処置し，処置後5日目の神経突起伸展を観察した。値は平均値±標準誤差で示した。
*$p<0.05$ vs 溶媒群，$n=8$

-associated protein 2（MAP2）（神経細胞に局在する微小管結合タンパク質の一成分で4つのサブタイプがあり，その内2aと2bは樹状突起に特異的に発現する），軸索のマーカーとしてリン酸化型neurofilament-H（NF-H）（軸索中に存在する繊維）を用いた。SK-N-SH細胞をエキスまたは化合物存在下チャンバースライドで6日間培養し，リン酸緩衝液で洗浄後，10％フォルマリン液で固定した。抗MAP2モノクローナル抗体および抗リン酸化型NF-H抗体で処理した後，FITC標識およびCy3標識の2次抗体を結合させ，洗浄，封入した。蛍光画像を共焦点レーザー走査顕微鏡を用いて検出した結果，4化合物および野三七メタノールエキス処理により伸展した突起には，MAP2に陽性のものとリン酸化型NF-Hに陽性のものとの両方が存在した（図5）。その内とくに長く伸展している突起はリン酸化型NF-Hに陽性であった[30]。

薬用植物・生薬開発の最前線

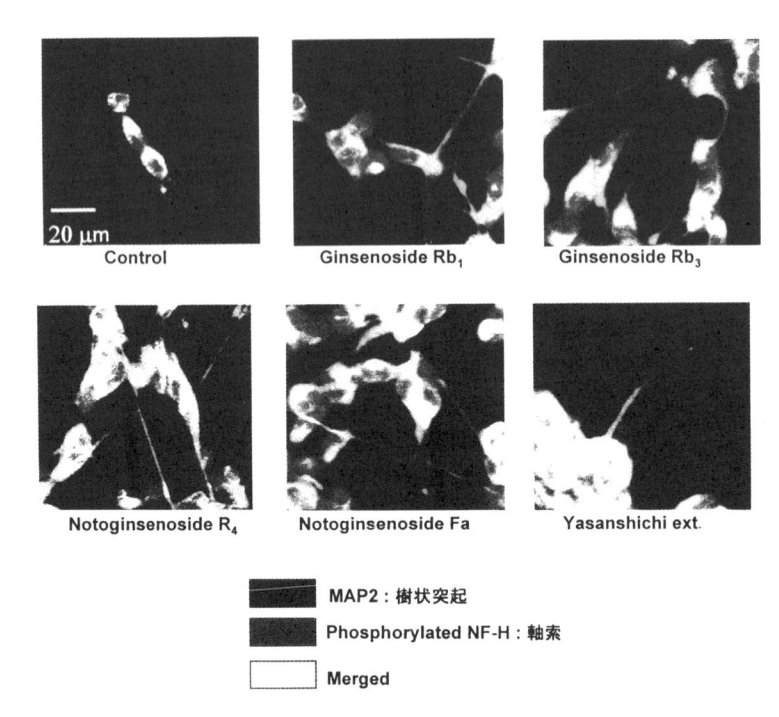

図5 SK-N-SH細胞における野三七から単離した活性成分処置後のMAP2, リン酸化型NF-Hの発現パターンの変化

溶媒 (Control), 野三七メタノールエキス (50μg/ml) または活性成分 (100μM) 処置後6日目のSK-N-SH細胞を, MAP2とリン酸化型NF-Hに対する抗体を用いて二重染色した。MAP2陽性は緑色, リン酸化型NF-H陽性は赤色, 重なっている部分が黄色の蛍光で表されている。

　以上, 白参, 紅参, 三七人参および野三七メタノールエキスに神経突起伸展活性が認めらた。野三七から単離されたProtopanaxadiol系サポニンであるGinsenoside Rb_1, Ginsenoside Rb_3, Notoginsenoside R_4, Notoginsenoside Faが活性を有する化合物として同定され, それらによって伸展する複数の突起は軸索と樹状突起の両方へ分化することが示唆された。白参, 紅参, 三七人参もProtopanaxadiol系サポニンを多く含有することが知られていることから, これらの化合物が神経突起伸展活性の発現に大きく関わっているものと考えられる。今後, メタノールエキスまたは活性の認められた化合物によるシナプス形成の有無, 脳室内投与または経口

投与による脳内神経マーカーの発現, さらに痴呆モデル動物を用いた行動実験へと, 作用機序の解析も同時に進めながら, 展開させる予定である。一方で, 痴呆改善効果をもつ人参類生薬とはどのような品質のものなのかを明らかにしたいと考えている。

4.2 インド人参「Ashwagandha」の神経突起伸展作用

Ashwagandha（ナス科の*Withania somnifera* Dunalの根）はインド医学においてラーサヤナ（健康延命法）に用いられる主要な生薬で, 全身の衰弱, 精力減退, 老化, 記憶力減退などに繁用されている。これまで記憶・学習に関する研究として, Ashwagandhaから単離されたサポニン成分のSitoindosides IXおよびXが学習・記憶能力を高めること[31], Sitoindosides VII, VIII, IX, Xの等モル混合物が脳障害モデルラットにおける記憶・学習能力を改善すること[32], また同混合物が脳の部位特異的にムスカリンM1受容体あるいはM2受容体の数を増加させ, アセチルコリンエステラーゼの活性を部位特異的に増減させること[33]が報告されている。このようにAshwagandhaには痴呆改善効果が大いに期待されたことから, SK-N-SH細胞に対する神経突起伸展作用を, 人参類生薬と同様な方法で検討した。

Ashwagandha（栽培品）からメタノールエキスまたは水エキスを作製し, 両エキス5 μg/mlの濃度におけるSK-N-SH細胞に対する神経突起伸展作用をエキス処置5日後に検討したところ, メタノールエキスがコントロール群に比べて有意に神経突起を伸展させ, とくに細胞体あたり3本以上の神経突起を伸展させた（図6）。この作用は用量依存的であり, 5 μg/mlで最大に達した（以降, 5 μg/mlの濃度におけるAshwagandhaメタノールエキスによる処置をAsh処置と略称する）。

Ash処置により伸展した神経突起の性質を調べる目的で, 樹状突起のマーカーおよび軸索のマーカーとなる因子のmRNAの発現量の変化を半定量的RT-PCR法で測定した。SK-N-SH細胞をAsh処置し6日間培養した後, 細胞から総RNAを抽出した。DNase I処理した総RNAを鋳型にして逆転写酵素反応を行い, 一本鎖cDNAを作製した。樹状突起のマーカーであるMAP2とpostsynaptic density protein 95（PSD-95）（樹状突起のシナプス後膜に存在するグルタミン酸受容体の*N*-methyl-D-aspartate（NMDA）受容体と結合しているタンパク質）, 軸索のマーカーであるTau（微小管結合タンパク質の一成分で, 軸索に特異的に発現する）, およびすべての組織に定常的に発現するglyceraldehyde 3-phosphate dehydrogenase（GAPDH）を増幅させるプライマーを用いて, それぞれPCRを行った。増幅産物の定量は, アガロースゲル上の電気泳動像をデンシトグラフで解析し, ポジティブコントロールであるGAPDHの発現量に対する割合で算出した。その結果, Ash処置により樹状突起マーカーであるMAP2とPSD-95のmRNA発現量がコントロール群に比べて有意に増加していることがわかった。

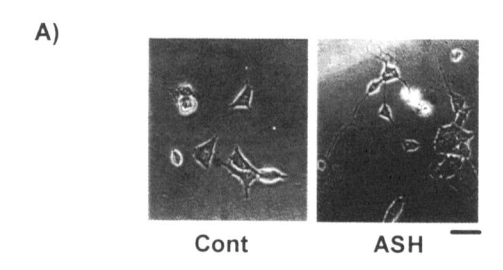

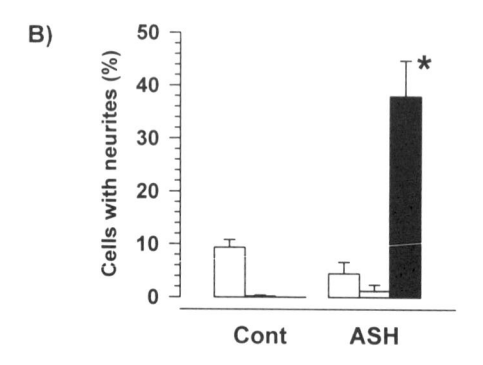

図6 SK-N-SH細胞におけるAshwagandhaメタノールエキス処置による多極性神経突起の伸展

A) 細胞を5μg/ml Ashwagandhaメタノールエキス（ASH）あるいは溶媒（Cont）で6日間処置後の形態。スケール＝50μm。
B) 5μg/ml Ashwagandhaメタノールエキス（ASH）あるいは溶媒（Cont）で6日間処置した細胞の神経突起伸展を数値化した。細胞体あたり1本（白カラム），2本（斜線カラム），3本以上（黒カラム）の神経突起を有する細胞の割合を示した。値は平均値±標準誤差で示した。
*$p<0.05$ vs 溶媒群，$n=3$

一方，軸索マーカーであるTauは増加しなかった（図7）。

次に神経マーカーの発現をタンパク質レベルで確認する目的で，MAP2抗体およびmicrotubule-associated proteins（MAPs）抗体による二重蛍光免疫染色を行った。MAP2抗体はMAP2を，MAPs抗体（樹状突起，軸索を含む神経細胞全体に発現する微小管結合タンパク質を認識する）はMAP2およびTauを染色する。蛍光免疫染色の結果，Ash処置により伸展している突起の多くがMAP2陽性であった。

第19章 民族薬物の謎を追って

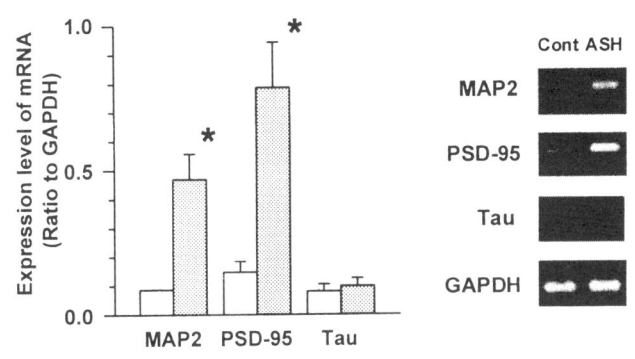

図7 SK-N-SH細胞における樹状突起および軸索マーカーのmRNA発現レベルに対するAshwagandhaメタノールエキスの作用

溶媒(Cont. 白カラム)あるいは5μg/ml Ashwagandhaメタノールエキス(ASH, 斜線カラム)で細胞を6日間処置した後の，MAP2，PSD-95，Tau，およびポジティブコントロールとしてのGAPDHのmRNA発現を半定量的RT-PCRにより検出した。右パネルが，典型的な検出バンドのパターンを示し，左グラフは数値化した結果を示す。
$^*p<0.05$ vs 溶媒群，$n=3$

以上，Ash処置はSK-N-SH細胞において神経突起を伸展する細胞の数の割合を有意に増加させ，とくに細胞体あたり3本以上の突起を有する細胞の数の割合を有意に増加させた。半定量的RT-PCR法により，神経突起を伸展させた細胞では樹状突起マーカーであるMAP2およびPSD-95のmRNAの発現量が有意に増加し，一方軸索のマーカーであるTauの発現量は増加しないことが示された。さらに免疫蛍光標識法の結果，Ash処置により伸展した突起はいずれもMAP2陽性，すなわち樹状突起へ分化していることがタンパク質レベルで示唆された[34]。

シナプス活動の活性化にはシナプス可塑性が重要な役割を果たしている。シナプス可塑性の素過程の1つとして，long-term potentiation (LTP) の発現が考えられており[35]，MAP2のmRNA発現量の増加はこの発現に伴って誘発されることが知られている[36]。一方，マウス海馬初代培養細胞においてPSD-95のターンオーバーがシナプス伝達と相関すること[37]，また胎児ラットの海馬において脳の発達に伴いPSD-95の発現量がタンパク質レベルで増加すること[38]が報告されている。SK-N-SH細胞上にはNMDA受容体が存在する[39]ことから，PSD-95の発現量の増加はNMDA受容体を介するシグナル伝達の活性化をもたらしている可能性がある。Ash処置により，MAP2とPSD-95の発現量が増加したことは，Ash処置が神経細胞の樹状突起を形態的に伸展させるだけではなく，シナプス活動を促進し得ることも示唆している。

薬用植物・生薬開発の最前線

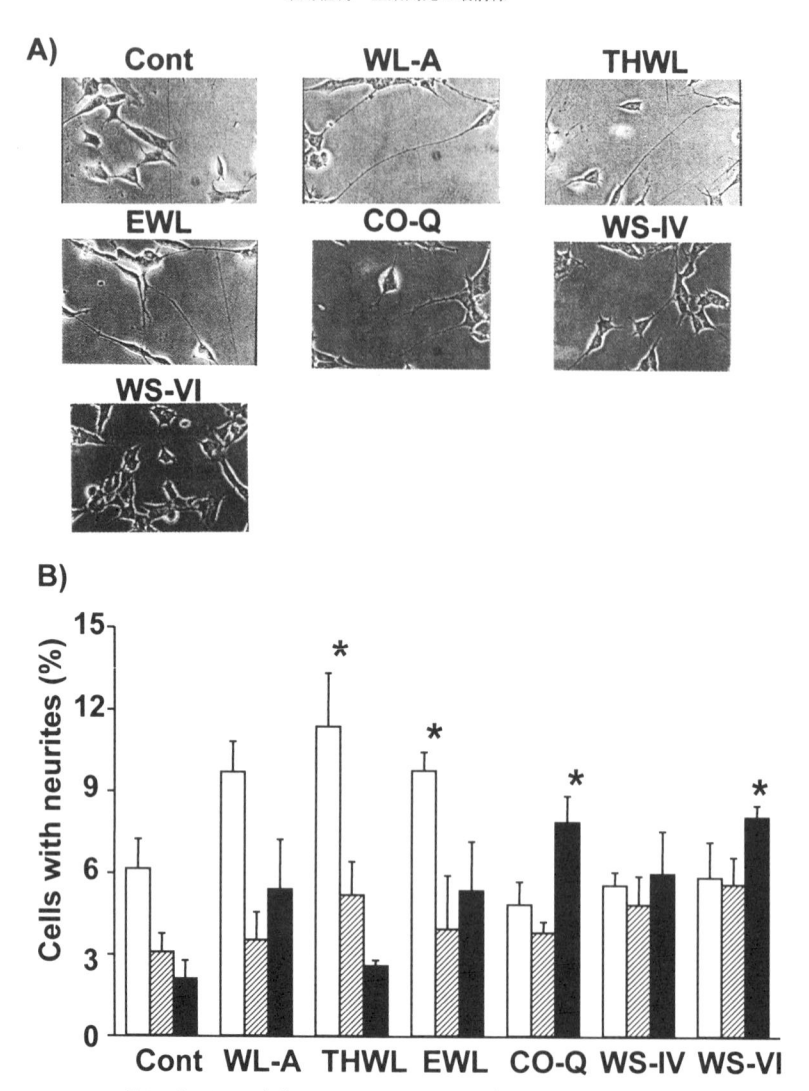

A) Cont　WL-A　THWL
EWL　CO-Q　WS-IV
WS-VI

B)

図8　SH-SY5Y細胞におけるAshwagandha成分の神経突起伸展作用

A) 細胞をAshwagandha成分1μMあるいは溶媒（Cont）で、6日間処置後の形態。スケール=50μm。
B) 1μM Ashwagandha成分あるいは溶媒（Cont）で6日間処置した細胞の神経突起伸展を数値化した。細胞体あたり1本（白カラム），2本（斜線カラム），3本以上（黒カラム）の神経突起を有する細胞の割合を示した。値は平均値±標準誤差で示した。
*$p<0.05$ vs 溶媒群，$n=4$
WL-A : Withanolide A, THWL : Tetrahydroxywithanolide, EWL : Epoxywithanolide, CO-Q : Coagulin Q, WS-IV : Withanoside IV, WS-VI : Withanoside VI

第19章 民族薬物の謎を追って

　現在，服部らと共同でAshwagandhaメタノールエキス中の活性成分を探索している．単離された20化合物を1μMの濃度でヒト神経芽細胞腫SH-SY5Y細胞（SK-N-SH細胞のサブクローン）に処置し，6日後に活性を検討したところ，クロロホルム可溶性画分から単離したWithanolide A, Tetrahydroxywithanolide, Epoxywithanolide，およびブタノール可溶性画分から単離したCoagulin Q, Withanoside Ⅳ, Withanoside Ⅵ（Chart 1）がコントロール群に比べて有意に神経突起を伸展させた．これらの内，前者3成分は神経突起を単極性に伸展させ，一方後者3成分は多極性に伸展させた（図8）．なお，クロロホルム可溶性画分から単離したWithaferin AおよびWithanolide Dは1μMの濃度で細胞毒性を示した．次にラット大脳皮質初代培養系を用いて，神経マーカーの発現をタンパク質レベルで検討した．その結果，Withanolide A処置により伸展する突起はリン酸化型NF-Hに陽性，一方Withanoside ⅣおよびWithanoside Ⅵ処置により伸展する突起はMAP2に陽性を示した．さらにWithanolide Aを10または100mg/kgの用量で経口投与した結果，6日後，大脳皮質においてリン酸化型NF-Hに陽性な神経突起が伸長していることが確認された．以上，Withanolide Aの処置により単極性に伸展する神経突起は軸索に分化し，一方WithanosideⅣおよびWithanoside Ⅵの処置により多極性に伸展する突起は樹状突起に分化していることが in vitro で示された．また，Withanolide Aの経口投与による軸索の伸展作用が in vivo でも示唆された[40]．

5　まとめ

　ここでは「人参」と名の付く民族薬物の研究を紹介したが，痴呆改善効果だけに限って見ても，生薬としてまた医薬品素材としてかなりポテンシャルの高い薬物であることがうかがわれる．神経突起伸展作用に関する限り，インド人参「Ashwagandha」は，メタノールエキスの状態では「野三七」メタノールエキスと比較して，10分の1の濃度で同等な活性を示し，また単一成分のWithanolide A他6成分では野三七成分Ginsenoside Rb₁他4成分と比較して，100分の1の濃度で同等の活性を示した．ただし，インド人参には細胞毒性があったことも見逃せない．インド医学においてどのような加工が行われるのかが問題になるだろうが，生薬としての使い易さの点からは「野三七」，新薬開発の候補としては「インド人参」といえるであろう．
　民族薬物が存続してきた謎，各地へ伝播した謎・しなかった謎，薬用の用途が変化した謎，様々な謎を解明していくところに，民族間の交流ばかりではなく，生薬の品質を調べるためのキーが見つかったり，新薬開発の糸口が見つかったりする．伝統医学を築き上げてきた古人の知恵とその結晶である民族薬物を拝借し，現在急速に発達している分野の研究や技術をフルに活用することにより，生薬研究に新たな展開がありそうである．今回，「野三七」という新資源を見

つけたが,現地では採薬人による乱獲が行われている状況にあり,資源の枯渇が危惧される。薬用資源植物の保護と栽培化への移行が行われるよう,現地での指導が是非必要であろう。一方,「Ashwagandha」は栽培品が良品とされ,神経突起伸展活性も野生品より高かった。これらの生薬を栽培していく上では,どのような生薬が品質のよいものなのかを改めてつきつめる必要があると感じている。種の継続に多様性が必要なように,生薬研究も多様であってよいように思われる。

謝辞:本研究を行うにあたり,調査にご協力いただいた北京大学薬学院の蔡少青教授,Ashwa-gandha成分の単離と同定を行っていただいた富山医科薬科大学和漢薬研究所の服部征雄教授,および共同研究者の同研究所諸氏に深謝いたします。本研究は日本学術振興会科学研究費補助金〔基盤研究 (B) (2) 11695086〕により行われたものです。ここに記して感謝の意を表します。

文　　献

1) Bharatiya Vidya Bhavan's Swami Prakashananda Ayurveda Research Center ed., "Selected Medicinal Plants of India", CHEMEXCIL (Basic Chemicals, Pharmaceuticals and Cosmetics Export Promotion Council), Bombay, India, 1992, pp.315-318 (Haritaki), pp.353-356 (Ashwagandha).
2) 難波恒雄,『和漢薬百科図鑑』,保育社,大阪,1993,I,pp.246-247 (訶子), pp.1-8 (人参類);Ⅱ, pp.233-235 (冬虫夏草).
3) Usmanghani K., Saeed A., Alam M.T., "Indusyunic Medicine", University of Karachi, Karachi, Pakistan, 1997, pp.421-422.
4) 中国科学院西北高原生物研究所編著,『蔵薬誌』,青海人民出版社,西寧,1991,pp.459-460.
5) 難波恒雄,小松かつ子共編著,『仏教医学の道を探る』,東方出版,大阪,2000.
6) 中国医学科学院薬物研究所等編,『中薬誌』,第一冊,人民衛生出版社,北京,1979, pp.1-21 (人参類), pp.459-463 (刺五加).
7) 陰健,郭力弓編,『中薬現代研究与臨床利用 (1)』,学苑出版社,北京,1994, pp.227-235.
8) デイビッド・フローリー,ヴァサント・ラッド共著,上馬場和夫監訳・編著,『アーユルヴェーダのハーブ医学』,出帆新社,東京,2000, pp.298-299.
9) 橋本梧郎,『ブラジル産薬用植物事典』,アボック社出版局,東京,1996, p.26.
10) Takemoto T., Nishimoto N., Nakai S., Takagi N., Hayashi S., *Tetrahedron Lett.*, 24, 1057-1060, 1983.
11) Zhou J., Huang W.G., Wu M.Z., Yang C.R., Feng G.M., Wu Z.Y., *Acta Phytotaxonomica Sinica*, 13, 30-45, 1975.

12) 李時珍,『本草綱目』, 江西本校点本, 第二冊, 人民衛生出版社, 北京, 1977, pp.767-768.
13) Minami M., Togashi H., Sano M., Saito I., Saito H., *Clinic Pharmacol.*, 15, 479-487, 1984.
14) Li X.J., Zhang B.H., *Acta Pharmaceutica Sinica*, 23, 168-173, 1988.
15) 大迫文麿, 診断と新薬, 4, 221-225, 1995.
16) Prasain J.K., Kadota S., Basnet P., Hase J.K., Namba T., *Phytomedicine*, 2, 297-303, 1996.
17) Yoshikawa M., Murakami T., Ueno T., Yashiro K., Hirokawa N., Murakami N., Yamahara J., Matsuda H., Saijoh R., Tahara S., *Chem.Pharm.Bull.*, 45, 1039-1045, 1997.
18) Konoshima T., Takasaki M., Tokuda H., *Nat.Med.*, 50, 158-162, 1996; idem, *Biol.Pharm.Bull.*, 22, 1150-1152, 1999.
19) Zhu S., 伏見裕利, 小松かつ子, 蔡少青, 日本生薬学会第47回年会, 講演要旨集, p.118, 2000 (東京).
20) Komatsu K., Zhu S., Fushimi H., Qui T.K., Cai S.Q., Kadota S., *Planta Med.*, 67, 461-465, 2001.
21) 小菅卓夫, 横田正実, 落合明男, 薬誌, 7, 629-632, 1981.
22) Riepe M., Spencer P.S., Lambein F., Ludolph A.C., Allen C.N., *Natural Toxins*, 3, 58-64, 1995.
23) Zou K., Zhu S., 蔡少青, 小松かつ子, 日本薬学会第121年会, 要旨集-2, p.110, 2001 (札幌).
24) 長谷川雅哉, 野田幸裕, 前田洋子, 山田清文, 鍋島俊隆, 日薬理誌, 114, 327-336, 1999.
25) Terasawa K., Shimada Y., Kita T., Yamamoto T., Tosa H., Tanaka N., Saito Y., Kanaki E., Goto S., Mizushima N., Fujioka M., Takase S., Seki H., Kimura I., Ogawa T., Nakamura S., Araki G., Maruyama I., Maruyama Y., Takaori S., *Phytomedicine*, 4, 15-22, 1997.
26) Zhong Y.M., Nishijo H., Uwano T., Tamura R., Kawanishi K., Ono T., *Physiol.Behav.*, 69, 511-525, 2000.
27) Saito H., Suda K., Schwab M., Thoenen H., *Jap.J.Pharmacol.*, 27, 445-451, 1977.
28) Gomez-Di Cesare C.M., Smith K.L., Rice F.L., Swann J.W., *J.Comp.Neurol.*, 384, 165-180, 1997.
29) Jiang M., Lee C.L., Smith K.L., Swann J.W., *J.Neurosci.*, 18, 8356-8368, 1998.
30) 松本憲昭, 東田千尋, 鄒坤, 小松かつ子, 第18回和漢医薬学会大会, 要旨集, p.26, 2001 (富山).
31) Ghosal S., Lal J., Srivastava R., Bhattacharya S.K., Upadhyay S.N., Jaiswal A.K., Chattopadhyay U., *Phytother.Res.*, 3, 201-206, 1989.
32) Bhattacharya S.K., Kumar A., Ghosal S., *Phytother.Res.*, 9, 110-113, 1995.
33) Schliebs R., Liebmann A., Bhattacharya S.K., Kumar A., Ghosal S., Bigl V.,

34) Tohda C., Kuboyama T., Komatsu K., *Neuroreport*, 11, 1-5, 2000.
35) Bliss T.V., Lomo T., *J.Physiol.*, 232, 331-374, 1973.
36) Roberts L.A., Large C.H., Higgins M.J., Stone T.W., O'Shaughnessy C.T., Morris B.J., *Brain Res.*, 56, 38-44, 1998.
37) Okabe S., Kim H.-D., Miwa A., Kuriu T., Okado H., *Nature Neurosci.*, 2, 804-811, 1999.
38) Sans N., Petralia R.S., Wang Y.X., Blahos J., Hell J.W., Wenthold R.J., *J.Neurosci.*, 20, 1260-1271, 2000.
39) Zhao J., Zhang Y., Xin S.M., Ma L., Pei G., *Neuroreport*, 9, 631-636, 1998.
40) 久保山友晴, 東田千尋, 趙静, 服部征雄, 小松かつ子, 日本薬学会第121年会, 要旨集-2, p.103, 2001（札幌）.

第20章 抗HIV活性を有する伝統薬物

服部征雄[*1]，中村憲夫[*2]

1 はじめに

エイズウイルス（Human Immunodeficiency Virus, HIV）により引き起こされるエイズ（Acquired Immunodeficiency Sindrome, AIDS）は世界中に蔓延しつつあり，特効薬の開発が待ち望まれている疾病の一つである。これまでエイズ治療薬開発のためにエイズウイルスのライフサイクルを遮断する物質の探索が数多く行われてきた。中でもウイルスのゲノムRNAをDNAに逆転写する際に必須な逆転写酵素（reverse transcriptase, RT）とウイルス由来の前駆体蛋白質を切断し，成熟型ウイルスにするために必須なプロテアーゼ（protease, PR）の2種の酵素が主なターゲットとして検討されてきた。その結果，AZT（RT阻害剤）やSaquinavir, Indinavir（PR阻害剤）のように臨床的に有効な薬物も開発された。これらの薬物を併用すると血液中のウイルスは検出限界以下まで下がるが，少量のウイルスはまだ免疫細胞内に静止状態で潜伏している[1-3]。HIVは高頻度に変異を起こすため，長期間構造の類似した薬物を使用すると薬剤耐性が起こる可能性が高くなる。その上，これら薬剤を臨床的に使用すると顕著な副作用が発現し，エイズ患者に長い期間服用し続けることは困難である。また，発展途上国のエイズ患者にとって上記薬物はあまりにも高価すぎて治療に用いられない現状でもある。したがって，新しいタイプまたは新しい作用メカニズムを有する安価なエイズ治療薬の開発が望まれている。

このような状況から筆者らは世界各地から伝統薬物を収集し，HIV-1 RT阻害，PR阻害，また，MT-4細胞に感染させたHIVそのものの増殖を抑制する効果（抗HIV作用）を指標として深索を行ってきた。これまで約1000種の伝統薬物について検討し，その成果の一部は総説として報告している[4]。今回は最近の研究成果，特に伝統薬物から活性成分の同定，およびそれらを基にした創薬的研究について述べる。

[*1] Masao Hattori 富山医科薬科大学 和漢薬研究所 薬物代謝工学部門 教授
[*2] Norio Nakamura 富山医科薬科大学 和漢薬研究所 薬物代謝工学部門 先任技術官

2 Croton tigliumに含まれるホルボールエステル類の抗HIV作用について[5,6]

まず,我々が大阪府立公衆衛生研究所大竹徹博士と共同で行っている抗HIV作用の測定法について説明する。HIV-1をMT-4細胞に感染させた後,細胞を培地に懸濁させた。懸濁液と検体溶液をマイクロプレートに加え,37度で培養5日後,細胞の状態を光学顕微鏡で観察し,阻害濃度(IC)を決定した。また,細胞毒性(CC)はトリパンブルー法で求めた。

本法によりエジプト民間薬92種類についてスクリーニングをしたところCroton tiglium L. 種子のメタノールおよび水抽出エキスに効果が見られ,そのIC$_{100}$値はそれぞれ0.025,2.0μg/mlであった[7]。また,C. tigliumのメタノールエキスは巨細胞形成も強く阻害した。

C. tigliumの種子は日本名を巴豆(ハズ)といいtiglianeタイプのホルボールエステルを数多く含むことが知られている。ホルボールエステル類にはこれまで発がんプロモーションをはじめ多くの生物活性を示すことが知られている[8-14]。

C. tigliumの種子のメタノールエキスをヘキサン可溶部,エーテル可溶部,水可溶部に分け,抗HIV作用を調べるとエーテル可溶部に強い活性があった。エーテル可溶部をシリカゲルのカラムクロマトグラフィーおよび中圧分取クロマトグラフィーを行い8種類の化合物(1-8)を単離した(図1)。これらの構造はNMRおよびMSからいずれもホルボールエステルであり,その

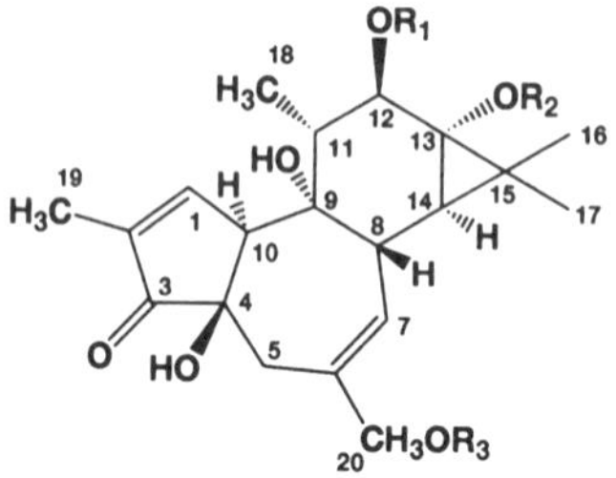

	R$_1$	R$_2$	R$_3$
1	H	acetate	9Z, 12Z-octadecadienoate
2	H	tigliate	9Z, 12Z-octadecadienoate
3	acetate	tigliate	H
4	decanoate	2-methylbutyrate	H
5	tigliate	2-methylbutyrate	H
6	acetate	decanoate	H
7	2-methylbutyrate	dodecanoate	H
8	tetradecanoate	acetate	H

図1 C. tigliumの種子から単離した化合物の構造

第20章 抗HIV活性を有する伝統薬物

結合位置はアシル部分を選択的加水分解し，得られたカルボン酸メチルエステルをGCで分析して決定した。このうち，化合物6から8は既知物質であったが，化合物1から5は新物質であった[5]。

今回単離したホルボールエステルについて抗HIV作用を調べると化合物8と6に非常に強い活性があり，IC_{100}値はそれぞれ0.48, 7.6 ng/mlで，化合物2と4のIC_{100}値は共に7.8 μg/mlであった（表1）。したがってC. tiglium種子の活性本態はこれらホルボールエステル類であると結論した。

表1 C. tigliumから単離した化合物の抗HIV作用およびPKC活性化作用

化合物	抗HIV作用 (μg/ml)			PKC活性化作用
	IC_{100}	CC_0	%*	最小活性化濃度(μg/ml)
1	15.6	62.5	0	
2	7.81	62.5	14	
3	125	500	16	
4	7.81	31.3	0	>50
5	31.3	62.5	10	
6	0.0076	62.5	0	>100
7	15.6	62.5	16	
8	0.00048	31.3	100	0.01
DS8000	3.9	>1000		

* 10 ng/mlで測定し，TPA（8）に対する割合で示した。

ところで，プロテインキナーゼC（PKC）はイオンの膜透過の調節，受容体の抑制調節，平滑筋の収縮などを行うシグナルの伝達に重要な役割を持っている。化合物8すなわちTPAのようなホルボールタイプの化合物はPKCを活性化し，強い発がんプロモーション作用を示すことが知られている。しかし，TPAの12-デアシル体であるprostratinのように発がんプロモーター作用がなく，抗HIV作用のある化合物も報告されていること[13]から，ホルボールエステル類を化学的に種々変化させ，発がんプロモーター作用を示さず，かつ，抗エイズウイルス作用を示す物質の探索研究を行った。

筆者らが行ったPKCの活性化の測定法は，脂質としてL-α-phosphatidyl serine，活性部位のスレオニンを含むペプチド，カルシウム緩衝液に放射性ラベルしたATPとPKCを加え，反応混合液を37度でインキュベーションするものである。この反応によりペプチドがリン酸化されるので15分後，リン酸溶液を加え生成物をbinding paperに移し，洗浄後シンチレーションカウンターで測定した。

*C. tiglium*より単離したホルボールエステルについてPKCの活性化を測定した結果,化合物8 (TPA) は強いPKCの活性化を示したが,化合物4と6ではPKCの活性化が10 ng/mlの濃度では見られず,最小活性化濃度は両者とも50 μg/ml以上であった(表1)。

以上の結果から,化合物6 (12-O-acetylphobol 13-decanoate) をリード化合物として化学構造を変換することにより新しいタイプの抗エイズウイルス剤の開発が可能ではないかと考えた。

そこで,ホルボールアルコールおよびイソホルボールアルコールを基本骨格として種々の誘導体を合成し,抗HIV作用とPKCの活性化を検討した[6]。

原料となるホルボール (9),イソホルボール (10),4-デオキシホルボール (11) は巴豆油(クロトン油)を水酸化バリウムで加水分解して得た。

ホルボール9から7種の化合物を合成した (図2)。まず無水酢酸でアセチル化して,トリアセチル体9dを得た。さらに9dをp-トルエンスルホン酸存在下でアセチル化してペンタアセチル体9gを,水素化ホウ素ナトリウムで還元して3β-ヒドロキシ体9fを,水酸化カリウム,過塩素酸で選択的に加水分解してそれぞれ9a,9cを,ヨウ化メチル-酸化銀でメチル化し

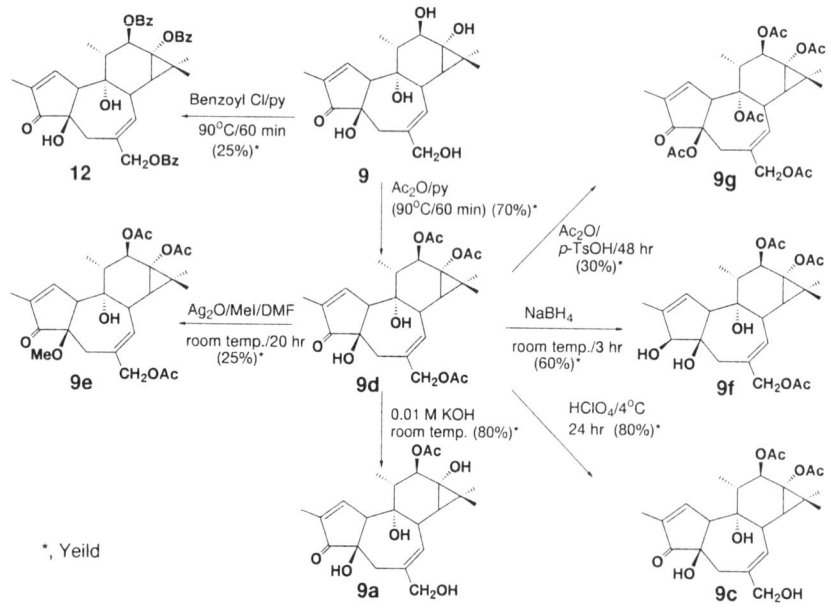

図2 ホルボール誘導体の合成

第20章 抗HIV活性を有する伝統薬物

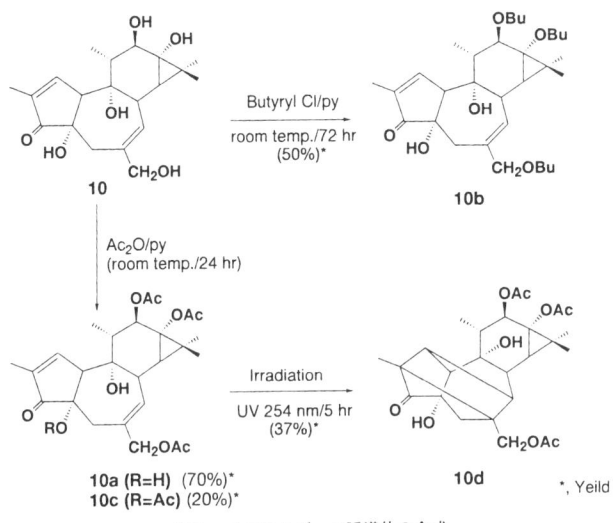

図3 イソホルボール誘導体の合成

て4-メチル体9eを作った。また9を塩化ベンゾイルでベンゾイル化してトリベンゾイル体12を作った。

イソホルボール10からは4種の誘導体を作製した（図3）。化合物10をアセチル化してトリアセチル体10aとテトラアセチル体10cの2種を得た。さらに10aを紫外線照射して10dを得た。また10は塩化ブチルでO-アルキル化してトリブチル体10bとした。

これら誘導体の抗HIV作用とPKCの活性化作用を測定したが、ホルボールやそのモノおよびジアセチル体（9, 9a-9c）には抗HIV活性はなかった。しかし、トリアセチル体（9d）には活性が見られ、そのメチル体（9e）では活性が2倍増強され、3-デオキシ体（9f）では活性が消失した。また9dと9eにはPKCの活性化も見られなかった（表2）。イソホルボール誘導体には抗HIV活性はなかった。また、PKCの活性化も認められなかった（表3）。

以上の結果から、ホルボール類の抗HIV活性を次のように考えた（図4）。抗HIV活性には4β-水酸基すなわちA/Bトランス型が必要であり、また、3位のカルボニル基の還元体では活性がなくなる。活性発現にはジエステルが必要であり、13, 20-ジエステル体より12, 13-ジエステル体の方が強いことがわかった。そしてジエステルはデカノイル（C_{10}）とアセチル（C_2）の組み合わせが最もよく、この場合PKCの活性化も見られなかった。

そこで、これまでの結果をもとに$C. tiglium$の種子から単離した化合物のうち、1，4，6，8

303

表2 ホルボール誘導体の抗HIV作用およびPKC活性化作用

No.	R_1	R_2	R_3	R_4	R_5	X	抗HIV作用 (μg/ml) IC_{100}	CC_0	PKC活性化作用 %*
9	H	H	H	H	H	O	NE	1000	8
9a	Ac	H	H	H	H	O	NE	500	13
9b	H	Ac	H	H	H	O	125	>1000	0
9c	Ac	Ac	H	H	H	O	NE	>1000	57
9d	Ac	Ac	Ac	H	H	O	62.5	125	0
9e	Ac	Ac	Ac	Me	H	O	31.3	125	0
9f	Ac	Ac	Ac	H	H	β-OH, H	500	1000	0
9g	Ac	Ac	Ac	Ac	Ac	O	125	250	0
12	Bz	Bz	Bz	H	H	O	NE	31.3	100

* 10 ng/mlで測定し,TPA(8)に対する割合で示した。NE:作用なし。

表3 イソホルボール誘導体の抗HIV作用およびPKC活性化作用

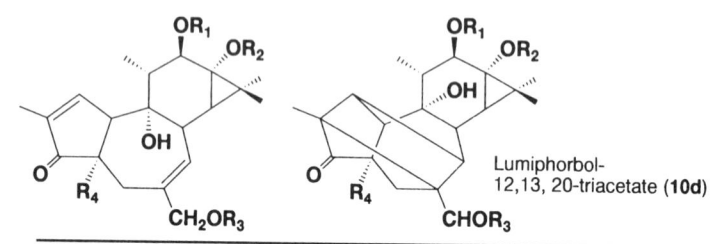

Lumiphorbol-12,13,20-triacetate (**10d**)

No.	R_1	R_2	R_3	R_4	抗HIV作用(μg/ml) IC_{100}	CC_0	PKC活性化作用 %*
10	H	H	H	OH	NE	500	0
10a	Ac	Ac	Ac	OH	250	500	0
10b	Bu	Bu	Bu	OH	NE	62.5	0
10c	Ac	Ac	Ac	OAc	NE	500	0
10d	Ac	Ac	Ac	OH	NE	500	0
11	H	H	H	H	NE	500	0

* 10 ng/mlで測定し,TPA(8)に対する割合で示した。NE:作用なし。

第20章 抗HIV活性を有する伝統薬物

図4 抗HIV作用発現に必要なホルボールエステル類の構造的特徴

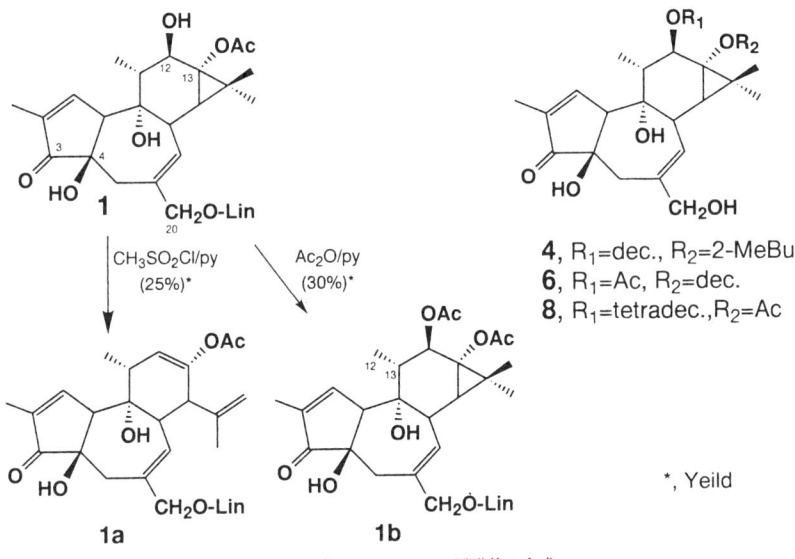

図5 化合物1, 4, 6, 8の誘導体の合成

4, R_1=dec., R_2=2-MeBu
6, R_1=Ac, R_2=dec.
8, R_1=tetradec., R_2=Ac

*, Yeild

についてさらに修飾を行った（図5）。化合物1をアセチル化して1bを作った。また1を塩化メシル-ピリジンで反応させてクロトホルボロン（crotophorbolone）誘導体1aを作った。同様に4, 6, 8を無水酢酸-ピリジンでアセチル化して20-O-アシル誘導体を作った。また6と8はヨウ化メチル-酸化銀でメチル化して4-O-メチル誘導体6b, 8bを作った。

これら化学修飾した化合物について抗HIV活性とPKCの活性化を測定した結果を表4に示す。化合物1a, 1bでは1に比べ抗HIV活性は2倍程強くなった。PKCの活性化は1aでは24%

305

表4 化合物1, 4, 6, 8の誘導体の抗HIV作用およびPKC活性化作用

	R_1	R_2	R_3	R_4	抗HIV作用(μg/ml)		PKC活性化作用	
					IC_{100}	CC_0	%*	最小活性化濃度(μg/ml)
1	H	Ac	$C_{13}H_{11}O$	H	15.6	62.5	0	
1a					7.81	125.0	24	
1b	Ac	Ac	$C_{13}H_{11}O$	H	7.81	62.5	0	
4	$C_{10}H_{19}O$	2-Me butyryl	H	H	7.81	31.3	0	>50
4a	$C_{10}H_{19}O$	2-Me butyryl	Ac	H	3.90	15.6	10	>50
6	Ac	$C_{10}H_{17}O$	H	H	0.0076	62.5	0	>100
6a	Ac	$C_{10}H_{17}O$	Ac	H	15.6	31.3	11	
6b	Ac	$C_{10}H_{17}O$	Ac	Me	NE	1.95	0	
8	$C_{11}H_{25}O$	Ac	H	H	0.00048	31.3	100	0.01
8a	$C_{11}H_{25}O$	Ac	Ac	H	15.6	62.5	0	
8b	$C_{11}H_{25}O$	Ac	Ac	Me	NE	15.6	0	
8c	Ac	$C_{11}H_{25}O$	H	H	NE	125.0	0	
8d	Ac	$C_{11}H_{25}O$	$C_{11}H_{25}O$	H	62.5	125.0	0	

* 10ng/mlで測定し, TPA (8) に対する割合で示した。NE:作用なし。

あったが, 1bでは見られなかった。化合物4もアセチル化により抗HIV活性は増強した。またPKCの活性化濃度は50μg/ml以上であった。一方, 化合物6および8ではアセチル化, メチル化により抗HIV活性が大きく下がった。また最も強い抗HIV活性とPKCの活性化を示した8では, アセチル化やメチル化によりPKCの活性化作用もなくなった。また, 13,20-ジアシル誘導体8dでは弱い抗HIV活性が見られたが, 8の異性体8cでは抗HIV活性もPKCの活性化もなかった。

次に, アシル側鎖の違いによる活性の変化を調べるため, 13位が種々の炭素数のホルボールエステル合成した (図6)。Phorbol (9) をアセチル化後, 水酸化カリウムで加水分解してphorbol 12-acetate (9a) を得た。これを種々の塩化アシルでアシル化して13,20-diacylphorbol 12-acetateを得た。最後に過塩素酸で加水分解して13-acylphorbol 12-acetateを得た。

これら化学修飾した化合物について抗HIV作用とPKCの活性化を測定すると, 炭素鎖の短いアシル化化合物では抗HIV活性はなく, $n=9$では活性が見られ, $n=10$で最も強い抗HIV作用を示した。またこの時PKCの活性化は認められなかった (表5)。

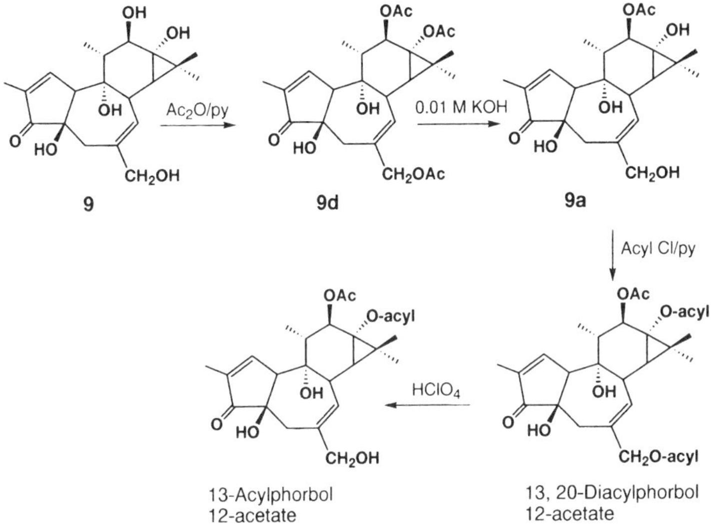

第20章 抗HIV活性を有する伝統薬物

図6 13-O-Acylphorbol 12-acetate誘導体の合成

表5 13-O-Acylphorbol 12-acetate誘導体の抗HIV作用およびPKC活性化作用

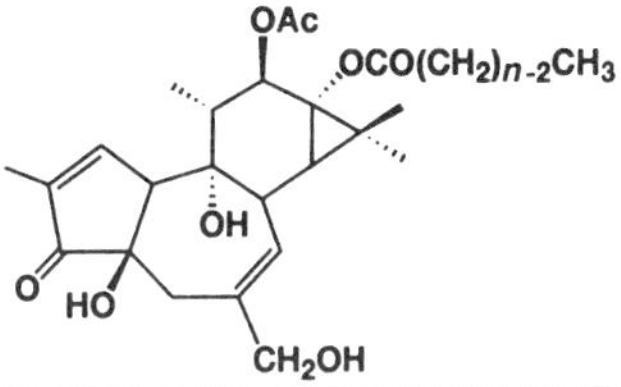

n	抗HIV作用(μg/ml)		PKC活性化作用
	IC_{100}	CC_0	%*
$n=2$	NE	>1000	57
$n=5$	125	500	16
$n=6$	NE	62.5	27
$n=9$	31.3	31.3	10
$n=10$	0.0076	62.5	0
$n=12$	250	500	35
$n=14$	NE	125	0

* 10 ng/mlで測定し,TPA(8)に対する割合で示した。
NE:作用なし。

本研究により，12-O-acetylphorbol 13-decanoate（6）には非常に強い抗HIV作用がみられ，PKCの活性化もないことがわかった。強力な発がんプロモーション作用を示すことで知られているTPA（8）とは，構造がわずかに異なるだけで，PKCの活性化に大きな違いを示した。今後，化合物6について作用メカニズムの解析や動物実験を行う予定である。

3 コーヒー酸誘導体のHIV-1 RT阻害活性について[15]

パナマ産生薬について行ったスクリーニングでCordia spinescens L.の葉がin vitroでHIV-1 RTに対して強い阻害活性を示した（メタノールエキス$IC_{50}=36\,\mu g/ml$，水エキス$IC_{50}=6\,\mu g/ml$）[15]。

C. spinescensはムラサキ科に属し，メキシコ西南部からベネズエラ，ペルーの標高1600mまでの高湿の森林に生育する高さ3m程度の低木である。ベネズエラのインディアンは根を煎じて発熱や頭痛に使い[16]，またパナマのGuaymi Indianは"Diguiman Goi（スペイン語ではBejuco negro）"と呼び，木部を粉末にし，スリ傷の治療に使っている[17]。

C. spinescensの水抽出エキスをイオン交換樹脂（IRA 400, IR 120B）を用いて中性，酸性，塩基性画分に分けると活性は中性画分に見られた（図7，表6）。この画分をさらに各種カラムクロマトグラフィーを用いて分離を行い，活性成分としてコーヒー酸三量体，二量体の

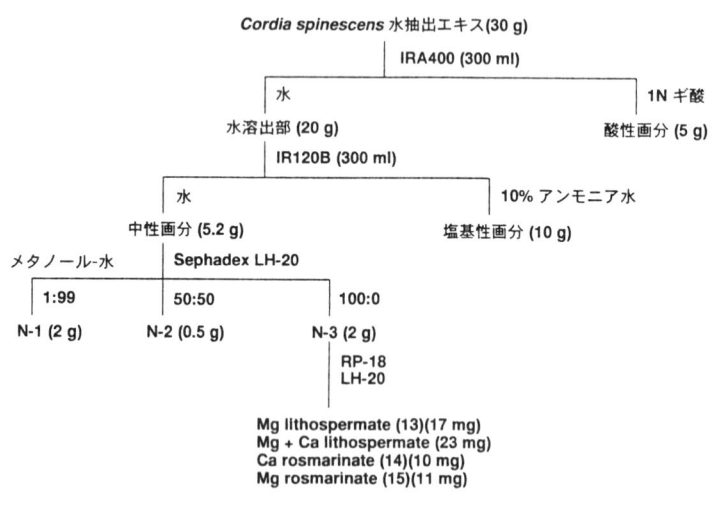

図7　C. spinescensの分画と活性成分の単離

第20章 抗HIV活性を有する伝統薬物

表6 C. spinescensの抽出エキスおよび画分のHIV-1逆転写酵素およびプロテアーゼ阻害作用

画分	逆転写酵素阻害% (10μg/ml)	プロテアーゼ阻害% (100μg/ml)
水抽出エキス	96.1±1.5	44.4±2.1
エタノール抽出エキス	5.7±1.2	0.9±2.3
塩基性画分	69.4±3.5	43.1±3.0
酸性画分	15.1±5.8	25.8±1.0
中性画分	93.6±1.6	53.1±9.5

Mg lithospermate (13), Ca rosmarinate (14), Mg rosmarinate (15) を得た。

関連化合物についても合わせて，RT阻害活性を測定した（図8，表7）。Mg lithospermate (13) は最も強い阻害活性を示したが，lithospermic acid (16) では阻害活性は40倍下がった。これは金属イオンが影響しているためと考えられる。またCa, Mg rosmarinates (14, 15) も強い阻害作用を示した。RT阻害作用は単量体 (17)，二量体 (14, 15)，三量体 (13, 16) の順で強くなったが，四量体 (18) では逆に弱くなった。化合物13の阻害作用はLineweaver-Burkプロットから非競合的であることがわかり，化合物13は基質の結合部位と異なる部位で酵素と結

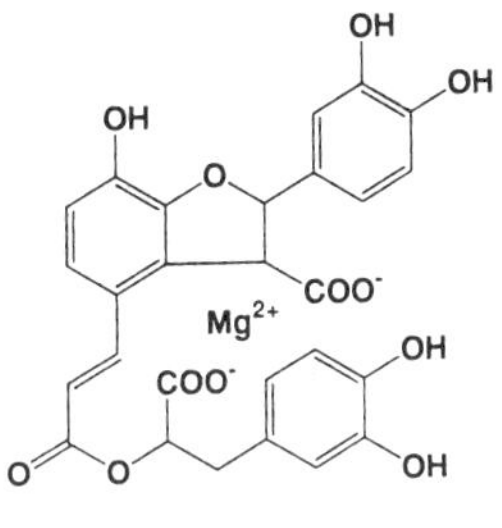

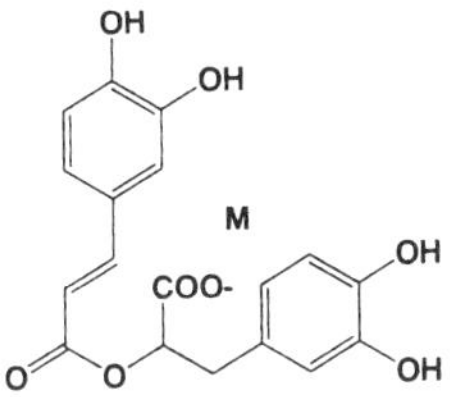

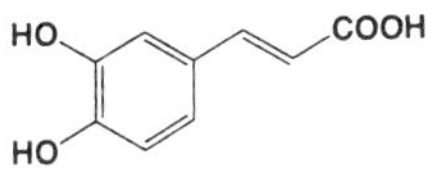

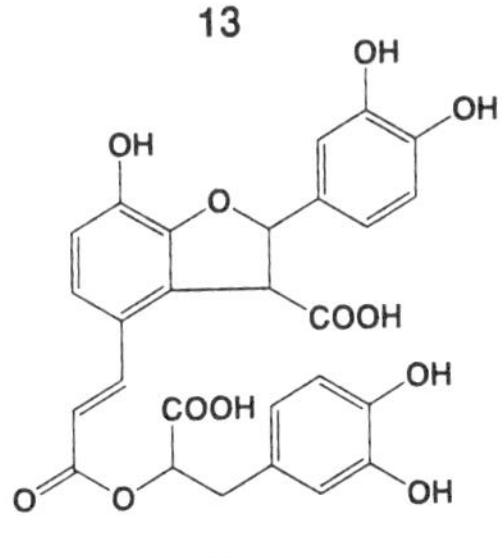

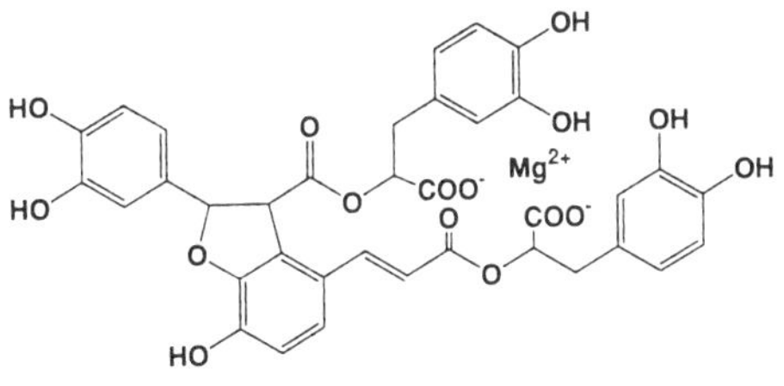

図8 C. spinescensから単離した化合物および関連化合物の構造

表7 C. spinescensから単離した化合物および関連化合物のHIV-1逆転写酵素およびプロテアーゼ阻害作用

化合物	逆転写酵素阻害 IC_{50} (μM)	プロテアーゼ阻害作用 IC_{50} (μM)
単量体		
Caffeic acid (17)	>1000	>100
二量体		
Ca rosmarinate (14)	5.8	>100
Mg rosmarinate (15)	3.1	>100
三量体		
Mg lithospermate (13)	0.8	>100
Lithospermic acid (16)	34	
四量体		
Mg lithospermate B (18)	68	

合し,酵素活性を阻害していると考えられる。

4 トリテルペン類のHIV-1 PR阻害活性について[18-20]

HIV-1 PR阻害活性を指標とした漢薬および蒙薬のスクリーニングで鎖陽に比較的強い阻害活性が見られた[21]。なお,HIV-1 PRの阻害活性はリコンビナントな酵素を用い,阻害率をHPLCで定量する方法により求めている。

鎖陽はオシャグジタケ科 Cynomorium songaricum の茎で,主に内蒙古に生育する寄生植物である。中国では古くから強壮薬として用いられており[22],成分としてはトリテルペン,ステロイド,脂肪酸が知られている[23, 24]。

鎖陽の抽出エキスからursolic acid (19), acetyl ursolic acid (20), malonyl ursolic acid hemiester (21), β-sitosterol, β-sitosteryl oleate, β-sitosteryl glucoside, β-sitosteryl glucoside 6'-O-aliphatate, p-hydroxycinnamic acid, catechin, isoquercitrin, piceid, phloridzin, naringenin 4'-O-glucoside, luteolin 7-O-glucoside, coniferin, isoconiferin, adenosine, L-tryptophanを単離した(図9)。これらについて100 μg/mlの濃度でHIV-1 PR阻害活性を測定すると19, 20, 21には比較的強い活性(19-21の

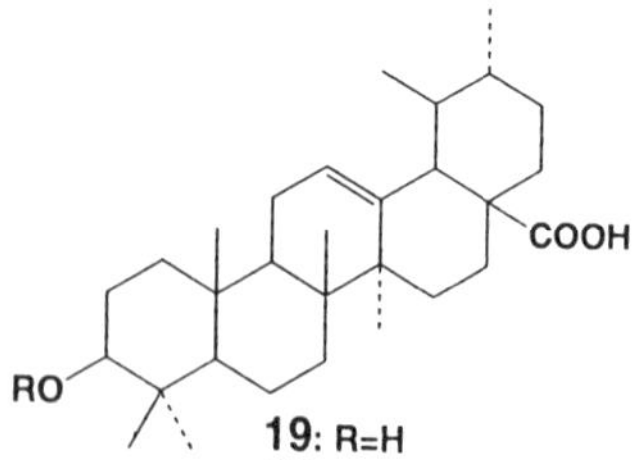

19: R=H
20: R=COCH$_3$
21: R=COCH$_2$COOH

図9

第20章 抗HIV活性を有する伝統薬物

表8 トリテルペン類のHIV-1プロテアーゼ阻害作用

R_1	R_2	Ursene型化合物	IC_{50} (μM)	Oleanene型化合物	IC_{50} (μM)	Lupene型化合物	IC_{50} (μM)
H	CH_3	α-amyrin (22)	80	β-amyrin (28)	>100		
H	COOH	ursolic acid (19)	8	oleanoic acid (29)	8	betulinic acid (37)	9
H	$COOCH_3$	23	14	30	20	38	>25
$COCH_3$	COOH	20	13	31	9		
COCOOH	COOH	24	7	32	20	39	7
$COCH_2COOH$	COOH	21	6	33	8	40	6
$CO(CH_2)_2COOH$	COOH	25	6	34	4	41	6
$CO(CH_2)_3COOH$	COOH	26	4	35	4	42	4
$CO(CH_2)_2COOCH_3$	$COOCH_3$					43	40
$CO(CH_2)_3COOCH_3$	$COOCH_3$	27	>50	36	>50		

IC_{50}値はそれぞれ8, 13, 6 μM）が見られたが，他の15種には効果はなかった[18]。

鎖陽に含まれる酸性トリテルペン類（19-21）にHIV-1 PR阻害活性が見られ，3位にマロン酸ヘミエステルの導入で，さらに阻害活性が増大した。そこで構造の類似したursolic acid, oleanolic acid, betulinic acidについて一連のカルボン酸ヘミエステルの合成を行い，構造と活性相関の検討を試みた（表8）。トリテルペン類の3位にエステル結合で酸性基を導入した場合，oxalyl（C_2），malonyl（C_3），succinyl（C_4），glutaryl（C_5）と炭素数が増えるに従って阻害活性も強くなった。最も強いglutaryl hemiester (26, 35, 42) の IC_{50} 値は4 μMで，元のトリテルペン（19, 29, 37：IC_{50}＝8-9 μM）の約2倍の強さであった。これらのカルボキシル基をメチル化すると活性は大きく減少し（27, 36, 43：IC_{50}＝40, >50 μM），トリテルペンの3位と17位の高極性基が酵素と相互作用していることが示唆された。

化合物19, 29, 37の17位のカルボキシル基をメチル化した化合物も活性が顕著に減少した（23, 30, 38：IC_{50}＝14, 20, >25 μM）。また，17位がカルボキシル基ではなくメチル基の場合も，

薬用植物・生薬開発の最前線

活性が著しく減少した〔α-amyrin (22), β-amyrin (28)：$IC_{50}=80$, $>100\mu M$〕, したがって, 17位の高極性基も酵素との相互作用に深く関与することが支持される。

一方, 蒙薬"文冠木 (Xanthoceras sorbifolia Bungeの木部)"の抽出エキスも中程度の阻害活性を示した。文冠木は中国の内蒙古に生育するムクロジ科の低木で, 中国語では"Wen Guan Mu", モンゴル語では"Shen Deng"と呼び, 木部をリューマチや痛風などに用いている。果実からはこれまでいくつかのサポニン類が単離されている[25, 26]が, 木部の成分に関する報告はまだ少ない[27, 28]。

文冠木のメタノールエキスから24-methylenecycloartan-3-ol (44), 3-oxotirucalla-7, 24-dien-21-oic acid (45), oleanolic acid (29), procyanidin A-2 (47), dihydromyricetin, dihydroquercetin, naringenin, myricetin, epigallocatechin, epicatechin, epiafzelechinと共に新トリテルペンxanthocerasic acid (46), 新A-タイププロアントシアニジン二量体 (48) を単離した[19] (図10)。

単離した化合物についてHIV-PR阻害活性を測定すると化合物45, 29, 48のみに活性が見られ, IC_{50}値はそれぞれ20, 10, 70μg/mlであった (表9)。Oleanolic acid (29) のHIVの増

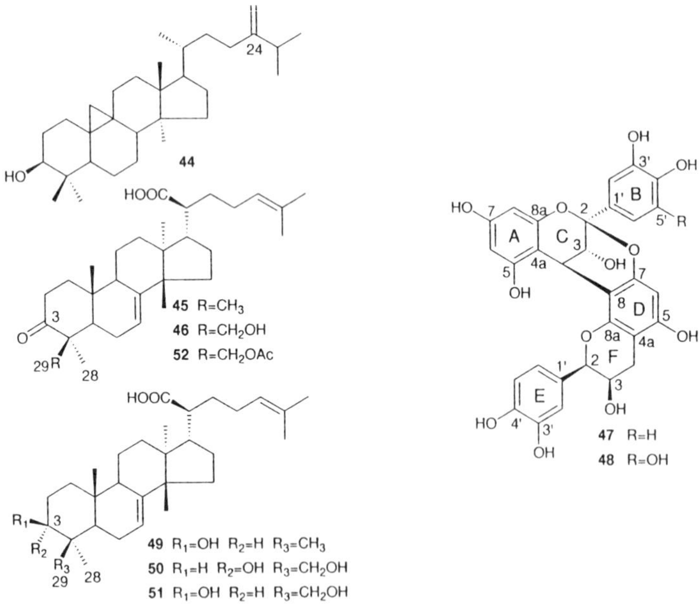

図10

第20章 抗HIV活性を有する伝統薬物

表9 文冠木から単離した化合物および関連化合物の
　　 HIV-1プロテアーゼ阻害作用

化合物	IC$_{50}$ (μg/ml)
44	>100
45	20
46	>100
29	10
47	>100
48	70
49	100
50	>100
51	100
52	>100
acetyl pepstatin	0.15

殖とそのプロテアーゼの阻害活性に関してはすでに報告しており[18,29]，今回の実験結果と一致していた。また，化合物45はHIVプロテアーゼ阻害活性を持つ初めてのtirucallane型のトリテルペンである。化合物45と46では構造がわずかに違うだけにもかかわらず，HIV-PR阻害活性に大きな差が見られた。そこで化合物45および46のアナログについて検討を行った。化合物46を還元し，3αおよび3β-OH体（50，51）を得た。化合物45を還元すると3β-OH体（49）のみが得られた。また，46をアセチル化して，29-O-アセチル体（52）を得た。今回合成したアナログの中では化合物49と51に中程度の活性（IC$_{50}$ = 100 μg/ml）が見られた。しかし，検討を行った化合物の種類が少ないため，文冠木に含まれるtirucallane型トリテルペンに関する構造と活性の相関関係について結論を出すことはできなかった。

　これまで述べてきたように，ある種のトリテルペン類はHIV-PRに対して非常に強い阻害効果を有していた。そこでさらに系統的にトリテルペン類の構造変換を行い，その構造とHIV-1プロテアーゼ阻害活性との相関関係について検討を行った[20]。前述の3種のトリテルペン（ursolic acid, oleanolic acid, betulinic acid）の活性に大きな差が見られないこと，また，天然に豊富に存在することを考慮して出発原料としてoleanolic acid（29, IC$_{50}$ = 8 μM）を用いた。

　先にoleanolic acid, ursolic acid, betulinic acidの3位に炭素数5までのジカルボン酸ヘミエステル類について阻害効果を検討したが，oleanolic acidについてさらに炭素鎖の長い化合物を合成し，HIV-1 PR阻害活性を検討した（表10）。その結果，炭素数が6から8の時最も強く，そのIC$_{50}$値は3 μMであった。さらに炭素鎖が長い化合物ではこれらより阻害活性は弱く

表10 3位側鎖の異なるトリテルペン誘導体のHIV-1プロテアーゼ阻害作用

R_1	$R_2=H$		$R_2=CH_3$	
	化合物	IC_{50} (μM)	化合物	IC_{50} (μM)
H	29	8	30	20
COCOOH	32	20		
COCH$_2$COOH	33	8		
CO(CH$_2$)$_2$COOH	34	4		
CO(CH$_2$)$_3$COOH	35	4.0		
CO(CH$_2$)$_4$COOH	53	3.0	54	7.5
CO(CH$_2$)$_6$COOH	55	3.0		
CO(CH$_2$)$_8$COOH	56	4.0		
COCH$_2$C(CH$_3$)$_2$CH$_2$COOH	57	3.8		
CO(CH$_2$)$_4$COOCH$_3$	58	5.6	59	>20
CO(CH$_2$)$_4$CH$_3$	60	>20		

なった。アシル側鎖に2つのメチル基を持つ化合物(57)の活性は直鎖状の化合物(35)とほぼ同じであった。

28位または3位のカルボキシル基をメチル化すると活性は減少した(54, 58のIC$_{50}$値は7.5および5.6μM)。また,両方のカルボキシル基ともメチル化すると活性が消失した(59, IC$_{50}$ > 20μM)。

次に,3位が水酸基ではなく他の官能基に代わった時の阻害活性が変化,またそこに前述で最も阻害活性が強かった炭素数6のジカルボン酸を導入した時の阻害活性の変化について検討した(表11)。

Oleanolic acidの3位水酸基をケトン基やヒドロキシイミノ基に変えた化合物(61, 63)でも阻害活性は変わらなかった。一方,28位メチルエステル体の3位水酸基をカルボニル基やアミノ基に変えても活性は弱いままであった(62, 65-66)が,ヒドロキシイミノ基体(64)では3位水酸基体(30)に比べ約2倍強くなった。

また,3位ヒドロキシイミノ基やアミノ基に炭素数6のジカルボン酸を導入すると28位がフリーカルボニル体(69, 71)もメチルエステル体(68, 70, 72)も非常に強い阻害活性を示した。

第20章 抗HIV活性を有する伝統薬物

表11 3位官能基の異なるトリテルペン誘導体のHIV-1プロテアーゼ阻害作用

R_1	$R_2=H$		$R_2=CH_3$	
	化合物	$IC_{50}(\mu M)$	化合物	$IC_{50}(\mu M)$
β-OH	29	8	30	20
=O	61	5.5	62	20
=NOH	63	5.5	64	9.5
β-NH$_2$			65	>20
α-NH$_2$			66	>20
=NOCO(CH$_2$)$_4$COOH	67	5.5	68	4.0
β-NHCO(CH$_2$)$_4$COOH	69	3.0	70	3.0
α-NHCO(CH$_2$)$_4$COOH	71	2.1	72	3.5
β-NHCO(CH$_2$)$_4$CONH(CH$_2$)$_4$COOH			73	6.0
β-NHCO(CH$_2$)$_4$CONH(CH$_2$)$_4$COOCH$_3$			74	>20
β-NHCO(CH$_2$)$_4$CONH-β-oleanolic acid 28-R$_2$	75	3.3	76	>20

なお,28位にフリーカルボキシル基を有する3-アシルヒドロキシイミノ化合物67は例外で,アシル基を持たない化合物63の活性とほぼ同じであった。

化合物68にさらにアミド基を導入すると活性は減少した(73,$IC_{50}=6.0\mu M$)。この化合物のメチル化体(74)はフリーのカルボキシル基を持たない他の化合物と同様活性はなかった。二量体化合物は単量体化合物と類似した阻害活性を示した。フリーのカルボキシル基を有していない化合物(76)には活性がなく,二つのフリーのカルボキシル基を有する化合物75は単量体69に匹敵する強い活性を示した。

Oleanolic acidの3位に炭素数6の酸性側鎖を導入すると強いHIV-1 PR阻害活性が見られた。そこで,oleanene骨格にもう一つの酸性側鎖の導入を試みた。Sophoradiol(77)はオレアナン型トリテルペンで3位と22位に二つの水酸基を有している。Chem 3D modelの解析から,この二つの水酸基の距離は12.321 Åでoleanolic acidの3-OHと17-COOH基の距離(12.409Å)とほぼ同じである。化合物77をadipoyl chlorideと反応させて3,22-di-O-adipoylsophoradiol(78)を得た。化合物78は元の77より8倍以上強い活性を示した(78 $IC_{50}=2.3$ vs. 77 $IC_{50}=18.8\mu M$)(図11)。

薬用植物・生薬開発の最前線

Sophoradiol (77)　R=H　IC_{50} = 18.8 μM
78　R=CO(CH$_2$)$_4$COOH　IC_{50} = 2.3 μM

図11　3位または22位に水酸基および酸性側鎖を有するオレアナン型トリテルペンのHIV-1プロテアーゼ阻害活性

　二つの酸性側鎖を持つ化合物78が強い活性を示したことから，oleanolic acidの3位と28位に2個の酸性側鎖を持つ化合物80を合成した。HIV-1 PR阻害活性を測定すると予想したとおり，化合物80はさらに強い活性を示し，そのIC_{50}は1.7μMであった。また，28位に一つだけ酸性側鎖を持っている化合物79も80と同程度の強い活性を示し，元のoleanolic acidの4倍以上の強さであった（表12）。この理由として，oleanolic acidでは28位のカルボキシル基がやや立体障害を受けた状態にあるため，酵素との水素結合または静電的相互作用が弱いのに対し，28位に側鎖を持つ79では，カルボキシル基と酵素がより強く結合できるためと考えられる。

　Computer modeling studyではトリテルペンの3位水酸基をジカルボン酸ヘミエステルにするとHIV-1 PRとの結合は増強すると予想された。今回の結果はこの予想を実証すると共に，28位に酸性の側鎖を結合すると3位だけの化合物よりHIV-1 PRとの結合はさらに強くなることを示した（79 IC_{50}=1.7 vs. 53 IC_{50}=3.0μM）。以上の結果より，oleanene骨格に酸性の側鎖，特に炭素数6の酸性基を導入すると，HIV-1 PRに対する阻害活性が大きく増加すること

表12　3位または28位に酸性側鎖を有するoleanolic acid誘導体のHIV-1プロテアーゼ阻害活性

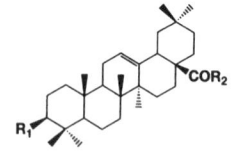

	R_1	R_2	IC_{50} (μM)
29	OH	OH	8
53	OCO(CH$_2$)$_4$COOH	OH	3.0
79	OH	NH(CH$_2$)$_5$COOH	1.7
80	OCO(CH$_2$)$_4$COOH	NH(CH$_2$)$_5$COOH	1.7

第20章 抗HIV活性を有する伝統薬物

がわかった。

また，今回用いたトリテルペンヘミエステル類のエステル結合は弱アルカリ性条件下，リパーゼに対しても安定であり，これらトリテルペン誘導体は消化酵素により加水分解を受けにくいことが確認された。

ところで，HIV-PRはペプチドが二量体を形成して初めてプロテアーゼ活性を示す。そこで，トリテルペン類によるプロテアーゼ阻害作用のメカニズムを検討するため，サイズ排除クロマトグラフィーを行ったところ，HIV-PRは単量体として溶出され，酵素の活性部位に直接作用して阻害するのではなく酵素の二量体化を阻害していることが示唆された。また，HIV-PRと同じaspartic acid proteaseに属するペプシン（単量体で活性を示すプロテアーゼ）に対する阻害活性を測定すると，これらトリテルペン類は全く阻害活性を示さず，酵素の二量体化を阻害していることを支持した。

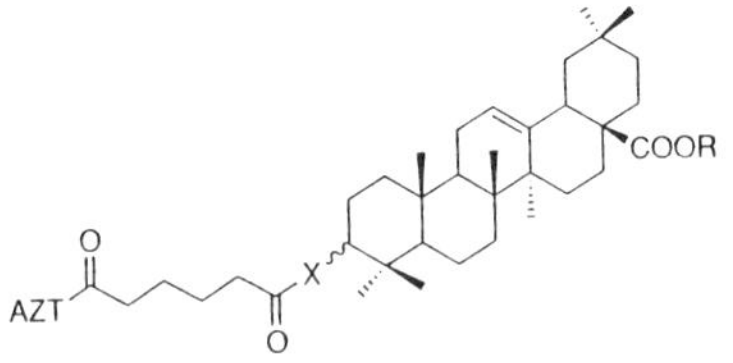

53a R=H, X=β-O-
54a R=CH$_3$, X=β-O-
67a R=H, X==N-O-
68a R=CH$_3$, X==N-O-
69a R=H, X=β-NH
70a R=CH$_3$, X=β-NH
71a R=H, X=α-NH
72a R=CH$_3$, X=α-NH

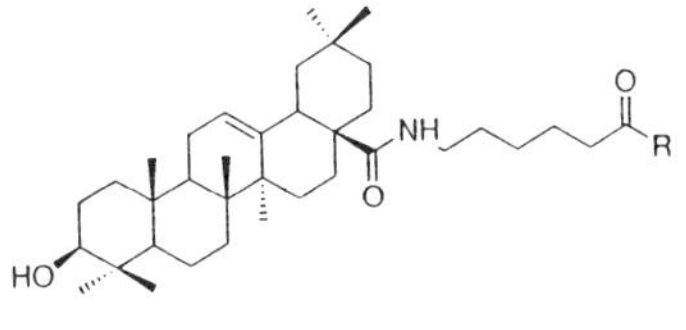

81 R=OH
81a R=AZT

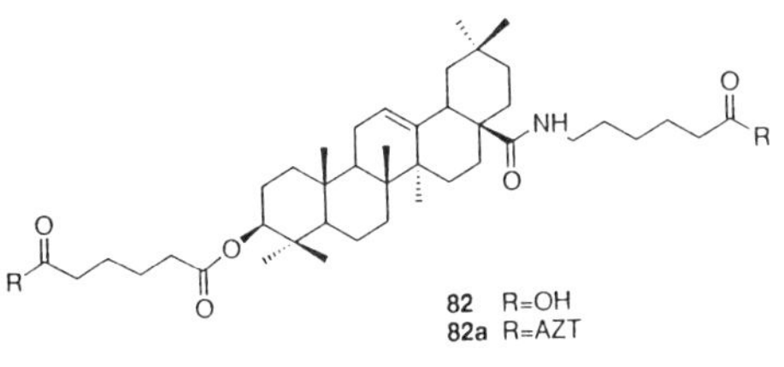

82 R=OH
82a R=AZT

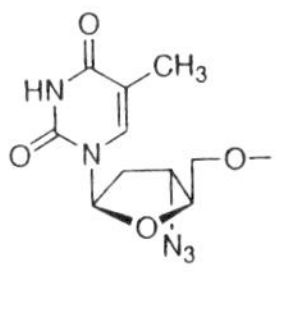

図12

我々は10年以上に渡り伝統薬物からHIV-PRおよびRT阻害物質の単離を中心に研究を行ってきた。その結果，これまでにHIVの酵素を阻害する数多くの化合物を得ることができたが，必ずしもそれらの多くが細胞系でのウイルス増殖に対しても有効ではなかった。Double-drugという新しい概念があるが，これは，単独では1つの酵素しか阻害作用を示さないような2種の阻害物質を化学結合でつなぎ，生物活性を増強させようというものである。これまで述べてきたようにいくつかのトリテルペン類のジカルボン酸ヘミエステルがHIV-PRに対して有効であることを見出している。しかし，これらの化合物は細胞への透過性に問題があり必ずしも期待どおりの抗HIV作用を示さない。そこでこれら天然物由来の化合物にdouble-drugの概念を適用し，oleanolic acid誘導体と他の抗HIV物質を結合させることを行った。抗HIV物質としてAZTを用いた。AZTは現在臨床に用いられている核酸系のRT阻害剤でAZT自身はプロテアーゼ阻害作用を全く示さない。これらについて検定を行ったところ，triterpene-AZT結合体の多くはプロテアーゼ阻害活性を保持していただけでなく，非常に強い抗HIV作用も示した（図12，表13）。現在この増殖制御メカニズムについて検討を行っている。

表13 トリテルペン-AZT結合体のHIV-1プロテアーゼ阻害作用および抗HIV作用

化合物	HIV-1プロテアーゼ阻害作用	抗HIV作用	
	IC_{50} (μM)	IC_{100} (μM)	CC_0 (μM)
53a	3.2	3.78	15.0
54a	4.0	18.4	148
67a	1.9	1.84	29.6
68a	16	4.53	145
69a	1.2	0.589	120
70a	20	0.370	73.9
71a	1.9	0.469	120
72a	8.0	7.39	>118
81a	2.4	1.9	122
82a	4.4	836	>836
81	1.7	NE	110
82	1.7	NE	179

NE：作用なし。

5 おわりに

今回述べてきた研究は天然物化学の立場から行ったものである。幸いにもいくつかの有効物質

第20章 抗HIV活性を有する伝統薬物

へと導くことができた。しかし，実際に抗ウイルス薬として臨床の場で用いられるにはまだまだ克服しなければならない問題点が数多くあると思われる。抗エイズ薬を最も必要としているのは発展途上国の人々であるが，既存のエイズ治療薬は非常に高価であるためその多くの人々は恩恵に浴することができない。しかし，彼らが日頃用いている伝統薬物を基原とするエイズ治療薬が開発されるならば，成果がその地域の人々へ還元されるだけでなく，安価でかつ大量供給への道につながる。伝統薬物から実用的な治療薬が開発されることを願って，今後もさらに有効な物質の探索を進めていく予定である。

最後に，本研究は留学生を中心とする研究室在籍者の協力によるものであり，実験を担当したY.A.Lim博士，S.El-Mekkawy博士，馬　超美博士に深く感謝する。

文　　献

1) N.E.Kohl et al., Proc.Natl.Acad.Sci.USA, 85, 4686 (1988)
2) J.K.Wong et al., Science, 278, 1291 (1997)
3) D.Finzi et al., Science, 278, 1295 (1997)
4) I.T.Kusumoto, M.Hattori, "Pharmacological Research on Traditional Herbal Medicines", p.219, Harwood Academic Publishers (1999)
5) a) S.El-Mekkawy et al., Phytochemistry, 53, 457 (2000) ; b) S.El-Mekkawy et al., Chem.Pharm.Bull., 47, 1346 (1999)
6) S.El-Mekkawy et al., Chem.Pharm.Bull., 投稿中 (2001)
7) T.Kawahata et al., J.Trad.Med., 13, 59 (1996)
8) F.J.Evans, S.E.Taylor, "Progress in The Organic Chemistry of Natural Products", Vol.44, p.1, Springer-Verlag (1983)
9) F.J.Evans et al., J.Nat.Prod., 41, 193 (1978)
10) E.Hecker, "Carcinogenesis", Vol.2, p.11, Raven Press (1978)
11) a) P.M.Blumberg, CRC Crit.Rev.Toxicol., 8, 153 (1980) ; b) P.M.Blumberg, CRC Crit.Rev.Toxicol., 9, 199 (1981) ; c) P.M.Blumberg, Cancer Research, 48, 1 (1988)
12) S.M.Kupchan et al., Science, 191, 571 (1976)
13) K.R.Gustafson et al., J.Med.Chem., 35, 1978 (1992)
14) M.Gschwendt, E.Hecker, Z.Krebsforsch, 81, 193 (1974)
15) Y.A.Lim et al., Phytother.Res., 11, 490 (1997)
16) J.F.Morton, "Atlas of Medicinal Plants of Middle America", p.719, Springfield (1981)

17) L.G.Joly, *J.Ethnopharmacology*, 28, 191 (1990)
18) C.-M.Ma *et al.*, *Chem.Pharm.Bull.*, 47, 141 (1999)
19) C.-M.Ma *et al.*, *J.Nat.Prod.*, 63, 238 (2000)
20) C.-M.Ma *et al.*, *Chem.Pharm.Bull.*, 48, 1681 (2000)
21) C.-M.Ma *et al.*, *J.Trad.Med.*, 12, 418 (1995)
22) 江蘇新医学院編,中薬大辞典,上海科学技術出版社,p.2395 (1977)
23) 馬超美ほか,薬学学報,28, 152 (1993)
24) S.-T.Zhang *et al.*, *China J.Chinese Materia Medica*, 15, 39 (1990)
25) Y.-J.Chen *et al.*, *Chem.Pharm.Bull.*, 32, 3378 (1984)
26) Y.-J.Chen *et al.*, *Chem.Pharm.Bull.*, 33, 127 (1985)
27) Y.-F.Huang, X.-Z.Feng, *Zhongcaoyao*, 18, 199 (1987)
28) C.-B.Cui *et al.*, *Zhongcaoyao*, 18, 297 (1987)
29) Y.Kashiwada *et al.*, *J.Nat.Prod.*, 61, 1090 (1998)

第21章　民族伝統薬の薬効評価

奥山恵美*

1　はじめに

　民族伝統薬・伝承薬は，その地域に生育する動植物を長い世代に渡って経験的に薬として取捨選択してきたものである。したがって，伝統薬にはヒトにおける臨床情報が付随すると考えることができる。このことは一般の天然素材との大きな違いであり，それぞれの伝統薬に対し期待される薬理作用を念頭に置いた薬効評価法の適用が可能になる。すなわち，伝統薬の用法や適応症から期待される薬効を的確に把握することで薬理作用が推定できるため，この薬理作用を考慮した活性評価の導入により，*in vivo*や*in vitro*のどちらでも効率的に活性を捕らえることができる。また，伝統薬の用法に関する情報を得ることは，EMB（Evidence Based Medicine）を目指す伝統薬の薬効評価においても有用であると思われる。

　伝統薬として使用される動植物の入手に関しては世界的なコンセンサスに鑑み，資源国に対する特別な配慮が必要なことは当然であるが，用法や効能に関する情報の入手においても，それぞれの民族伝統薬の文化的背景に対する配慮と洞察が必要となろう。本来，伝統薬は民族特有の文化に根ざした局在的な利用であり，使用している地域の特色（動植物，疾病等）を反映したものであるため，その地域内においては比較的誤解のない生薬情報が得られていたかもしれない。しかし，近年の有用植物使用におけるグローバリゼーションにより，私たちの生活圏内にない全く新しい天然素材が流入しているため，より注意深い情報の入手が必要である。

　また，民族伝統薬は漢方，アユルベーダ，ユナニ等のsystematicなものから，ジャムー等の家族内で伝承されてきたもの，南米のインディオやボルネオ島の先住民族等の用いる比較的primitiveなものまで実に広範である。したがって，例えばいくつかの植物を混合して用いている場合でも，漢方における薬方ではそれを構成する生薬単味の薬効以上の作用を期待するものであるが，primitiveな民族薬においては伝承医が薬効を示す素材を隠すために他の植物を混入している場合もある。広く市販されているジャムー薬でも，実際に記載されている含有植物以外に他の生薬を秘密に混ぜて薬効を高めている実状もある。また，期待される薬効もそれぞれの社会的要請に基づくため，偏りがみられる。例えば，いわゆる先進諸国において必須である（？）抗

＊　Emi Okuyama　千葉大学　大学院薬学研究院　活性構造化学研究室　助教授

不安薬，抗うつ薬，睡眠薬，抗痴呆薬に相当する効能をボルネオ先住民の用いる伝統薬に期待してもほとんど見出せない。むしろ，彼らが必要としているsnake bite薬，皮膚疾患薬，浴剤等では様々な植物が使われている。万国共通としては，鎮痛，抗炎症等に使われる伝統薬があげられよう。

民族伝統薬を薬としての観点から有効利用しようとする際，主に二通りの利用が考えられる。すなわち，用いられてきた伝統薬そのもの，あるいはそれに近い形で利用する場合と，伝統薬中の生理活性分子を医薬品のリードあるいはシードとして創薬に利用する場合である。後者の場合はもちろん活性成分を特定する必要があるが，伝統薬をそのまま利用する前者の場合においても，それぞれの伝統薬の薬効や安全性を科学的に理解し，品質を維持管理するために，多面的な薬効評価とともに，寄与する活性物質を同定することは重要である。本章においては，期待される薬効として鎮痛活性を含む2，3の伝統薬について，それらの薬効評価並びに薬理活性物質の同定を中心として，研究の背景や問題点も含めた具体例を示したい。

なお，動物を用いる活性評価では，伝統薬に限らず実験動物のanimal rightsに対する配慮を必要とするがここでは触れない。以下のウェブサイト等を参考にされたい。

(http://www.homeoffice.gov.uk/animact/aspaf.htm
http://www.frame.org.uk/index.htm
http://altweb.jhsph.edu/pages/search.html)

2 ボルネオ生薬，LONTUPAKの活性評価並びに活性物質[1]

熱帯地方にあるマレーシア領ボルネオ島（インドネシア領はカリマンタン島）は以前から南洋材の提供地としても知られており，特にサラワク州における森林伐採はかなり進んでいる。その隣のサバ州で私たちが研究を行った1990年代初期ごろは，サバ州森林局内において，伐採に対する懸念とともに熱帯雨林の保護や森林に生育する薬用植物利用の必要性を考慮していたようであった。サバ州には先住民族カダザン族が多く，民族内でのキリスト教の布教が進んでいたこともあり，英語を話せる人たちもいる。その一人で村医者でもあるWalter氏の紹介を受け，またサバ州森林局長Munang氏，同研究センターのKulip氏をはじめとする多くの方々の協力を得て，研究を遂行することができた。Walter氏が主に彼の母親から受け継いだ様々な伝統薬の中に，痛み（歯痛）に使うとして教えて頂いた生薬LONTUPAKがあった。LONTUPAKとして示された植物は，森林中で採取されたものと海岸に近い所で採取されたものがあり，両者は異なる植物と思われたが，区別なく利用されていた。森林局研究センターで同定をお願いしたところ，それぞれキョウチクトウ科の*Tabernaemontana pauciflora* Blumeと*T. pandacaqui* Poirであ

第21章 民族伝統薬の薬効評価

ることがわかった。

本生薬の用法として，根を刻んで水で煮出して歯痛に使うとのことであるので，薬理活性として鎮痛作用を期待し，抗炎症から中枢作用性までの広い鎮痛活性を評価できる系として，マウスに対する酢酸ライジング法を用いることにした。また，中枢抑制作用の評価系として，行動観察とともに体温下降作用を併用した。

まず *T. pauciflora* のメタノールエキスを作成し，活性評価を行ったところ，1g～500mg/kg経口投与により両活性が有意に認められた（96％の痛みの抑制，ΔT_{max} －3.4℃体温下降）。その後の分離過程において，両活性はアルカロイド画分に移行することがわかったので，本画分より化合物の単離を行い，coronaridine（EB-1）を主成分とするEB-1～EB-6の6種のインドールアルカロイドを単離同定した（図1）。ところで，主成分以外の5種の微量成分は，coronaridineのNbに隣接する3位あるいは5位にoxopropyl基が結合した化学構造を有していた。そこで，分画中に使用したアセトン溶媒の関与が疑われたので，*T. pauciflora* のメタノール抽出物とアセトン抽出物のそれぞれのアルカロイド由来のスポットをTLC上比較し，これら5種のminor化合物はアセトン溶媒の付加により生成したと結論づけた。したがって，本生薬のアルカロイド画分はcoronaridine（EB-1）に代表されるといえる。また，もう一方のLONTUPAKである *T. pandacaqui* のアルカロイド画分は主成分としてvoacangine（EBs-1）を与えた。本化合物はcoronaridineの10位にmethoxyl基が付加した類似化合物である。これら両化合物並びにminor化合物の一つであった3-(2-oxopropyl) coronaridine（EB-2）の活性評価を行ったところ，EB-1とEBs-1は25mg/kg，50mg/kg経口投与でそれぞれ用量依存的な鎮痛活性を示した。EB-2は50mg/kg投与でのみ弱いながら有意な活性を示した。体温下降作用では，50mg/kg経口投与においてEB-1とEBs-1それぞれΔT_{max} －2.0℃，－1.8℃の体

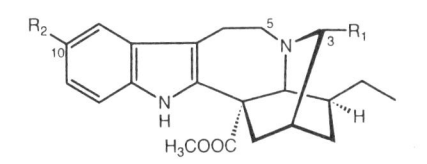

EB-1 (coronaridine): $R_1=R_2=H$
EB-2 (3-oxopropyl-coronaridine): $R_1=-CH_2COCH_3$, $R_2=H$
  from *Tabernaemontana pauciflora* Blume
  (= *Ervatamia blumeana* Mark gr.)

EBs-1 (voacangine): $R_1=H$, $R_2=-OCH_3$
  from *T. pandacaqui* Poir

図1

温下降を示したが，EB-2は100mg/kgにおいても有意な作用を示さなかった。さらに鎮静活性の有無をさらに調べるため，EB-1とEB-2を用いてペントバルビタール誘導睡眠に対する作用やメタンフェタミン誘発運動量増加に対する抑制活性を調べたが，両者とも50mg/kgでは有意な活性は認められなかった。むしろ，EB-1の投与量を増加させるとマウスにジャンピング等の異常行動が現れた。

以上の事実から本生薬の毒性も案じられたため，再度サバ州を訪れた際にWalter氏にもう一度詳しい用法をお聞きした。すると，彼の以前の説明でLONTUPACは根を水で煮出して用いるとのことであったので，煮出した液を服用すると私たちがかってに思いこんでしまったのに気がついた。LONTUPAKの煎液は口に含んで歯痛に用いるが，飲まずに吐き出さねばならない，とのことであった。本生薬は服用することで堕胎に用い，子供ができなくなるとの説明を受けた。そこで，LONTUPAKは鎮痛とはいっても，むしろ局所麻酔作用を期待すべきと考えた。coronaridine（EB-1）を用いて，モルモットの目に滴下するblink test（表面麻酔作用）と皮内投与によるtwitch response（浸潤麻酔作用）を調べたところ，前者では0.2％投与により有意な活性を示したが，後者ではtwitchの消失は徐々に認められたものの，投与部位に青あざが出現した。これらのことから，LONTUPAKの煎液は口に含んで歯痛に用い，飲まずに吐き出す，というカダザン族の伝統薬の用法は科学的にも理にかなっていると思われる。さらに，coronaridineのホルモン様作用による避妊作用も報告されており[2]，彼らの臨床情報は科学的にも肯けるものであった。

3 八角茴香の薬理活性評価並びに活性物質[3]

中華料理に汎用される八角茴香（大茴香）は英語名でChinese aniseとも呼ばれ，*Illicium verum* Hooker fil.（Illiciaceae）の乾燥した成熟果実である。それを水蒸気蒸留して得た精油はウイキョウ（*Foeniculum vulgare* ; Umbelliferae）とともにウイキョウ油の原料でもあり[4]，また，その主成分がanetholeであることから，*Pimpinela anisum*より得られるアニス油の代替にも利用される。他方で，八角茴香は伝統薬としても利用されている。日本薬局方では上述のウイキョウ油しか記述がなく，日本漢方でもあまり用いないが，中国をはじめアジア諸国やヨーロッパ，アメリカの広い地域で利用されてきた。本生薬は李時珍の『本草綱目』中にすでに記載があり[5]，また現在の中国薬局方[6]でも「能く中を温め，寒を散じ，気を理し，痛を止める」として，主に鎮痛，鎮吐や健胃に用いられている。東南アジア諸国には中国から入ってきたと考えられ，同様の使い方をしている他，不眠にも良いといわれている[7]。メキシコやアメリカ南西部における調査により，本生薬を伝統的なお茶として，痛みの緩和の他に，イライラや不眠，

第21章 民族伝統薬の薬効評価

鎮静剤としても利用しているとの報告がある[8]。

これらの情報を参考にして，食品（スパイス）として利用されている八角茴香には鎮痛作用や鎮静作用が期待できると考え，そのメタノールエキスの活性評価を行った。それぞれの評価法として前述のマウス酢酸ライジング抑制活性と体温下降活性を用い検討したところ，3g/kg経口投与で顕著な体温下降（ΔT_{max} −5.6℃）が認められ，500mg/kgおよび1g/kgで有意な鎮痛活性が認められた。しかし，その後の分画操作により活性が濃縮されてくると，用量によってはマウスに痙攣を誘発し，死に至らしめることを見出した。

そこで，活性評価を痙攣誘発と致死毒性に代え，20kgの八角茴香より始めの抽出段階から再検討して分画を行った（図2）。anethole等の精油成分を含むヘキサン抽出画分にはこれらの活性は認められず，その後の酢酸エチル画分に500mg/kgでマウスに痙攣誘発後，死に至らしめる活性が認められた。活性を示さない主成分1-(4′-methoxyphenyl)-1,2-propanediolの活性画分への重なりのために致死毒性成分の単離は容易ではなかったが，何度かの試行の末に，最終的にveranisatin A-Cと命名した活性成分を単離した。これらの化合物は3mg/kgでマウス全

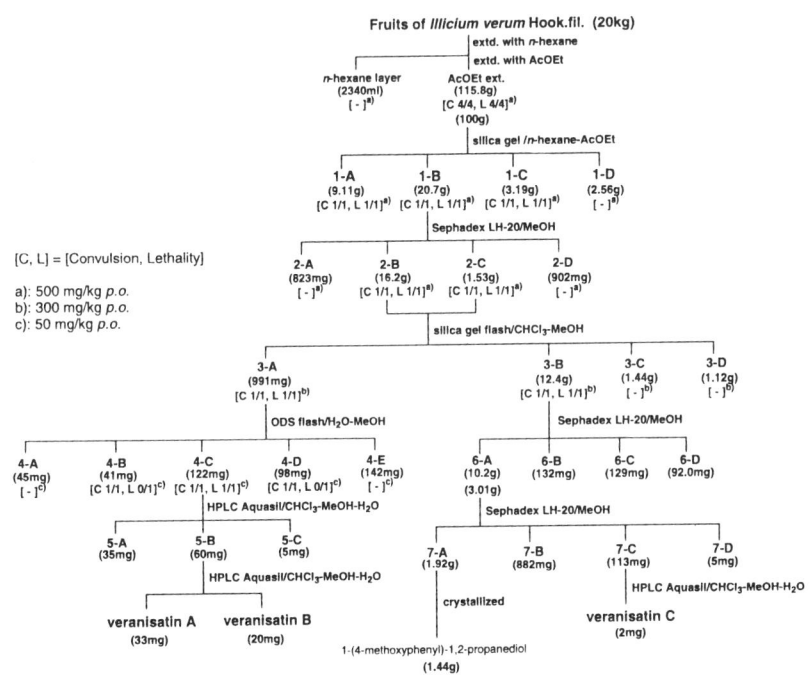

図2 Isolation Procedure of Star Anise

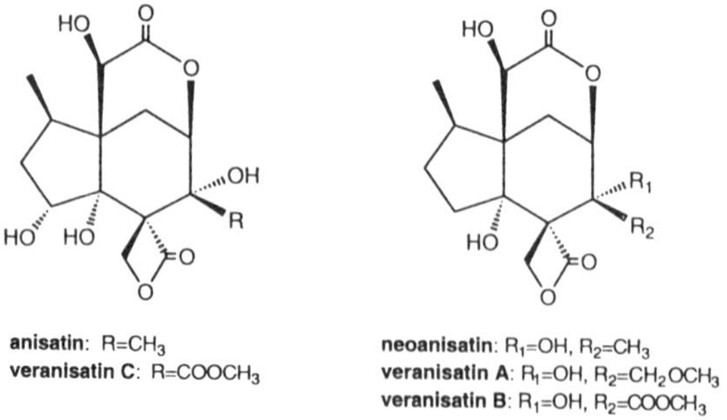

anisatin: R=CH$_3$
veranisatin C: R=COOCH$_3$

neoanisatin: R$_1$=OH, R$_2$=CH$_3$
veranisatin A: R$_1$=OH, R$_2$=CH$_2$OCH$_3$
veranisatin B: R$_1$=OH, R$_2$=COOCH$_3$

図3

匹に痙攣を誘発し,死に至らしめた。

ところで,Illicium属の植物はI.verum以外は毒性を有するものが多く,その中でも八角茴香との誤食により中毒報告も時にみられるシキミI.anisatumがよく知られている。英語名をJapanese aniseといわれているだけあって,日本でよく目にする植物である。その毒成分に関しては長い研究の歴史があり,1952年になってようやくLaneらにより単離されて,anisatinと命名された[9]。彼らの報告によると,その毒性は腹腔内投与でLD$_{50}$ 1.1±0.1mg/kgであり,後に私たちが行った経口投与での実験においても,1mg/kgで全てのマウスに痙攣を誘発し,4匹中3～4匹を死に至らしめた。また,1960年代になって,名古屋大学のYamada,Hirataらにより,シキミよりanisatinと同程度の毒性を示す類似化合物neoanisatinも得られ,anisatinとともに化学構造が明らかにされている[10]。

これまで毒性がないとされ,食用にも利用されている八角茴香より私たちが得たveranisatin類は,実はこれらのよく知られたシキミの痙攣毒物質,anisatinやneoanisatinとよく似た化学構造を有していた。また,その痙攣誘発作用や致死毒性に関しても,anisatinよりは若干弱いものの,上述したように十分に強力な作用(毒性)を示した。しかしながら,考慮すべき重要なことは,活性物質の植物(果実)中における含有量である。シキミでの含有量はanisatinのみで0.02%以上であるのに対し,八角茴香ではveranisatin A-Cを全て合わせても含有量が0.0003%に満たない。この差が,八角茴香とシキミにおける植物利用の相違になっているものと思われる。

八角茴香の活性を指標とした分画過程で,鎮痛・鎮静活性と致死毒性はパラレルに移行すると考えられた。そこで,veranisatin類の低用量による活性評価を,シキミより新たに単離したanisatinと共に行った。まず体温低下作用では,veranisatin A-Cは0.5～1mg/kgで有意な体温下降を示し,anisatinも0.5mg/kg投与で同様の活性を示した(図4)。さらにveranisatin Aとanisatinを用いていくつかの薬理作用の検討を行った。鎮静作用の指標としてメタンフェタ

第21章 民族伝統薬の薬効評価

a) $p < 0.05$, b) $p < 0.01$, c) $p < 0.001$. $n=3-4$

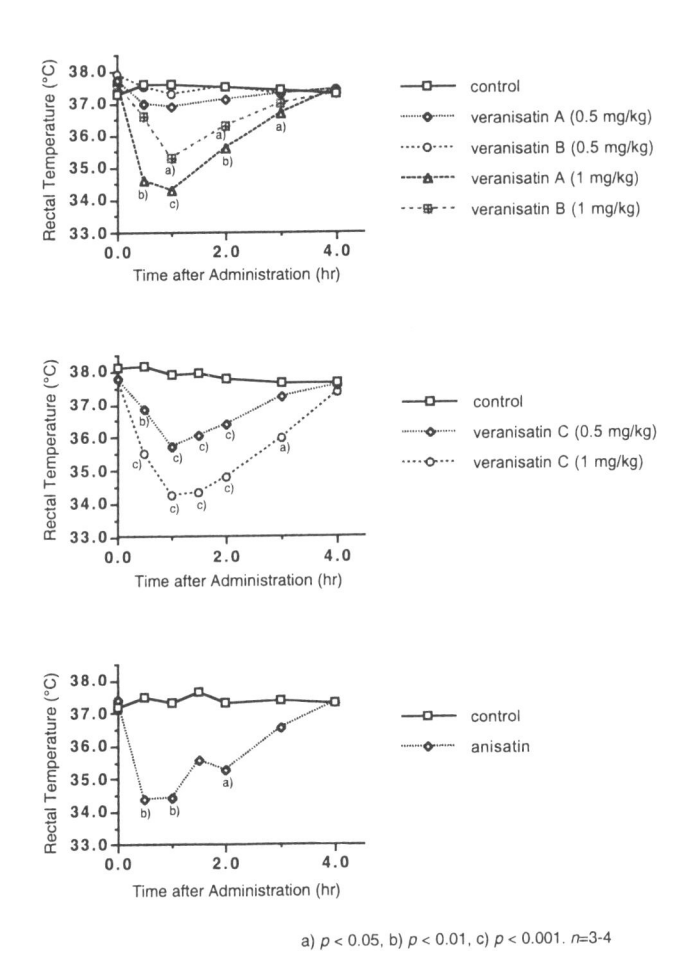

図4 Effects of Veranisatins and Anisatin on Body Temperature in Mice

ミン誘発運動量増加に対する抑制作用を検討したところ，veranisatin A 0.1mg/kgおよび0.3mg/kgで運動量の有意な抑制活性が認められ，anisatin 0.03mg/kg, 0.1mg/kgにおいても有意な抑制活性が認められた（図5）。

また，鎮痛活性の評価として，先に述べたライジング抑制活性とともにマウス尾根部圧刺激法により検討した。両評価法において，veranisatin Aは0.3mg/kgで，anisatinはそれぞれ0.03mg/kg, 0.1mg/kgで有意な鎮痛活性を示した（図6，図7）。

薬用植物・生薬開発の最前線

veranisatin A

anisatin

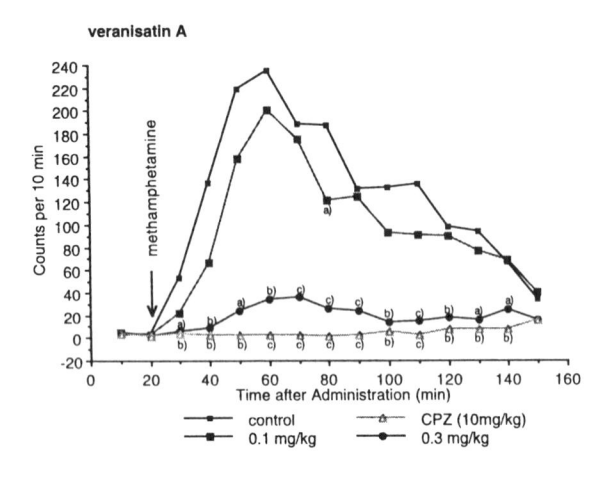

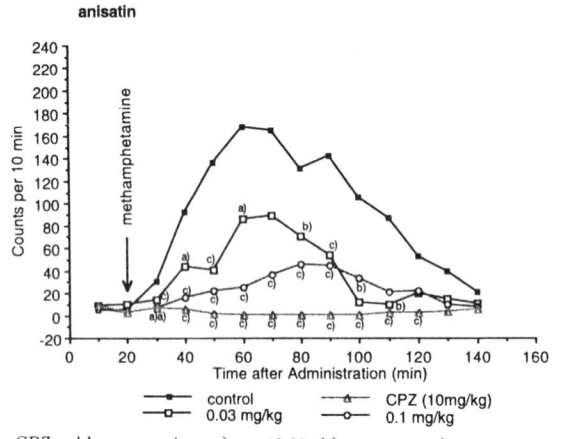

CPZ : chlorpromazine, a): $p<0.05$, b): $p<0.01$, c): $p<0.001$

図5 Effects of Veranisatin A and Anisatin on Locomotor Activity Enhanced by Methamphetamine

　以上のことから，veranisatin類は用量によっては強い致死毒性を示すものの，十分に低用量においては，食品でもある伝統薬，八角茴香の用法や効能を支持していると考えられる。しかし，veranisatin類の化学構造や薬理作用が，毒性の知られていた同属植物シキミの毒物質anisatinと類似していることを鑑み，生薬中に含まれる活性物質の量が重要であるといえる。なお，anisatinやveranisatin類の作用機序やpharmacophoreについては痙攣薬picrotoxinと

第21章　民族伝統薬の薬効評価

関連づけたGABA系に対する研究が報告されているが，末尾にいくつかの文献をあげるに止める[11]。このようなGABA系に対する抑制作用も含めて，本生薬の薬効と直接関連のある作用機序に関してはこれからの課題である。

Illicium属植物で世界的によく知られているのは上記の2種類であるが，中国雲南省や広西チュワン族自治区では自生するIllicium属植物が多いせいか，他にも*I. brevistylum*，*I. dunnianum*，*I. henryi*，*I. majus*等いくつかのIllicium属植物を痛みの緩和等を目的とした伝統薬として利用している[12]。それぞれの生薬の毒性の程度により，使用部位と投与形態（内服あるいは外用）を規定しているが，適切な用い方でなかったための事故も起きているようである。これら伝統薬の薬効に寄与する化合物もveranisatinやanisatinあるいはそれらの類似物質ではないかと思われ，やはりそれぞれの部位での含有量が問題なのではあるまいか。

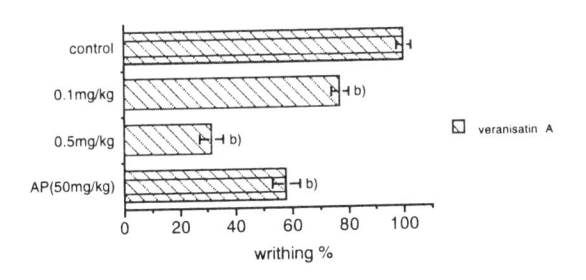

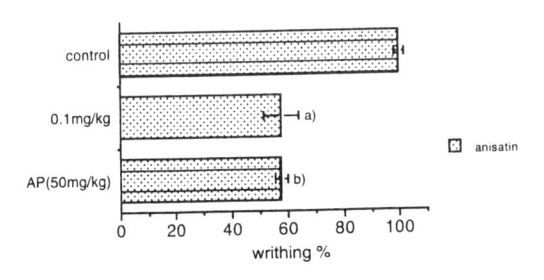

a) $p < 0.01$, b) $p < 0.001$. $n=6$

図6　Analgesic Effects of Veranisatin A and Anisatin on Acetic Acid-Induced Writhing in Mice

薬用植物・生薬開発の最前線

veranisatin A

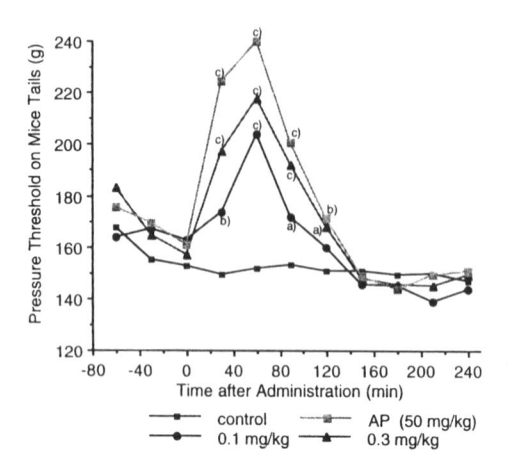

anisatin

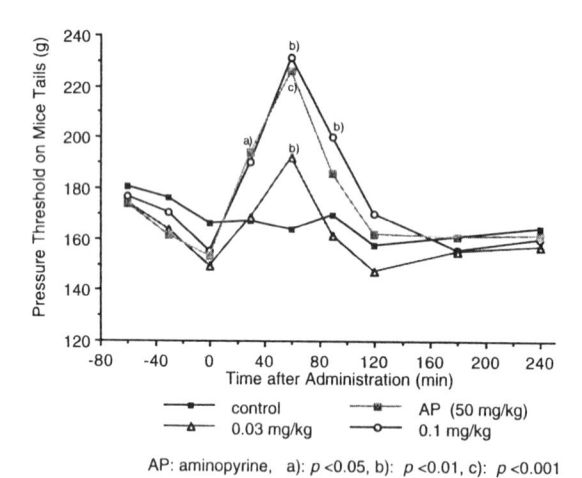

AP: aminopyrine, a): $p<0.05$, b): $p<0.01$, c): $p<0.001$

図7 Effects of Veranisatin A and Anisatin on Pressure Pain Threshold in Mice

4 蔓荊子の薬理活性評価並びに活性物質[13]

和漢薬，蔓荊子はハマゴウ *Vitex rotundifolia* L.f. またはミツバハマゴウ *V. trifolia* L. (Verbenaceae) の果実とされ[14]，油分を多く含む。私たちが蔓荊子の研究を始めた時には，この油分のせいか，薬理活性のみならず成分研究もあまり行われていなかった。本生薬も鎮痛を期待して使われるが，一般の鎮痛とは少し異なり，頭痛・眼痛に適するとされる[15]。しかも，高血圧症の頭痛に有効との記述もあり，これらの適応症から期待される薬理活性として，鎮痛作用の他に血管拡張作用を想定した。

実際に，蔓荊子（*V. rotundifolia*）のメタノール抽出物は2g/kg経口投与でマウス酢酸ライジング法や尾根部圧刺激法の両評価系において鎮痛活性を示し，また，ラットの摘出大動脈標本を用いたノルエピネフリン（NE）収縮に対しても0.2mg/kgで抑制活性を示した。そこで，

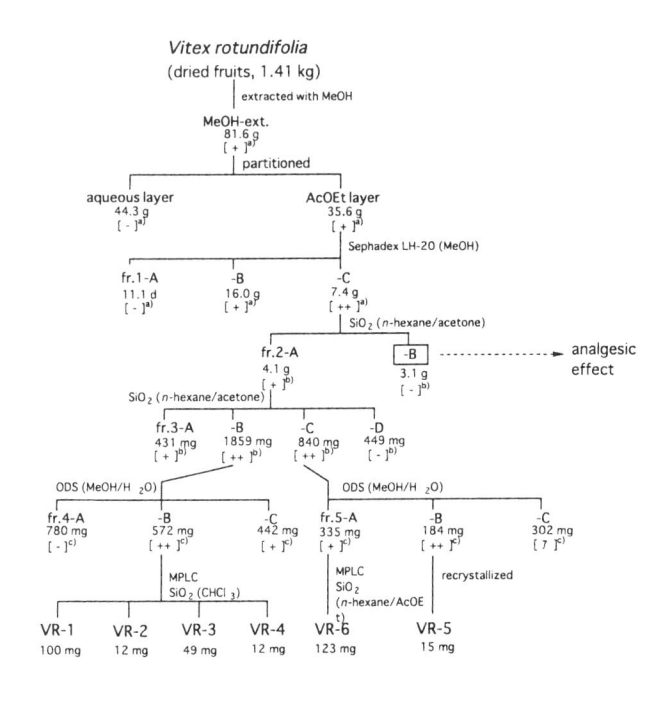

[++] > [+] > [±] : inhibitory effect on NE-induced constriction in rat aortic strips without endothelium, [-] : no effect.
a) 0.2 mg/ml, b) 0.1 mg/ml, c) 0.05 mg/ml.

図8 Isolation Procedure by Monitoring Vasodilatory Effect

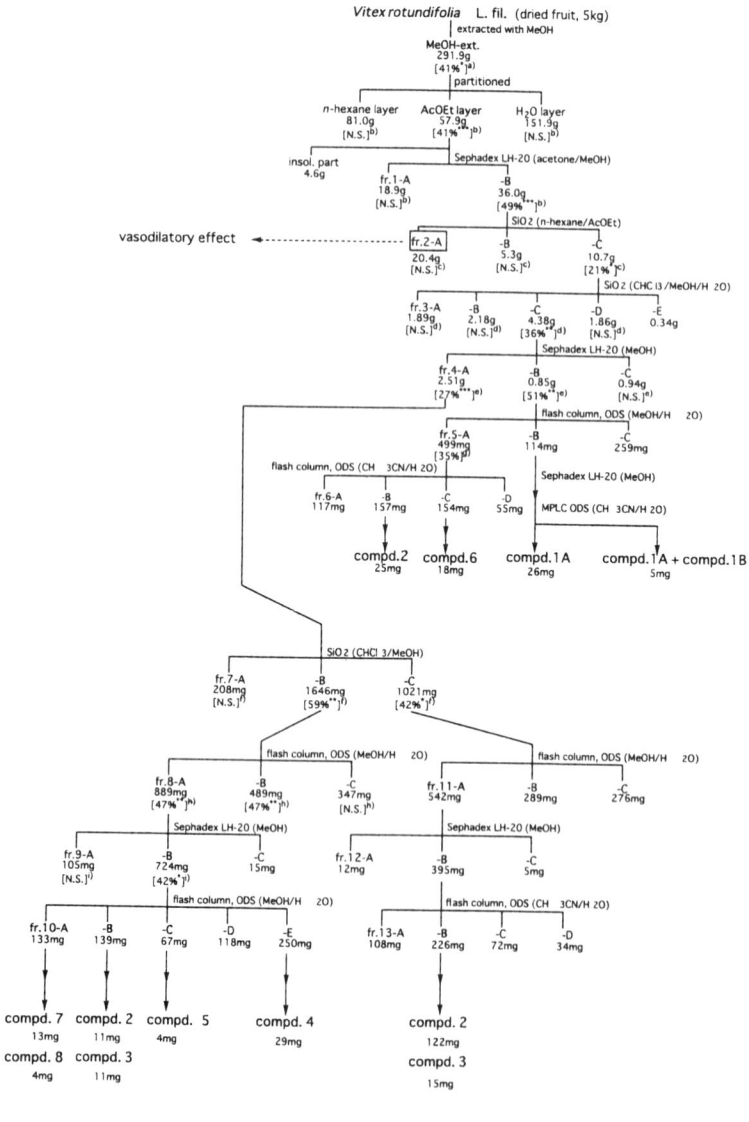

薬用植物・生薬開発の最前線

Vitex rotundifolia L. fil. (dried fruit, 5kg)
| extracted with MeOH
MeOH-ext.
291.9g
[41%*][a]
| partitioned

n-hexane layer 81.0g [N.S.][b] — AcOEt layer 57.9g [41%**][b] — H$_2$O layer 151.9g [N.S.][b]

insol. part 4.6g

Sephadex LH-20 (acetone/MeOH)

fr.1-A 18.9g [N.S.][b] — -B 36.0g [49%***][b]

SiO$_2$ (n-hexane/AcOEt)

vasodilatory effect ← fr.2-A 20.4g [N.S.][c] — -B 5.3g [N.S.][c] — -C 10.7g [21%*][c]

SiO$_2$ (CHCl$_3$/MeOH/H$_2$O)

fr.3-A 1.89g [N.S.][d] — -B 2.18g [N.S.][d] — -C 4.38g [36%**][d] — -D 1.86g [N.S.][d] — -E 0.34g

Sephadex LH-20 (MeOH)

fr.4-A 2.51g [27%***][e] — -B 0.85g [51%][e] — -C 0.94g [N.S.][e]

flash column, ODS (MeOH/H$_2$O)

fr.5-A 499mg [35%][f] — -B 114mg — -C 259mg

flash column, ODS (CH$_3$CN/H$_2$O)   Sephadex LH-20 (MeOH)

fr.6-A 117mg — -B 157mg — -C 154mg — -D 55mg   MPLC ODS (CH$_3$CN/H$_2$O)

compd.2 25mg   compd.6 18mg   compd.1A 26mg   compd.1A + compd.1B 5mg

SiO$_2$ (CHCl$_3$/MeOH)

fr.7-A 208mg [N.S.] — -B 1646mg [59%**][f] — -C 1021mg [42%*][f]

flash column, ODS (MeOH/H$_2$O)   flash column, ODS (MeOH/H$_2$O)

fr.8-A 889mg [47%**][h] — -B 489mg [47%**][h] — -C 347mg [N.S.][h]   fr.11-A 542mg — -B 289mg — -C 276mg

Sephadex LH-20 (MeOH)   Sephadex LH-20 (MeOH)

fr.9-A 105mg [N.S.][j] — -B 724mg [42%*][j] — -C 15mg   fr.12-A 12mg — -B 395mg — -C 5mg

flash column, ODS (MeOH/H$_2$O)   flash column, ODS (CH$_3$CN/H$_2$O)

fr.10-A 133mg — -B 139mg — -C 67mg — -D 118mg — -E 250mg   fr.13-A 108mg — -B 226mg — -C 72mg — -D 34mg

compd.7 13mg   compd.2 11mg   compd.5 4mg   compd.4 29mg   compd.2 122mg
compd.8 4mg   compd.3 11mg   compd.3 15mg

[ ]: writhing inhibition
a): 2 g/kg, b): 1 g/kg, c): 500 mg/kg, d): 200 mg/kg, e): 150 mg/kg, f): 120 mg/kg, g): 80 mg/kg, h): 60 mg/kg p.o.
*: $p < 0.05$, **: $p < 0.01$, ***: $p < 0.001$

図9　Isolation Procedure by Monitoring Analgesic Effect

第21章 民族伝統薬の薬効評価

Components Isolated by Monitoring Analgesic Effect

Components Isolated by Monitoring Vasodilatory Effect

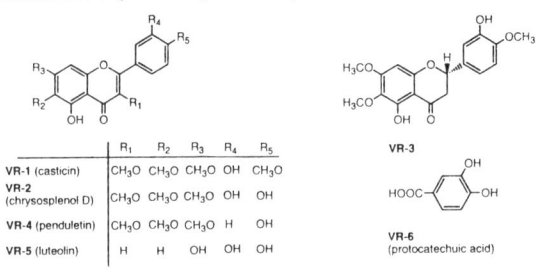

	R_1	R_2	R_3	R_4	R_5
VR-1 (casticin)	CH_3O	CH_3O	CH_3O	OH	CH_3O
VR-2 (chrysosplenol D)	CH_3O	CH_3O	CH_3O	OH	OH
VR-4 (penduletin)	CH_3O	CH_3O	CH_3O	H	OH
VR-5 (luteolin)	H	H	OH	OH	OH

図10 Structures of the Components from Vitex rotundifolia

　蔓荊子エキスより両活性を指標とした分画を試みたところ，活性は本生薬の油性画分には認められず，さらに途中のシリカゲルクロマトグラフィーによる粗分画で両活性画分が分離した。すなわち，比較的低極性の画分にはNE収縮抑制活性のみが観察され，他方の極性画分では鎮痛活性のみが観察された（図8，図9）。そこで，それぞれの評価法により両画分の分画を進め，最終的にNE血管収縮抑制活性に寄与する一連のflavonoid群と，鎮痛活性に寄与するvitexfolin A-Cと命名したphenylbutanone配糖体並びにiridoid配糖体群を明らかにした（図10，図11，図12）。

　血管収縮抑制活性におけるそれぞれの化学構造と活性の比較より，flavonoidのB環における3，4位の水酸基が活性に寄与していると推定された。ライジング抑制活性を他のいくつかのiridoid 50mg/kg投与で評価したところ，aucubin, geniposidic acid, asperulosideでは有意な鎮痛活性が認められたが，B環7，8位に二重結合のないcatalpolでは活性は認められなかった。aucubinに関しては炎症の評価系であるカラゲニン浮腫およびTPA-誘導浮腫の抑制作用がすでに報告されており，その他のiridoidの活性も抗炎症鎮痛作用の可能性が高い。また，

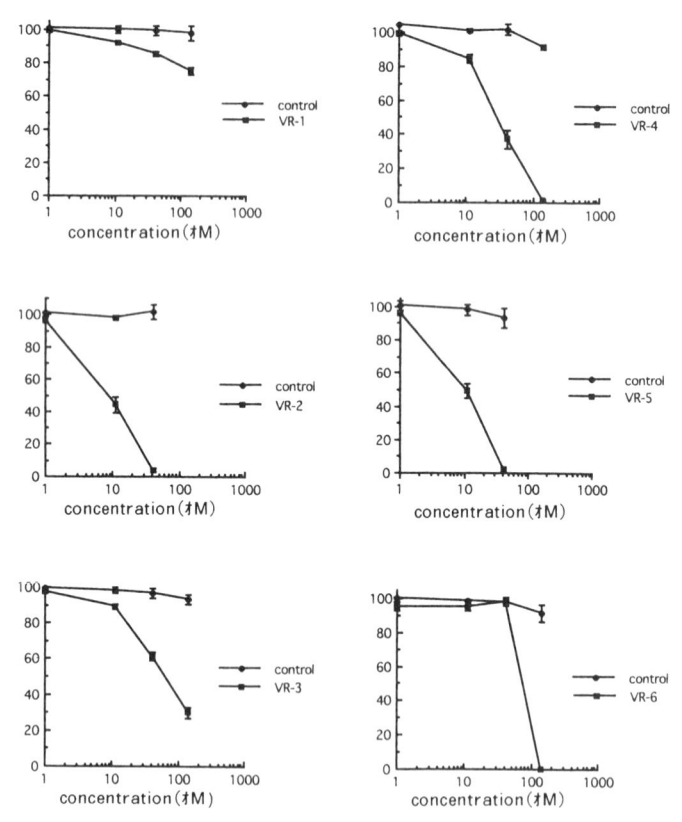

図11 Vasodilatory Effects of VR-1～-6 on NE-Induced Contraction in Rat Aortic Strips without Endothelium

vitexfolin Aのマウス尾根部圧刺激法による評価で鎮痛活性も観察されたことから，中枢神経系に対する作用も考えられる。以上のことから，鎮痛活性と血管収縮抑制活性を示すそれぞれの化合物群の寄与は，蔓荊子が眼痛や高血圧症の頭痛に用いるとされる効能の科学的根拠の一端を担うものと思われる。

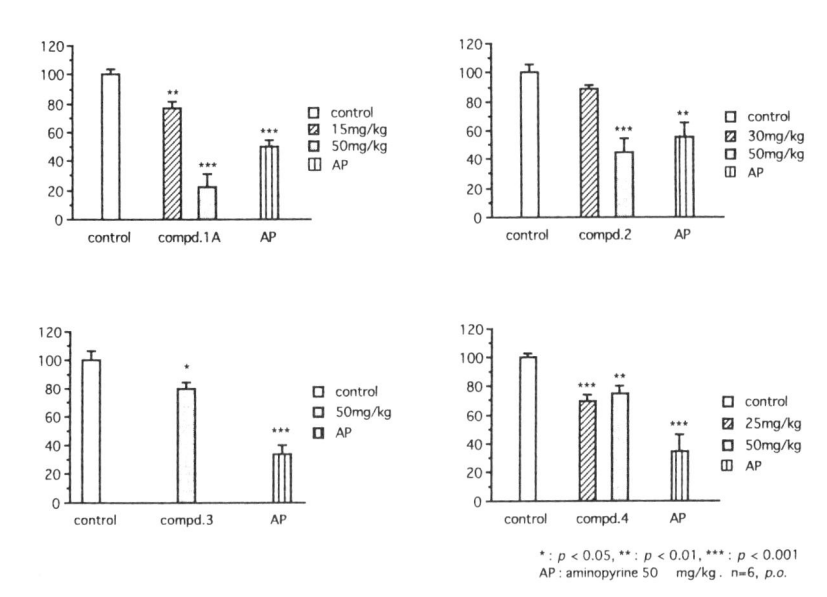

図12 Analgesic Effects of Compounds 1-4 on Acetic Acid-Induced Writhing in Mice

*：$p < 0.05$, **：$p < 0.01$, ***：$p < 0.001$
AP：aminopyrine 50 mg/kg. n=6, *p.o.*

5 おわりに

近年，伝承薬・伝統薬に使用されている植物素材やその成分を創薬のシーズ検索のための物質ライブラリーに入れ，他の物質や素材と同列にランダムスクリーニングの対象とする方法論が行われている。high throughput screeningやroboticsの急速な進展により，伝統薬のこれまでの用法にはない新たな生物活性が見出されることもあろう。しかし，長い年月をかけて取捨選択されながら蓄積されてきた伝統薬の臨床情報（人類の叡智）を活用しないのはあまりにもったいない話である。また，伝統薬のこのような臨床情報が，現在 *in vitro* で行われているランダムスクリーニングから得られる情報に劣るとは思えない。伝統薬の薬効は多種に渡り，その詳細な情報を基にした多面的で適切な活性評価系を適用できれば，より合理的に伝統薬に内在する薬理活性を評価できるのではなかろうか。スピードと数と施設を競う方法論とは全く別の角度から，創薬のシーズ検索のための合理的なシステム構築も可能なのではないかと思われてならない。

また，近年の健康志向にともない，いわゆるハーブ類のブームやボタニカルズに対する急増する要求がある。それにともない，本来は局在的に使用されていた各地の伝統薬もグローバルな使用へと変化している。医療においても，これまでの近代西洋医学的医療に加えて，その地域特有

の,あるいはより広範な代替医療も取り入れた総合医療が提案されている。医療の選択の幅が広がり,個人の全体的医療や予防医学的見地からの医療も提供できると期待される。このような状況の中で,伝統薬利用の比重は高まっていくと思われるが,その有効利用のためには,薬効や安全性に対する多面的な科学的評価が行われていく必要があろう。

文　　献

1) E.Okuyama, L.-H. Gao, M.Yamazaki, Analgesic Components from Bornean Medicinal Plants, *Tabernaemontana pauciflora* Blume and *Tabernaemontana pandacaqui* Poir, Chem.Pharm.Bull., 40 (8), 2075-2079 (1992)
2) P.K.Mehrotra, V.P.Kamboj, Hormonal Profile of Coronaridine Hydrochloride -an Antifertility Agent of Plant Origin, Planta Medica, 33, 345-349 (1978)
3) E.Okuyama, T.Nakamura, M.Yamazaki, Convulsants from Star Anise (*Illicium verum* Hook.f.), Chem.Pharm.Bull., 41, 1670-1671 (1993) ; T.Nakamura, E. Okuyama, M.Yamazaki, Neurotropic Components from Star Anise (*Illicium verum* Hook. fil.), Chem.Pharm.Bull., 44, 1908-1914 (1996)
4) 第十三改正　日本薬局方,第二部 (1996) pp.2000
5) 李時珍,本草綱目（校点本）第三冊,本草綱目菜部第26巻,人民衛生出版社 (1979), pp.1636-1639 ; 難波恒雄,原色和漢薬図鑑,保育社 (1986) pp.191-192
6) 中華人民共和国衛生部薬典委員会編,中華人民共和国薬典1995年版一部,広東科技出版社, pp.3
7) I.H.Burkill, A Dictionary of the Economic Products of the Malay Peninsula, Vol.II, the Ministry of Agriculture and Co-operatives, Kuala Lumpur (1966) pp.1244-1246
8) E.Linares, R.A.Bye Jr., A Study of Four Medicinal Plant Complexes of Mexico and Adjacent United States, J.Ethnopharmacology, 19, 153-183 (1987)
9) J.F.Lane, W.T.Koch, N.S.Leeds, G.Gorin, On the Toxin of *Illicium anisatum*. I. The Isolation and Characterization of a Convulsant Principle: Anisatin, J.Am.Chem.Soc., 74, 3211-3215 (1952)
10) K.Yamada, S.Takada, S.Nakamura, Y.Hirata, The Structures of Anisatin and Neoanisatin, Toxic Sesquiterpenes from *Illicium anisatum* L., Tetrahedron, 24, 199-229 (1968)
11) Y.Kudo, J.Oka, K.Yamada, Anisatin, a Potent GABA Antagonist, Isolated from *Illicium anisatum*, Neurosci.Lett., 74, 3211-3215 (1981) ; H.Shinozaki, M.Ishida, Y.Kudo, Effects of Anisatin on the GABA Action in the Crayfish Neuromuscular Junction, Brain Res., 222, 401-405 (1981) ; K.Matsumoto,

H.Fukuda,Anisatin Modulation of GABA-and Pentobarbital-Induced Enhancement of Diazepam Binding in Rat Brain, *Neurosci.Lett.*, 32, 175-179 (1982) ; E.Kanemoto, E.Okuyama, K.Nagata, Y.Ozoe, Interaction of Anisatin with Rat Brain γ-Aminobutyric Acid A Receptors : Allosteric Modulation by Competitive Antagonists, *Biochem.Pharmacol.*, 58, 617-621 (1999) ; T.Ikeda, Y.Ozoe, E.Okuyama, K.Nagata, H.Honda, T.Shono, T.Narahashi, Anisatin Modulation of the γ-Aminobutyric Acid Receptor-Channel in Rat Dorsal Root Ganglion Neurons, *British J.Pharmacol.*, 127, 1567-1576 (1999) ; T.J.Schmidt, E.Okuyama, F.R.Fronczek, The Molecular Structure of 2α-Hydroxyneoanisatin and Structure-Activity Relationships among Convulsant Sesquiterpenes of the *seco*-Prezizaane and Picrotoxane Types, *Bioorg.Med.Chem.*, 7, 2857-2865 (1999)

12) 広西科学院広西植物研究所編著,広西植物誌,第1巻,種子植物,広西科学技術出版社 (1991) pp.98-106 ; 雲南省薬材公司編,雲南中薬資源名録,科学出版社 (1993) pp.150-151

13) E.Okuyama, K.Suzumura, M.Yamazaki, Pharmacologically Active Components of Viticis Fructus (*Vitex rotundifolia*) I. The Components Having Vascular Relaxation Effects, *Natural Medicines*, 52, 218-225 (1998) ; E.Okuyama, S.Fujimori, M.Yamazaki, T.Deyama, Pharmacologically Active Components of Viticis Fructus (*Vitex rotundifolia*) II. The Components Having Analgesic Effects, *Chem.Pharm.Bull.*, 46, 655-662 (1998)

14) 厚生省薬務局審査第二課監修,日本薬局方外生薬規格1989,薬事日報社,pp.78

15) 中山医学院編,神戸中医学研究会訳・編,漢薬の臨床応用,医歯薬出版 (1980) pp.41-42

《CMCテクニカルライブラリー》発行にあたって

弊社は、1961年創立以来、多くの技術レポートを発行してまいりました。これらの多くは、その時代の最先端情報を企業や研究機関などの法人に提供することを目的としたもので、価格も一般の理工書に比べて遙かに高価なものでした。

一方、ある時代に最先端であった技術も、実用化され、応用展開されるにあたって普及期、成熟期を迎えていきます。ところが、最先端の時代に一流の研究者によって書かれたレポートの内容は、時代を経ても当該技術を学ぶ技術書、理工書としていささかも遜色のないことを、多くの方々が指摘されています。

弊社では過去に発行した技術レポートを個人向けの廉価な普及版《CMCテクニカルライブラリー》として発行することとしました。このシリーズが、21世紀の科学技術の発展にいささかでも貢献できれば幸いです。

2000年12月

株式会社　シーエムシー出版

薬用植物・生薬の開発　(B0796)

2001年 9月10日　初　版　第1刷発行
2006年10月24日　普及版　第1刷発行

監　修　佐竹　元吉　　　　　　　Printed in Japan
発行者　島　健太郎
発行所　株式会社　シーエムシー出版
　　　　東京都千代田区内神田1-13-1　豊島屋ビル
　　　　電話 03 (3293) 2061
　　　　http://www.cmcbooks.co.jp

〔印刷　倉敷印刷株式会社〕　　　　© M. Satake, 2006

定価はカバーに表示してあります。
落丁・乱丁本はお取替えいたします。

ISBN4-88231-903-9 C3047 ¥4800E

本書の内容の一部あるいは全部を無断で複写（コピー）することは，法律で認められた場合を除き，著作者および出版社の権利の侵害になります。

CMCテクニカルライブラリーのご案内

自動車と高分子材料
監修／草川紀久
ISBN4-88231-878-4　　　　　　　　　　B771
A5判・292頁　本体4,800円＋税（〒380円）
初版1998年10月　普及版2006年6月

構成および内容：樹脂・エラストマー材料（自動車とプラスチック 他）／材料別開発動向（汎用樹脂／エンプラ 他）／部材別開発動向（外装・外板材料／防音材料 他）／次世代自動車と機能性材料（電気自動車用電池 他）／自動車用塗料（補修用塗料 塗装工程の省エネルギー 他）／環境問題とリサイクル（日本の廃車リサイクル事情 他）
執筆者：草川紀久／相村義昭／河西純一 他19名

無機・有機ハイブリッド材料
監修／梶原鳴雪
ISBN4-88231-882-2　　　　　　　　　　B775
A5判・226頁　本体3,800円＋税（〒380円）
初版2000年6月　普及版2006年4月

構成および内容：【材料開発編】コロイダルシリカとイソシアネートの反応と応用／珪酸カルシウム水和物／ポリマー複合体の合成と評価／MPCおよびアパタイトとのシルクハイブリッド材料 他【応用編】無機・有機ハイブリッド前駆体のセラミックス化とその応用／UV硬化型無機・有機ハイブリッドハードコート材／ゾル－ゲル法によるガラスへの撥水コーティング 他
執筆者：梶原鳴雪／原口和敏／出村 智 他29名

高分子の長寿命化と物性維持
監修／西原　一
ISBN4-88231-881-4　　　　　　　　　　B774
A5判・302頁　本体5,400円＋税（〒380円）
初版2001年1月　普及版2006年4月

構成および内容：化学的安定化の理論と実際（化学的劣化と安定化機構／安定剤の相乗作用と拮抗作用 他）／高分子材料の長寿命化事例（スチレン系樹脂／PVC／ポリカーボネート 他）／高分子材料の長寿命化評価技術（耐熱性評価法／安定剤分析法 他）／安定剤の環境への影響（添加剤の種類と機能／添加剤の環境への影響 他）
執筆者：西原 一／大澤善次郎／白井正充 他31名

界面活性剤の機能と利用技術
監修／角田光雄
ISBN4-88231-880-6　　　　　　　　　　B773
A5判・302頁　本体4,200円＋税（〒380円）
初版2000年8月　普及版2006年4月

構成および内容：これからの界面活性剤（高純度界面活性剤／高機能性多機能性界面活性剤 他）／フッ素系界面活性剤とその応用（特性と機能／産業分野への応用 他）／バイオサーファクタントとその応用（生産／機能開発 他）／各分野における界面活性剤の効果的利用技術（化粧品／医薬品／農薬／繊維／ゴム・プラスチック／食品 他）
執筆者：角田光雄／西尾 宏／田渦勇仁 他21名

DDSの基礎と開発
監修／永井恒司
ISBN4-88231-879-2　　　　　　　　　　B772
A5判・227頁　本体3,200円＋税（〒380円）
初版2000年1月　普及版2006年3月

構成および内容：総論／方法論（放出制御／吸収改善／標的指向化 他）／開発（コントロールリリースド製剤／プロドラッグ／ターゲッティング製剤 他）／新展開（on-off放出制御システム／タンパク質医薬品のDDS／遺伝子薬品のDDS／トランスポーターとDDS 他）／〈資料〉日本DDS学会『DDS製剤審査ガイドライン案』 他
執筆者：永井恒司／高山幸三／山本 昌 他23名

構造接着の基礎と応用
監修／宮入裕夫
ISBN4-88231-877-6　　　　　　　　　　B770
A5判・473頁　本体5,000円＋税（〒380円）
初版1997年6月　普及版2006年3月

構成および内容：【構造接着】構造用接着剤／接着接合の構造設計 他【接着の表面処理技術と新素材】金属系／プラスチック系／セラミックス系 他【機能性接着】短時間接着／電子デバイスにおける接着接合／医用接着 他【構造接着の実際】自動車／建築／電子機器 他【環境問題と再資源化技術】高機能化と環境対策／機能性水性接着 他
執筆者：宮入裕夫／越智光一／遠山三夫 他26名

環境に調和するエネルギー技術と材料
監修／田中忠良
ISBN4-88231-875-X　　　　　　　　　　B768
A5判・355頁　本体4,600円＋税（〒380円）
初版2000年1月　普及版2006年2月

構成および内容：【化石燃料コージェネレーション】固体高分子型燃料電池 他【自然エネルギーコージェネレーション】太陽光・熱ハイブリッドパネル／バイオマス利用 他【エネルギー貯蔵技術】二次電池／圧縮空気エネルギー貯蔵 他【エネルギー材料開発】色素増感型太陽電池材料／熱電変換材料／水素吸蔵合金材料 他
執筆者：田中忠良／伊東弘一／中安 稔 他38名

粉体塗料の開発
監修／武田　進
ISBN4-88231-874-1　　　　　　　　　　B767
A5判・280頁　本体4,000円＋税（〒380円）
初版1999年10月　普及版2006年2月

構成および内容：製造方法／粉体塗料用原料（粉体塗料用樹脂と硬化剤／粉体塗料用有機顔料／パール顔料の応用 他）／粉体塗料（熱可塑性／ポリエステル系／アクリル系／小粒系 他）／粉体塗装装置（静電粉体塗装システム 他）／応用（自動車車体の粉体塗装／粉体PCM／モーター部分への粉体塗装／電気絶縁用粉体塗装 他）
執筆者：武田 進／伊藤春樹／阿河哲朗 他22名

※書籍をご購入の際は、最寄りの書店にご注文いただくか、㈱シーエムシー出版のホームページ（http://www.cmcbooks.co.jp/）にてお申し込み下さい。

CMCテクニカルライブラリーのご案内

環境にやさしい化学技術の開発
監修／御園生誠
ISBN4-88231-873-3　　　　　　　　B766
A5判・306頁　本体4,200円+税（〒380円）
初版2000年9月　普及版2006年1月

構成および内容:【環境触媒とグリーンケミストリー】現状と展望／グリーンインデックスとLCA／環境触媒の反応工学 他／【環境問題に対応した触媒技術】自動車排ガス触媒／環境触媒の居住空間への応用／廃棄物処理における触媒利用 他／【ファインケミカル分野での研究開発】電池材料のリサイクル／超臨界媒体を使う有機合成 他
執筆者: 御園生誠／藤嶋 昭／鍋島成泰 他22名

微粒子・粉体の作製と応用
監修／川口春馬
ISBN4-88231-872-5　　　　　　　　B765
A5判・288頁　本体4,000円+税（〒380円）
初版2000年11月　普及版2006年1月

構成および内容:【微粒子構造と新規微粒子】作製技術（液滴からの粒子形成／シリカ粒子の表面改質 他）／集積技術／【応用展開】レオロジー・トライボロジーと微粒子（ER流体 他）／情報・メディアと微粒子（デジタルペーパー 他）／生体・医療と微粒子（医薬品製剤の微粒子カプセル化 他）／産業用微粒子（最新のコーティング剤 他）
執筆者: 川口春馬／松本史朗／鈴木 清 他29名

セラミック電子部品と材料の技術開発
監修／山本博孝
ISBN4-88231-871-7　　　　　　　　B764
A5判・218頁　本体3,200円+税（〒380円）
初版2000年8月　普及版2005年12月

構成および内容: 序章／コンデンサ（積層コンデンサの技術展開 他）／圧電材料（圧電セラミックスの応用展開 他）／高周波部品（セラミック高周波部品の技術展開 他）／半導体セラミックス（セラミックスバリスタの技術展開 他）／電極・はんだ（電子部品の高性能化を支える電極材料／鉛フリーはんだとリフローソルダリング 他）
執筆者: 山本博孝／尾崎義治／小笠原正 他18名

DNAチップの開発
監修／松永是／ゲノム工学研究会
ISBN4-88231-870-9　　　　　　　　B763
A5判・225頁　本体3,400円+税（〒380円）
初版2000年7月　普及版2005年12月

構成および内容:【総論編】DNAチップと応用／DNA計測技術の動向／生命体ソフトウェアの開発【DNAチップ・装置編】DNAマイクロアレイの実際とその応用／ダイヤモンドを用いた保存型DNAチップ／磁気ビーズ利用DNAチップ 他【応用編】医療計測への応用／SNPs（一塩基多型）解析／結核菌の耐性診断／環境ゲノム／cDNAライブラリー 他
執筆者: 松永是／神原秀記／釜堀政男 他28名

PEFC用電解質膜の開発
ISBN4-88231-869-5　　　　　　　　B762
A5判・152頁　本体2,200円+税（〒380円）
初版2000年5月　普及版2005年12月

構成および内容: 自動車用PEFCの課題と膜技術（PEFCの動作原理 他）／パーフロロ系隔膜の開発と課題（パーフロロスルホン膜／延伸多孔質PTFE含浸膜 他）／部分フッ素化隔膜の開発と課題（グラフト重合膜 他）／炭化水素系高分子電解質膜の開発動向（炭化水素系高分子電解質膜の利点 他）／燃料電池技術への応用（PEMFC陽イオン交換膜について 他）
執筆者: 光田憲朗／木本協司／富家和男 他2名

水溶性高分子の機能と応用
監修／堀内照夫
ISBN4-88231-868-7　　　　　　　　B761
A5判・342頁　本体4,800円+税（〒380円）
初版2000年5月　普及版2005年12月

構成および内容:【水溶性高分子の基礎的物性】水溶性高分子およびその誘導体／水溶性高分子の物理化学的性質【分野別応用展開】医薬品／化粧品／トイレタリー用品／食品／繊維／染色加工／塗料／印刷インキ用水性樹脂／接着剤／土木・建築資材／廃水処理／エレクトロニクス 他【用途別応用展開】シームレスカプセル／水溶性フィルム
執筆者: 堀内照夫／佐藤恵一／秋丸三九男 他14名

プラスチック表面処理技術と材料
ISBN4-88231-867-9　　　　　　　　B760
A5判・222頁　本体2,800円+税（〒380円）
初版2000年5月　普及版2005年10月

構成および内容: 総論【ハードコート材料と機能】有機系／有機・無機ハイブリッド／無機系ハードコート剤【応用技術】ポリカーボネートシートへのハードコーティング技術と建築材料分野への応用／車両用ヘッドランプレンズ他自動車材料／眼鏡レンズ用ハードコート材料／光ディスク用ハードコート剤／OA・情報機器／成形品【市場】
執筆者: 佐藤三男／大原昇／山谷正明 他9名

半導体製造プロセスと材料
監修／大見忠弘
ISBN4-88231-866-0　　　　　　　　B759
A5判・274頁　本体3,800円+税（〒380円）
初版2000年5月　普及版2005年10月

構成および内容: 序論／半導体製造プロセスと材料／リソグラフィ技術／エッチング技術／ウルトラクリーンイオン注入技術／洗浄技術／低環境負荷型真空排気システム／マイクロ波励起高密度プラズマ直接酸化技術／次世代DRAM用ペロブスカイト誘電体キャパシター／電極・配線形成技術／絶縁膜形成技術／CMP研磨液（スラリー） 他
執筆者: 大見忠弘／有門経敏／奥村勝弥 他28名

※書籍をご購入の際は、最寄りの書店にご注文いただくか、㈱シーエムシー出版のホームページ（http://www.cmcbooks.co.jp/）にてお申し込み下さい。

CMCテクニカルライブラリーのご案内

生分解性ケミカルスとプラスチックの開発
監修／冨田耕右
ISBN4-88231-865-2　　　　　　　B758
A5判・255頁　本体3,600円+税（〒380円）
初版2000年3月　普及版2005年11月

構成および内容:【総論編】化学結合からみた有機化合物の生分解性 他【生分解性ファインケミカルス編】アスパラギン酸系キレート剤／グルタミン酸系キレート剤 他【生分解性プラスチック編】脂肪族ポリエステル／ポリ乳酸／乳酸系グリーンフラCPLA／ポリ乳酸不織布／ポリ乳酸繊維／ポリ乳酸フィルム／生分解性緩衝材／生分解誘発添加剤
執筆者: 冨田耕右／菊池克明／安齋竜一　他28名

成人病予防食品
編集／二木鋭雄／吉川敏一／大澤俊彦
ISBN4-88231-864-4　　　　　　　B757
A5判・349頁　本体4,200円+税（〒380円）
初版1998年5月　普及版2005年10月

構成および内容:【成人病予防食品開発の基盤的研究の動向】フリーラジカル障害の分子メカニズム／発がん予防食品／フリーラジカルによる動脈硬化の発症と抗酸化物 他【動・植物化学成分の有効成分と素材開発】各種食品、薬物による成人病予防と機構 他【フリーラジカル理論と予防医学の今後】今後のフリーラジカル理論の発展と諸課題 他
執筆者: 二木鋭雄／西野輔翼／森秀樹　他45名

フッ素系生理活性物質の合成と応用
監修／田口武夫
ISBN4-88231-862-8　　　　　　　B755
A5判・225頁　本体3,200円+税（〒380円）
初版2000年7月　普及版2005年8月

構成および内容: 序章【フッ素系生理活性物質の合成】ビルディングブロック／フッ素化法（脂肪族／電解フッ素化法／芳香族／含フッ素オリゴマーの合成と性質）【フッ素系医薬】総論／合成抗菌薬／抗高脂血症薬／循環器系作用薬／抗癌剤／抗感染症剤／抗糖尿病薬／抗炎症・アレルギー治療薬 他【フッ素系農薬】総論／除草剤／殺虫剤／殺菌剤
執筆者: 田口武夫／伊関克彦／河田恒夫　他18名

高周波用高分子材料の開発と応用
監修／馬場文明
ISBN4-88231-861-X　　　　　　　B754
A5判・173頁　本体2,600円+税（〒380円）
初版1999年1月　普及版2005年8月

構成および内容: 総論:情報処理・通信分野における高周波化の動向と高分子材料へのニーズ／高分子材料と高周波特性／フィラーと高周波特性／ガラスクロスと高周波特性／高周波特性の評価法と装置／［材料］熱硬化型PPE樹脂／BTレジン銅張積層板／［応用］平面アンテナ／半導体パッケージ材料（TBGA）／配線基板／高周波用積層板 他
執筆者: 馬場文明／柴田長吉郎／相馬勲　他11名

透明導電膜
監修／澤田 豊
ISBN4-88231-860-1　　　　　　　B753
A5判・289頁　本体4,000円+税（〒380円）
初版1999年3月　普及版2005年9月

構成および内容:〈透明導電膜・材料編〉ZnO系透明導電膜／In_2O_3-ZnO系透明導電膜／銀添加ITO膜〈製造・加工編〉スパッタリングターゲットの製造／スプレー熱分解法による透明導電膜の作製／プラスチック基板上への透明導電膜の作製 他〈標準化・分析・測定編〉透明導電膜の標準化 他〈応用編〉情報機器／液晶および表示素子 他
執筆者: 澤田豊／南内嗣／井上一吉　他31名

インクジェットプリンター
監修／甘利武司
ISBN4-88231-859-8　　　　　　　B752
A5判・311頁　本体4,000円+税（〒380円）
初版1998年7月　普及版2005年8月

構成および内容:〈総論・基礎理論編〉インクジェットプリンターの現状と今後／希薄コロイド系の化学 他〈プリンター編〉サーマルジェットプリンター／ピエゾ方式インクジェットプリンター 他〈インク編〉インクジェット記録用水性インク〈用紙・記録材料編〉インクジェット記録用コート紙／インクジェット記録用媒体 他
執筆者: 甘利武司／古澤邦夫／松尾一壽　他23名

都市ごみ処理技術
ISBN4-88231-858-X　　　　　　　B751
A5判・309頁　本体4,000円+税（〒380円）
初版1998年3月　普及版2005年6月

構成および内容: 循環型ごみ処理技術の開発動向／収集運搬技術／灰溶融技術（回転式表面溶融炉 他）／ガス化溶融技術（外熱キルン型熱分解溶融システム 他）／都市ごみの固形燃料化技術／ごみ処理におけるRDF技術の動向 他／プラスチック再生処理技術（廃プラスチック高炉原料リサイクルシステム 他）／生活産業廃棄物利用セメント
執筆者: 藤吉秀昭／稲田俊昭／西塚栄　他20名

抗菌・抗カビ技術
監修／内堀 毅
ISBN4-88231-857-1　　　　　　　B750
A5判・298頁　本体4,200円+税（〒380円）
初版1996年1月　普及版2005年6月

構成および内容:〈総論編〉抗菌・抗カビ剤の最近の利用技術と今後〈抗菌抗カビ剤編〉有機系合成抗菌抗カビ剤／無機系抗菌剤／天然抗菌剤／塗料／皮革製品／接着剤／包装材料／医療器具／金属加工油用／紙パルプ／食品保存料、防カビ剤、殺菌剤 他〈新技術トピックス編〉高圧殺菌／活性酸素発生による脱臭殺菌技術 他
執筆者: 内堀毅／西村民男／大谷朝男　他23名

※書籍をご購入の際は、最寄りの書店にご注文いただくか、
㈱シーエムシー出版のホームページ(http://www.cmcbooks.co.jp/)にてお申し込み下さい。

CMCテクニカルライブラリーのご案内

自己組織化ポリマー表面の設計
監修／由井伸彦／寺野　稔
ISBN4-88231-856-3　　　　　　　　B749
A5判・248頁　本体3,200円＋税（〒380円）
初版1999年1月　普及版2005年5月

構成および内容：序論／自己組織化ポリマー表面の解析（吸着水からみたポリマー表面の解析　他）／多成分系ポリマー表面の自己組織化（高分子表面における精密構造化　他）／結晶性ポリマー表面の自己組織化（動的粘弾性測定によるポリプロピレンシートの表面解析　他）／自己組織化ポリマー表面の応用（血液適合性ポリプロピレン表面　他）
執筆者：由井伸彦／寺野稔／草薙浩　他24名

成形回路部品
監修／中川威雄／湯本哲男／川崎　徹
ISBN4-88231-855-5　　　　　　　　B748
A5判・231頁　本体3,200円＋税（〒380円）
初版1997年8月　普及版2005年5月

構成および内容：総論／欧州でのMID製品の応用／2ショット方によるMID／鉛フリーはんだの最新動向／導電性プラスチックによるMID／チップLED基板の開発／［応用］光通信機器へのMIDの応用／MIDを応用した高速伝送用コネクター／携帯電話用MID内蔵アンテナと耐熱プラスチックシールドケースの開発／非接触熱源によるMIDのはんだ付け施工技術　他
執筆者：中川威雄／塚田憲一／湯本哲男　他11名

高分子の劣化機構と安定化技術
監修／大勝靖一
ISBN4-88231-854-7　　　　　　　　B747
A5判・339頁　本体4,400円＋税（〒380円）
初版1997年3月　普及版2005年4月

構成および内容：高分子の劣化機構（劣化概論と自動酸化／熱劣化機構／光劣化機構　他）／高分子の安定化機構と安定剤（フェノール系安定剤／チオエーテル系酸化防止剤／リン系酸化防止剤　他）／高分子の安定化・各論（ポリプロピレン／ポリエチレン／スチレン系樹脂／ポリウレタン　他）／高分子の安定性評価技術・促進法
執筆者：大勝靖一／黒木健／角岡正弘　他20名

機能性食品包装材料
監修／石谷孝佑
ISBN4-88231-853-9　　　　　　　　B746
A5判・321頁　本体4,000円＋税（〒380円）
初版1998年1月　普及版2005年4月

構成および内容：［第Ⅰ編総論］食品包装における機能性包材［第Ⅱ編機能性食品包装材料（各論1）］ガス遮断性フィルム　他［第Ⅲ編機能性食品包装材料（各論2）］EVOHを用いたバリアー包装材料／耐熱性PET［第Ⅳ編食品包装副資材］脱酸素剤の現状と展望　他［環境対応型食品包装材料］生分解性プラスチックの食品包装への応用　他
執筆者：石谷孝佑／近藤浩司／今井隆之　他26名

エレクトロニクス用機能性色素
監修／時田澄男
ISBN4-88231-852-0　　　　　　　　B745
A5判・366頁　本体4,600円＋税（〒380円）
初版1998年9月　普及版2005年3月

構成および内容：モーブからエレクトロニクス用色素まで／色素における分子設計について／新規エレクトロニクス材料開発の現状と展望／カラーフィルター用色素／ゲスト・ホスト型液晶表示用色素／エレクトロ・ルミネッセンス／フルカラーホログラフィー材料／光ディスク用近赤外吸収色素／化学発光用色素／非線形光学用色素
執筆者：時田澄男／古後義也／前田修一　他27名

酸化チタン光触媒の研究動向 1991-1997
編集／橋本和仁／藤嶋　昭
ISBN4-88231-851-2　　　　　　　　B744
A5判・370頁　本体3,800円＋税（〒380円）
初版1998年7月　普及版2005年3月

構成および内容：光触媒研究の軌跡／光触媒反応の基礎／光触媒材料（酸化チタンの性状／酸化チタンの担持法　他）／光触媒活性評価法（酸化分解活性評価法／抗菌性の評価法　他）／光触媒の実用化（抗菌タイル／セルフクリーニング照明／空気清浄機　他／今後の展開／付表　主な（酸化チタン）光触媒関連文献　一覧表1991～1997年
執筆者：石崎有義／齋藤徳良／砂田香矢乃　他7名

プラスチックリサイクル技術と装置
監修／大谷寛治
ISBN4-88231-850-4　　　　　　　　B743
A5判・200頁　本体3,000円＋税（〒380円）
初版1999年11月　普及版2005年2月

構成および内容：［第1編プラスチックリサイクル］容器包装リサイクル法とプラスチックリサイクル／家電リサイクル法と業界の取り組み［第2編再生処理プロセス技術］分離・分別装置／乾燥装置／プラスチックリサイクル破砕・粉砕・切断装置／使用済みプラスチックの高炉原料化技術／廃プラスチックの油化技術と装置／RDF　他
執筆者：大谷寛治／萩原一平／貴島康智　他9名

モバイル型パソコンの総合技術
監修／大塚寛治
ISBN4-88231-849-0　　　　　　　　B742
A5判・236頁　本体3,600円＋税（〒380円）
初版1999年9月　普及版2005年2月

構成および内容：［第Ⅰ編総論パソコンの小型・薄型・軽量化の現状と展望］小型・薄型・軽量化のためのシステム設計［第Ⅱ編ノート型・モバイル型パソコンの小型・薄型・軽量化技術］［第Ⅲ編構成部品・部材の小型・薄型・軽量化技術］ハウジングの軽量化と材料開発・薄肉成形法［第Ⅳ編最先端高密度実装技術と関連材料］　他
執筆者：大塚寛治／塚田裕／宍戸周夫　他16名

※書籍をご購入の際は、最寄りの書店にご注文いただくか、㈱シーエムシー出版のホームページ（http://www.cmcbooks.co.jp/）にてお申し込み下さい。

CMCテクニカルライブラリーのご案内

廃棄物処理・再資源化技術
ISBN4-88231-848-2　B741
A5判・272頁　本体3,800円+税（〒380円）
初版1999年11月　普及版2005年1月

構成および内容：〈Ⅰ有害廃棄物の無害化〉超臨界流体による有害物質の分解と廃プラスチックのケミカル・リサイクル〈Ⅱ土壌・水処理技術〉光酸化法による排水処理〈Ⅲ排ガス処理技術〉〈Ⅳ分離・選別技術〉〈Ⅴ廃プラ再資源化技術〉〈Ⅵ生ごみの再資源化技術〉〈Ⅶ無機系廃棄物の再資源化技術〉〈Ⅷ廃棄物発電技術〉小規模廃棄物発電　他
執筆者：佐古猛／横山千昭／蛯名武雄　他43名

食品素材と機能
ISBN4-88231-847-4　B740
A5判・284頁　本体3,800円+税（〒380円）
初版1997年6月　普及版2005年1月

構成および内容：[総論編]食品新素材の利用状況／食品抗酸化物と活性酸素代謝[食品素材と機能編]ゴマ抽出物と抗酸化機能／グリセロ糖脂質と発ガンプロモーション抑制作用／活性ヘミセルロースと免疫賦活作用／茶抽出テアニンと興奮抑制作用／マグネシウムと降圧効果／植物由来物質と抗ウイルス活性／CCMとカルシウム吸収機能他
執筆者：澤岡昌樹／田仲健一／伊東祐四　他38名

動物忌避剤の開発
編集／赤松　清／藤井昭治／林　陽
ISBN4-88231-846-6　B739
A5判・236頁　本体3,600円+税（〒380円）
初版1999年7月　普及版2004年12月

構成および内容：総論／植物の防御反応とそれに対応する動物の反応／忌避剤、侵入防御システム／動物侵入防御システム（害虫忌避処理技術）／繊維への防ダニ加工　他）／文献に見る動物忌避剤の開発と研究／市販されている忌避剤商品（各動物に対する防除方法と忌避剤／忌避剤と殺虫剤／天然忌避剤　他）
執筆者：赤松清／藤井昭治／林晃史　他13名

ディジタルハードコピー技術
監修／髙橋恭介／北村孝司
ISBN4-88231-845-8　B738
A5判・236頁　本体3,600円+税（〒380円）
初版1999年7月　普及版2004年12月

構成および内容：総論／書き込み光源とその使い方（レーザ書き込み光源　他）／感光体（OPC感光体／ZnO感光体　他）／トナーおよび現像剤（トナー技術の動向／カーボンブラック　他）／トナー転写媒体（転写紙／OHP用フィルム　他）／ブレード，ローラ類（マグネットロール／カラー用ベルト定着装置技術）
執筆者：髙橋恭介／北村孝司／片岡慶二　他18名

電気自動車の開発
監修／佐藤　登
ISBN4-88231-844-X　B737
A5判・296頁　本体4,400円+税（〒380円）
初版1999年8月　普及版2004年11月

構成および内容：[自動車と環境]自動車を取り巻く環境と対応技術　他[電気自動車の開発とプロセス技術]電気自動車の開発動向／ハイブリッド電気自動車の研究開発　他[駆動系統のシステムと材料]永久磁石モータと誘導モータ　他[エネルギー貯蔵、発電システムと材料技術]電動車両エネルギー貯蔵技術とその課題　他
執筆者：佐藤登／後藤時正／堀江英明　他19名

反射型カラー液晶ディスプレイ技術
監修／内田龍男
ISBN4-88231-843-1　B736
A5判・262頁　本体4,200円+税（〒380円）
初版1999年3月　普及版2004年11月

構成および内容：反射型カラーLCD開発の現状と展望／反射型カラーLCDの開発技術（GHモード反射型カラーLCD／TNモードTFD駆動方式反射型カラーLCD／TNモードTFT駆動方式反射型カラーLCD　他）／反射型カラーLCDの構成材料（液晶材料／ガラス基板／プラスチック基板／透明導電膜／カラーフィルタ他
執筆者：内田龍男／溝端英司／飯野聖一　他27名

電波吸収体の技術と応用
監修／橋本　修
ISBN4-88231-842-3　B735
A5判・215頁　本体3,400円+税（〒380円）
初版1999年3月　普及版2004年10月

構成および内容：電波障害の種類と電波吸収体の役割（材料・設計編）広帯域電波吸収体／狭帯域電波吸収体／ミリ波電波吸収体（測定法編）材料定数の測定法／吸収量の測定法〈新技術・新製品の開発編〉ITO透明電波吸収体／新電波吸収体とその性能／強磁性共鳴系電波吸収体　他〈応用編〉無線化ビル用電波吸収建材／電波吸収壁
執筆者：橋本修／石野健／千野勝　他19名

水性コーティング
監修／桐生春雄
ISBN4-88231-841-5　B734
A5判・261頁　本体3,600円+税（〒380円）
初版1998年12月　普及版2004年10月

構成および内容：総論─水性コーティングの新しい技術と開発［塗料用樹脂編］アクリル系樹脂／アルキド・ポリエステル系樹脂　他［塗料の処方化編］ポリウレタン系塗料／エポキシ系塗料／水性塗料の流動特性とコントロール［応用編］自動車用塗料／建築用塗料／缶用コーティング他［廃水処理編］廃水処理対策の基本／水質管理　他
執筆者：桐生春雄／池林信彦／桐原修　他13名

※書籍をご購入の際は、最寄りの書店にご注文いただくか、㈱シーエムシー出版のホームページ（http://www.cmcbooks.co.jp/）にてお申し込み下さい。